突发公共卫生事件
应急指引

第三版

郭新彪　刘君卓　主编

化学工业出版社
·北京·

内容简介

突发公共卫生事件主要是指在人群中突然发生的直接影响到公众健康的重大事件。本书针对各种突发公共卫生事件，分别介绍了它们的突发原因、有害因素特性传播途径、健康影响、应急措施、现场处理及预防原则等内容。本书在第二版的基础上，重新撰写了第三章和第四章，并对第一章、第二章、第五章、第七章、第八章进行了充实。书中每章还有相应的国内外案例，可供借鉴。

本书内容丰富，专业面广，知识性强，既有一定的理论阐述，又联系实际介绍了具体应急措施。本书可供医疗卫生、疾病预防控制、应急安全管理等专业人员阅读参考，也可供相关人员作为入门指引。

图书在版编目（CIP）数据

突发公共卫生事件应急指引 / 郭新彪，刘君卓主编. —
3 版. — 北京：化学工业出版社，2022.1（2024.2重印）
ISBN 978-7-122-40001-7

Ⅰ. ①突… Ⅱ. ①郭… ②刘… Ⅲ. ①公共卫生-突
发事件-卫生管理-指南-中国 Ⅳ. ①R199.2-62

中国版本图书馆 CIP 数据核字（2021）第 200526 号

责任编辑：徐　娟 　　　　　　　　装帧设计：王晓宇
责任校对：边　涛

出版发行：化学工业出版社（北京市东城区青年湖南街 13 号　邮政编码 100011）
印　　装：北京科印技术咨询服务有限公司数码印刷分部
787mm×1092mm　1/16　印张 15　字数 371 千字　2024 年 2 月北京第 3 版第 3 次印刷

购书咨询：010-64518888 　　　　　　　售后服务：010-64518899
网　　址：http://www.cip.com.cn
凡购买本书，如有缺损质量问题，本社销售中心负责调换。

定　　价：88.00 元 　　　　　　　　　　　　　　　版权所有　违者必究

本书编写人员名单

主编　郭新彪　刘君卓

编委　（按姓氏笔画排序）

王如刚　邓芙蓉　刘　颖　赵兰才

陶永娴　滕仁明　魏承毓

第三版前言

严重急性呼吸综合征（Severe acute respiratory syndrome，SARS）的暴发使我们从震惊中深刻认识到突发公共卫生事件的严重性和危害性以及应急处理的重要性和必要性，本书的第一版就是在这样的背景下出版的。当时国内缺乏这方面工具书式的著作，因此本书第一版出版后受到了广大读者的好评。2008 年 5 月 12 日四川汶川特大地震发生后，该书由抗震救灾队员随身携带到救灾一线，对现场工作起到了很好的支撑作用，也发挥了工具书应有的作用。由于预防控制措施得力，汶川特大地震之后没有出现大疫，充分说明只要采取科学的预防措施，自然灾害发生后突发公共卫生事件是可以预防和控制的。对第一版进行更新和补充后，本书的第二版于 2009 年出版发行。之后的十余年间，国内外的突发公共卫生事件时有发生，严重危害公众健康的事件也不在少数。特别是 2019 年底开始暴发的新型冠状病毒肺炎（新冠肺炎，Corona Virus Disease 2019，COVID-19），是中华人民共和国成立以来传播速度最快、感染范围最广、防控难度最大的一次重大突发公共卫生事件，也是近百年来人类遭遇的影响范围最广的全球性大流行病。尽管全球各国仍在抗击新冠肺炎，但经过艰苦努力，抗疫的形势已有所改观，接种疫苗的主动预防措施已在许多国家全面实施。在这场抗击新冠肺炎的全球保卫战中，我国率先有效遏制疫情，成为全球应对突发公共卫生事件的典范，为世界提供了许多宝贵的经验，有力地推动了全球抗击新冠肺炎的进程。本次再版除保留了原书第二版的主要内容，特别是具有中国特色并可供全球借鉴的经验总结之外，对章节安排进行了一些调整，使内容更加系统。其中重点做了如下更新和补充。

一、根据近年来的新资料更新了书中原有内容。例如：第一章补充了突发公共卫生事件应急处理的实施内容；第二章补充了新冠肺炎的内容；第五章补充了最新的相关法规和标准；第七章补充了室内环境传播新冠肺炎的内容；第八章充实了自然灾害后疾病预防控制的内容。

二、重新撰写了第三章和第四章。第三章根据国家食品安全的最新法规和管理体系进行编写。第四章介绍了不同类型的水遭受污染引起的主要突发公共卫生事件以及应急处理要点。

本次再版后，全书的内容更加丰富充实，可操作性更强。本书可供医疗卫生、疾病预防控制以及应急管理部门的专业人士和管理人员作参考，也可供其他专业人员作入门指引，是一本非常全面的专业参考书和工具书。

各位编写人员在百忙中为本书的再版做了精心的修改和补充。金晓滨老师作为本书编写组的秘书，做了大量的细致的工作，杨迪老师在第七章的修订中也做了许多工作，在此一并深表感谢。本书难免存在缺点和不足之处，恳请各位读者批评指正。

在中国共产党的领导下，我国各行各业取得了前所未有的辉煌成就，在历次战胜灾害和应对突发公共卫生事件方面也都取得了重大胜利，积累了大量宝贵的经验。在中国共产党成立 100 周年之际，谨以此书向党的生日献礼，向所有参与突发公共卫生事件应急处理的人员致敬。

主　编
2021 年 7 月

目　录

第一章　概　论

一、突发公共卫生事件定义及相关法规

公共卫生关系到人类的健康和生命安全。公共卫生如果一旦发生突发事件，不仅对人群健康造成严重危害，还会给社会经济带来重大影响。党和国家对此予以高度重视，针对突发公共卫生事件的应急处理，制定了一些相关的条例和法律。

1.《突发公共卫生事件应急条例》

《突发公共卫生事件应急条例》（2003 年 5 月 9 日 中华人民共和国国务院令第 376 号公布，2011 年 1 月 8 日修订，以下简称《应急条例》）规定：突发公共卫生事件是指突然发生，造成或者可能造成社会公众健康严重损害的重大传染病疫情、群体性不明原因疾病、重大食物和职业中毒以及其他严重影响公众健康的事件。

2.《国家突发公共事件总体应急预案》

《国家突发公共事件总体应急预案》（2006 年 1 月 8 日公布）中对突发公共事件分为四类。

（1）自然灾害。主要包括水旱灾害、气象灾害、地震灾害、地质灾害、海洋灾害、生物灾害和森林草原火灾等。

（2）事故灾难。主要包括工矿商贸等企业的各类安全事故，交通运输事故，公共设施和设备事故，环境污染和生态破坏事件等。

（3）公共卫生事件。主要包括传染病疫情、群体性不明原因疾病、食品安全和职业危害事件、动物疫情以及其他严重影响公众健康和生命安全的事件。

（4）社会安全事件。主要包括恐怖袭击事件、经济安全事件和涉外突发事件等。

各类突发公共事件根据其性质、严重程度、可控性和影响范围等因素，一般分为以下四级：Ⅰ级（特别重大）、Ⅱ级（重大）、Ⅲ级（较大）和Ⅳ级（一般）。

3.《中华人民共和国突发事件应对法》

《中华人民共和国突发事件应对法》（以下简称《突发事件应对法》）（2007 年 8 月 30日第十届全国人大常委会第二十九次会议审议通过，并于 2007 年 11 月 1 日起施行）中第三条提出：本法所称突发事件是指突然发生，造成或者可能造成严重社会危害，需要采取应急处置措施予以应对的自然灾害、事故灾难、公共卫生事件和社会安全事件。

其中自然灾害、事故灾难和公共卫生事件这三类突发事件，根据各自事件发生的严重程度可分为以下四级：Ⅰ级特别重大、Ⅱ级重大、Ⅲ级较大和Ⅳ级一般。

由上可见，突发公共卫生事件已由条例提高到法律条文，充分说明突发公共卫生事件应急的重要性，而且在自然灾害和事故灾难突发后经常会次生出突发公共卫生事件。所以，公共卫生的涉及面是很广的。

4. 其他法规

2021 年 3 月 8 日，在十三届全国人大常委会工作报告中提出要继续实施强化公共卫生法制保障立法。根据立法工作计划，在今后一年内计划要修改制定一批条例和法律，其中包括修改已颁布的《突发事件应对法》，新制定一部专门的《突发公共卫生事件应对法》。因此，突发公共卫生事件的应急处置和防控力度将极大加强，会得到更完善的法制保障。

二、突发公共卫生事件分类

突发公共卫生事件是指突然发生，造成或者可能造成社会公众健康严重损害的重大传染病疫情、群体性不明原因疾病、重大食物和职业中毒以及其他严重影响公众健康的事件。从公众健康角度考虑，突发公共卫生事件主要包括：

(1) 重大传染病疫情；

(2) 群体性不明原因疾病；

(3) 重大食物中毒和职业中毒；

(4) 新发传染性疾病；

(5) 群体性预防接种反应和药物反应；

(6) 重大环境污染事故；

(7) 影响公共安全的毒物泄漏事件、放射性事故；

(8) 生物、化学、核辐射恐怖事件；

(9) 影响公共健康的自然灾害和事故灾害；

(10) 其他严重影响公共健康事件。

三、突发公共卫生事件的特点

1. 突发性和意外性

突发公共卫生事件多为突然发生，发病很急，甚至事先没有预兆，难以预测，没有防备，以致事先难以做出能完全避免此类事件发生的应对措施。例如这次新型冠状病毒肺炎（新冠肺炎）病势凶险，传播快，感染力强，发病人数多，病死率高。这是一种新的全球性的传染病病种。在病原种类、病理检查、临床治疗、防控措施等方面均没有先例，难度极大。我国在党和国家的坚强领导下，各级相关机构、众多专家、广大医务人员、广大人民群众奋力应急救治，终于在全球首先控制了病情。

2. 群体性和关联性

突发公共卫生事件造成的危害绝不是一两个人受影响，而是一定数量的群体都遭受到了同一种有害因素而受害。每个群体中的人员之间都具有相联的关系。

有的受害群体是由于同在一定的范围内活动，例如去公共商场、在同一居住环境、在同一个工作环境等，或是集体聚餐、在同一食堂就餐，或饮用同一个生活饮用水的水源等。但也有关联距离比较远的，例如20世纪50年代有一个案例，某人发生了砷中毒，附近无可疑线索。经追查，得知该患者曾去过亲戚家奔丧，喝过该亲戚家的井水。进一步调查该水井受到严重的砷污染，附近饮用此井水的居民中很多都患上了砷中毒，甚至死亡。该亲戚家的死者也是死于砷中毒。证明该患者的砷中毒来源于此。这是一例远距离的关联案例。

3. 突发起因多样性

许多突发公共卫生事件都是在正常生活的情况下突然遭受外部有害因素的侵袭而造成群体的损害，例如暴发食物中毒、传染病暴发。但是还有许多突发公共卫生事件是由于其他事件突发以后而引起的。地震、水灾、火灾等自然灾害突发后，环境遭到严重损坏，一时难以恢复，极易次生出突发公共卫生事件。例如地震以后暴发传染病，或者由于卫生条件差而暴发食物中毒。又如运输车辆侧翻，大量有毒化学品泄漏渗入地下，污染了饮用井水等。

4. 传播范围广泛性

突发公共卫生事件发生后受害范围不仅是在一个单位、一个地区，而且很多事件都可以波及邻地、邻省、邻国等更远的范围。

传播的方式有很多种，有的通过大气扩散。例如切尔诺贝利核电站爆炸，不仅附近居民受害，在距该站 80km 处的居民的癌症发病率也急剧上升。

现代的交通工具非常便捷，人员的频繁流动、货物的运送都能把有害因素传播得很远。例如这次新冠肺炎疫情，隐性感染者、病毒携带者、密切接触者都可以通过跨国流动造成新冠肺炎在全球暴发。

5. 时效性

突发公共卫生事件暴发出的有害因素作用到受害者，使受害者产生有害效应，这个过程需要一段作用时间。由于突发原因不同，作用机理不同，作用条件不同，所以各种事件的作用时间也不相同，大致可归纳成三种类型的时效性。

（1）即时性。是指受害者直接接触到有害因素后立即产生有害效应。例如吸入硫化氢急性中毒、食入亚硝酸盐急性中毒等。

（2）延时性。是指有害因素发生后受害者并不立即产生有害效应，而需要经过一段作用时间。

延时的原因主要有以下两种。①有些有害因素进入受害者体内，需要经过一段作用时间才产生有害效应，例如传染病的潜伏期。②有些有害因素首先污染了环境，在环境中转运后再进入受害者体内产生有害效应。例如一次翻车事故大量含铬毒品倾倒在路边，9 个月后，距事发地 150m 处的饮用水水井的水中铬浓度严重超标，造成 37 人铬中毒。

（3）潜在再现性。主要是指有害因素进入受害者体内，在体内经较长时间的有害作用使有害效应积累到一定的严重程度，有害效应才暴发出来。此类情况多见于群体性慢性中毒，例如水俣病。

四、突发公共卫生事件的主要有害因素

由于突发公共卫生事件的类型很多，所以各种突发公共卫生事件产生的有害因素的种类也很多，主要归纳为以下几类。

1. 生物性有害因素

引起突发公共卫生事件的生物性有害因素主要有以下几类。

（1）病原微生物，包括致病的病毒、细菌、螺旋体、真菌等。例如冠状病毒、流感病毒、肝炎病毒、葡萄球菌、军团杆菌、沙门杆菌、霍乱弧菌、钩端螺旋体等。这类病原微生物可以分别通过空气、飞沫、水或食物等渠道进入人体，引起传染病暴发或食物中毒。

（2）微生物产生的毒素，这些毒素是微生物体内的代谢产物，主要是由于食物在加工过程中受到污染或由于食物没有被妥善保管而造成细菌大量繁殖，产生大量毒素污染了食品，引起食物中毒。例如葡萄球菌毒素、肉毒杆菌毒素等。

（3）病原生物，例如疟原虫引起疟疾、各种寄生虫引起寄生虫病等。

（4）病媒生物，例如蚊子、苍蝇、蟑螂、虱子、跳蚤、老鼠以及一些野生动物等，身上都携带着多种病原微生物传播传染病。

（5）有毒动植物，如苦杏仁、毒蘑菇、河豚等。

这些生物性有害因素的传播途径除了空气、水、食物等通常的途径外，洪涝灾害、天气过冷过热、居住环境的变迁、人口大规模迁移等因素，均能促使生物性有害因素的急剧扩散，更易引起传染病的暴发，尤其是生物武器造成的危害更大。

2. 化学性有害因素

化学性有害因素是造成职业中毒、食物中毒、环境污染等突发事件的主要原因，种类很多，主要有以下几类。

（1）有毒气体，例如硫化氢、氯气、氰化氢、二氧化硫等。

（2）无机毒物，例如氰化钾、氰化钠、三氧化二砷、五氧化二砷、亚硝酸盐等。

（3）重金属和类金属，例如汞、砷、镉、铬、铅等的化合物。

（4）有机毒物，例如苯、甲苯、硝基苯、二氯乙烷、三氯乙烯、正乙烷、二噁英、多氯联苯等。

（5）农药，例如有机氯农药、有机磷农药、拟除虫菊酯类农药、杀虫脒等。

3. 气象因素

气象因素直接引起突发公共卫生事件的情况比较少，主要是可能加重突发公共卫生事件的危害程度。例如风速大，能将污染物转运到远处，扩大污染范围；风速小，污染物局地聚集加重局地的污染程度。气温如出现异常变化，要警惕地表水中有害因素有无变化。

4. 放射性

放射性污染源分为天然的和人为的放射性污染源。

（1）天然的放射性污染源。在岩石、土壤、空气、水、动植物、建筑材料、食品中都有天然放射性核素的存在。

（2）人为的放射性污染源。如核工业产生的核废料、核武器试验、意外事故、放射性同位素的应用等。

五、突发公共卫生事件应急处理

1. 突发公共卫生事件处置的警备

（1）组织建立。各级政府或相关机构，应当设立突发公共卫生事件事故应对领导小组，负责事故调查的组织、协调；制定事故处理方案，明确突发公共卫生事件事故处理相关部门的职责和任务；指定专职的部门负责突发公共卫生事件的监测、预警与报告的收集与分析；组织突发公共卫生事件调查人员的培训与演练等工作。

（2）人员落实。根据工作需要组建公共卫生事件小分队。小分队调查人员可由具有流行病学、食品卫生学、环境卫生学、实验室检验等专业背景或工作经验者担任。

（3）物质储备。配备突发公共卫生事件调查时所常用的仪器装备（快检箱）、防护设施（防护服）和调查用工具（采样箱）等。

2. 突发公共卫生事件的接报工作

突发公共卫生事件必须立即报告，因此，接报工作必须时刻值守，常备不懈。在接到突发公共卫生事件报告时，接报人要重点询问和记录以下内容：单位名称、地址、电话、接报时间、可能接触有害因素的人数、发病人数、主要症状、可疑有害因素，尤其是临床表现和发病时间更为重要。这些有助于初步判断是生物性的还是化学性的中毒，以便针对性地调集人员和物品。

接报的三要素是：①什么时间；②什么地点；③什么事。

3. 突发公共卫生事件的综合分析与假设

当临床上突然出现症状相同的就诊病人时，要注意病例中有无聚集性和内在联系。通过潜伏期、症状、体征、临床检验和专项检验而确定病例；确定事件则要从时间、空间、人间进行综合分析、判断。

突发公共卫生事件的一般规律如下。

（1）临床症状。根据临床病例的表现来确定什么性质的中毒，即毒力和暴露时间的关系，有害因素毒力越强，潜伏期越短，症状越重。

（2）潜伏期。根据病例的潜伏期来确定：一般化学物质中毒以分钟计算；生物性中毒以小时计算；传染病以天数计算。

① <1h 时，可能是急性化学性中毒事故；

② 1～7h 时，可能是金葡菌或蜡样芽孢子菌毒素或其他生物碱中毒事故；

③ 8～14h 时，可能是细菌性中毒事故；

④ ≥15h 时，可能是传染病或水污染事故。

（3）病例分布。根据临床病例的分布判断：当临床上突然出现大量症状相同的就诊病人时，就要注意这些病例中有无内在联系。根据临床症状、体征分析，可提示患者是否感染或中毒。

4. 突发公共卫生事件的初步判断和响应

根据接报事件的有关信息，经核实做出初步判断和响应：

① 是否是一个事件？

② 是什么性质的事件？

③ 事件所涉及的范围？

④ 事件的严重性？

⑤ 事件的发展趋势，是暴发还是流行？

⑥ 有无危重病人及要配合采取哪些措施？

⑦ 如何调动人力？准备哪些个人防护、仪器、设备？

5. 重要案件的现场划分

根据生物性、化学性危害的强度划定三个区域（污染区、半污染区、清洁区）、两个通道（清洁通道、污染通道），作为专业人员时刻要有"三条线"的概念。

（1）红线（热区也称污染区）。热区是紧邻事故污染现场的地域，一般用红线将其与其外的区域分隔开来，在此区域救援人员必须装备防护装置以避免被污染或受到物理损害。

（2）黄线（温区也称半污染区）。围绕热区以外的区域，在此区域的人员要穿戴适当的防护装置避免二次污染的危害，一般以黄线将其与其外的区域分隔开来，此线也称为洗消线，所有出此区域的人必须在此线上进行洗消处理。

（3）绿线（冷区也称清洁区）。黄线外，患者的抢救治疗、支持指挥机构设在此区。事故处理中要控制进入事故现场的人员，公众、新闻记者、观光者和当地居民可能试图进入现场，会给他们本人和其他人带来危险。所以，首先要建立的分离线是绿线，以便控制进入的人员。

6. 现场处理人员的防护

（1）常规防护

① 水型传染。若提示是可疑水污染，应停止饮用，要做到饮水或膳食制备用开水或消毒水，用消毒水要特别注意消毒效果和过滤器的可靠性。

② 食物传播。若提示是可疑食物生物污染，要做到食用安全的听装或包装食品，散装食物做到烧熟煮透，生熟分开，不吃未煮熟的食品，生吃蔬菜、水果要消毒、洗净。

③ 虫媒传播。若提示是可疑虫媒传播，要注意防止蚊虫叮咬，穿戴长袖套、鞋套，对暴露皮肤反复使用驱虫剂，挂蚊帐。

④ 直接接触传播。若提示是可疑接触传播，接触可疑病例和携带者后要洗手、消毒，若病原体也可通过空气传播如某些肠道病毒，则需戴外科口罩。

⑤ 飞沫和气溶胶传播。若提示是可疑飞沫和气溶胶传播，要戴遮住半个面部的外科口罩（潮湿时无效）。对严重致病性病原变体，要穿防护服和戴遮住整个面部的生物学防护面具，进行最安全的预防。

（2）等级防护

① A级防护。A级防护可对周围环境中的气体与液体提供最完善保护。它是一套完全封闭的、防化学品的服装，还包括手套、靴子，以及一套隔绝式呼吸防护装置。

② B级防护。在有毒气体对皮肤危害不严重时，仅用于呼吸防护，不必完全封闭。与A级防护不同，它包括一套不封闭的、防溅洒的、抗化学品的服装，可以对液体提供如A级防护一样的保护，但不是密封的。

③ C级防护。C级防护包括一种防溅洒的服装、配有面部完全被覆盖过滤式防护装置。

④ D级防护。D级防护仅限于衣裤相连的工作服或其他工作服、口罩、靴子及手套。

传染病现场防护最重要的是根据传播方式确定现场处理人员防护，防护关键不在多，而在于针对不同的传染病传播途径而采取不同的防护方式。在不同的隔离区内，也都要有相应的一层隔离防护服装。必须保证隔离防护到位。穿隔离服时要按要求顺序穿，里外层顺序不乱，脱隔离服时也应按要求顺序脱，外面朝里，慢脱轻放。

六、突发公共卫生事件的现场处理原则

突发公共卫生事件的情况总是非常紧急的，现场急需进行紧急处理。一方面是急需及时抢救受害者的生命，使之尽快脱离危险期；另一方面急需采取应急措施以最大限度地减少危险因素的扩散，避免未受害者受到伤害。现场处理大致有以下几个原则。

1. 及时上报领导

突发公共卫生事件发生后，必须迅速及时上报相关领导机构。按照《应急条例》的要求，逐项报告。争取尽快协调组织好各有关方面的力量，及时果断地落实应急措施。

2. 立即抢救受害者

应立即将受害者脱离危险现场，尽快送往有关的医院，及早抢救，使之及早脱离危险。必要时应立即隔离，以免病原体进一步扩散。

3. 迅速保护高危险人群

对疑似受害者、受害者的密切接触者以及其他有关高危险人群，应根据有关情况，采取相应的医学观察措施。

这些有可能受到影响的人群有的体弱易感，有的生活居住在发生突发公共卫生事件的地区，他们受到有害因素伤害的可能性比较大，必须采取预防措施加以保护。根据不同的有害因素和受害途径可采取不同的保护措施。例如有的传染病已经有了疫苗预防，可以给易感者接种疫苗；水质受到严重污染的地区可以进行水质净化消毒或改用新的水源；事发地污染难以消除时，可安排临时居住点。

4. 尽快查明事故原因

查明原因是有效抢救、治疗、控制、预防的关键。原因查明了，目标才更明确，各项措施的落实才更有针对性。查明事故原因主要从以下几方面进行。

（1）临床检查、化验和诊断。这是通过直接对受害者的检查来查明原因。根据受害者的症状进行初步判断以后，可以选择需要检查的项目，例如生化指标、病理检查、影像学检查、分子生物学检查、免疫指标等。必要时可检查痰液、粪便、尿液等排泄物。还可从血液、尿液、毛发等生物材料中测定毒物种类和含量。

（2）流行病学调查。流行病学调查是对一定数量的有关人群进行调查，调查的方式主要是询问，必要时也可进行一定的检验。

调查对象主要是受害者本人。在受害者的病情较稳定，医生认为病人可以说话的情况下，应该抓紧时机直接向受害者进行调查。如果受害者病情严重，应等其好转后再调查，或由其他知情者代言。总之，尽可能在受害者出院前调查完毕，如果在住院期间未能调查到，则应在出院后追踪调查。

除调查受害者以外，必要时还可调查其他有关人群，例如受害者家属、密切接触者等。尤其对于原因不明的突发事件，调查的范围应该扩大一些。

流行病学调查在查明突发公共卫生事件的原因方面具有很重要的作用。很多突发公共卫生事件的原因都是通过流行病学调查而查明的。尤其对于原因不明的事件，流行病学调查就更显重要。

（3）现场环境调查和环境检测。现场环境的调查和检测对于查明原因以及印证原因等都起着很重要的作用。现场是突发公共卫生事件的发生地点，很多有价值的信息来自现场，所以现场的信息非常重要、非常宝贵，必须调查清楚。因此，必要时应该封锁现场，直至指定的专业人员到达现场，将调查和采样都进行完毕后方可解除。

环境检测的采样要求是很严格的，所采集的样品必须既有代表性又有准确性，绝非任意取一点样品就行。尤其是采集气体和水的样品，由于水和气体的流动性极大，质量很容易变动，所以在采样前应该注意尽量保持环境的原有状态，以保证对所测定的指标在采样时不受到干扰。要尽量选择污染最严重的地点进行采样。总之，在现场环境调查和采样以前，要尽量保持原有状态的完整性，不要变动和破坏，要保证调查和采样结果能代表当时的严重情况。

（4）现场环境复原试验。有些突发公共卫生事件在发生后，现场已经变动，已经不是原来的状态，很难调查原因。其中有些原因不明的事件在其他方法不能确定原因的情况下，在条件允许的情况下，可以进行现场环境复原试验。尽可能将现场的环境情况恢复到事件发生时的状态，例如环境的布局、室内物体的布置、人员的活动方式等都恢复如初，然后进行调查和测试。必要时可以将试验动物放置现场进行观察，追踪原因。这种方法只适用于受害人数很多，但现场环境规模不大、易于复原的事件。

5. 清理现场

突发公共卫生事件发生后，现场往往受到污染，急需对现场进行清理，甚至消毒，以防有害因素继续扩散。因此，在现场调查和采样以后，应立即清理现场。由于突发公共卫生事件的原因不同，扩散传播的方式不同，其清理措施也就各不相同。总的说来，清理现场更需要有关方面密切配合，协同解决。现场的清理大体上有以下几方面的重点。

（1）杜绝污染源。职业中毒、饮水中毒等突发公共卫生事件往往都是有污染源的，因此必须及时杜绝污染源，例如堵住泄漏、堵住井喷、堵住排污口等。必要时应立即停止生产，避免污染物继续污染。

（2）切断传播途径。有害因素污染了特定的环境介质，该环境介质就会形成传播途径将有害因素继续扩散，因此必须尽快切断传播途径。例如食物、野生动物等生物性媒介应及时高压灭菌后销毁；虫媒生物应消毒杀灭；化学污染物应焚烧或清扫，有的也可深埋。空气中有毒物质污染严重时，应禁止人员进入污染地区。呼吸道传染病暴发时，应尽量减少人员流动，避免交叉感染。公共场所等室内建筑应加强通风换气，也可进行室内空气消毒。如果污染范围较广或者污染很严重，则应对该地区进行戒严，禁止任何人出入。这对于化学性污染或生物性污染的地区都适用。地下水受到严重污染，应立即封井；地面水受到污染，则取水口应立即封锁，禁止取水。

6. 做好群众的宣传教育工作

在突发公共卫生事件的处置工作中，群众工作非常重要，是关系社会安定的大事。在群众的宣传教育方面主要开展两方面的工作。

（1）宣传解释有关案情和应急措施的目的，群众明白以后就能自觉主动地响应。例如有一次某地的地表水受到了污染，在污染带未到达取水口以前，通知群众多储存一些饮用水，群众不明原因，以为要地震了，造成不必要的混乱，所以一定要将采取措施的理由讲明白。

（2）向群众宣讲相关的预防措施和卫生习惯。例如佩戴口罩等防护措施的正确做法；突遇污染气体泄漏事件，不应往下风侧逃避，应该先往旁风侧再往上风侧逃避转移；突发公共卫生事件发生后，如何判断禁止食用的食品和处置有毒食品等。

总之，群众工作也是处置突发公共卫生事件中的一项重要工作，不能忽视。

（滕仁明　刘君卓）

第二章 传染病突发事件与应急处理

传染病肆虐人类的历史不下数千年。随着科学技术的全面进步，临床医学、预防医学和基础医学得到迅猛发展，从而为更有效地预防和控制传染病奠定了坚实的基础。尤其20世纪40～50年代抗生素和磺胺类药物以及高效杀虫剂的陆续投入使用，以及第二次世界大战后人们生活条件的明显改善，使长期威胁人类生命健康的许多急慢性传染病在一定程度上得到了有效控制。全球传染病死亡人数的比例由19世纪的50%～60%下降到当时的10%以下，人的死因也发生了由以传染病为主转向以心脑血管病、肿瘤及各种意外伤害等为主的重大变化。在此形势下，特别是1980年5月世界卫生组织（WHO）宣布全球已消灭天花后，一种带有倾向性的思潮出现了，认为良好的卫生设施、疫苗和抗生素将征服传染病，从而普遍忽视了与传染病进行斗争的长期性、艰巨性和复杂性，放松了应有的警惕，致使近些年全球传染病发病率再度回升，新老传染病的种种突发事件不断出现，造成严重后果。本章拟就传染病突发事件进行探讨。

第一节 引发突发公共卫生事件的主要传染病简况

迄今为止，传染病仍是人类发病率最高、引发突发公共卫生事件最多的病种。2019年，我国甲、乙类传染病报告发病307.2万例，报告死亡24981人。报告发病数居前五位的是病毒性肝炎、肺结核、梅毒、淋病和猩红热，占甲、乙类传染病报告发病总数的91.1%。报告死亡数居前五位的是艾滋病、肺结核、病毒性肝炎、狂犬病和流行性出血热，占甲、乙类传染病报告死亡总数的99.6%。2019年，全国甲、乙类传染病报告发病率为220.0/10万，死亡率为1.8/10万。

近年来传染病再度肆虐人类，突发公共卫生事件的主要表现有：一是一些被认为早已得到控制的古老传染病死灰复燃，如鼠疫、霍乱、结核病、流脑、白喉、疟疾、流感、登革热、甲型病毒性肝炎、炭疽等；二是又发现了数十种新的传染病，如艾滋病、埃博拉出血热、军团病、莱姆病、拉沙热、O139霍乱、O157：H7出血性肠炎、急性出血性结膜炎、戊型肝炎、丙型肝炎、急性重症呼吸综合征、禽流感、手足口病、口蹄疫、疯牛病和人的克雅氏病等；此外还有因天灾、人祸引发的传染病突发事件，前者如地震、灾荒，后者如生物恐怖等。

一、鼠疫

鼠疫在历史上曾给人类带来巨大灾难，14世纪后有"黑死病"之称。18世纪下半叶后，鼠疫的发病率一度有明显下降，但因全球范围内该病自然疫源地并未有明显缩小，因此在局部地区出现鼠疫暴发或流行的可能性随时存在。WHO的鼠疫专家委员会曾经指出："鼠疫自然疫源地几乎分布于全世界，使鼠疫有充分的机会再暴发。……在任何时候都能由这些疫源地暴发而引起广泛流行。"20世纪90年代中期以来，鼠疫又重新高涨到一个新的水平。一些经常出现该病病例的国家，如越南、缅甸、秘鲁、马达加斯加等地病例数明显上升；而一些多年已无此病发生的国家如扎伊尔等也暴发了严重的鼠疫流行。特别需要一提的是，1994 年以前的近 16 年中，各国报告给 WHO 的病例平均每年仅约 1500 例，发病国家 9～12 个，基本上没有大的流行，而且肺鼠疫少见。但 1994 年一年内，非洲、美洲和亚洲的 13 个国家报告发病 2935 例。其中以印度最为严重，在所谓"苏拉特风暴"中，总计发病 876 例，死亡 54 例，且波及孟买、新德里等重要城市，致使成千上万人逃离家园，仅直接经济损失即达 10 亿美元以上，引发了全球特别是各相邻国家的高度关注甚至惊恐。这也反映了人类对鼠疫的重新认识，说明此病绝非是即将被根除的古老传染病，而仍是引发突发性公共卫生事件的重要隐患之一。

特别值得指出的是在 20 世纪最后 10 年（1991～2000 年）中，有 7 个我国的周边国家（越南、缅甸、印度、蒙古、哈萨克斯坦、老挝和印度尼西亚）共向 WHO 报告人间鼠疫 4416 例，是前一个 10 年（1981～1990 年）发病人数 1991 例的两倍多，而这 7 个国家中有 6 个的陆地边境与我国接壤，使鼠疫传入我国的潜在危险性大大增强。

1949 年前，我国曾有 20 个省（区）的 501 个县发生过鼠疫。中华人民共和国成立后的头 10 年内，基本上控制了该病在全国范围内的流行。但由于个别地区鼠疫自然疫源地活动频繁，因而鼠间鼠疫依然时有发生。至于人间鼠疫的发生情况，基本上与世界总趋势类似，时有时无，时多时少。20 世纪 80 年代在少数边远省区的人间鼠疫病例每年仅为几例，最多时也只有 20 多例，但进入 90 年代后，发病数明显上升，特别是西南边疆的云南省耿马（1990 年）、石屏（1996 年）、宜良（1997 年）等地区出现的暴发性流行，使该省的旅游观光业蒙受巨大损失。近年来，我国的鼠疫发病例数显著减少，2019 年仅报告 5 例，其中 1 例死亡。然而，随着大自然环境的变化，人类与动物生活界限的进一步交错，与鼠疫的斗争依然是长期而艰巨的任务，绝不可掉以轻心，稍有疏忽就可能出现突发公共卫生事件。2019 年 11 月，两名来自内蒙古的患者被送往北京进一步诊治，经专家会诊被诊断为肺鼠疫确诊病例，成为中华人民共和国成立以来首次出现肺鼠疫输入主要大城市的案例。

二、霍乱

霍乱是由 O1 群霍乱弧菌（分古典生物型与埃尔托生物型）和 O139 群霍乱弧菌引起的急性肠道传染病，其主要临床表现为腹泻、呕吐以及由此引起的体液丢失、脱水、周围循环衰竭、电解质紊乱及低钾综合征等。如不及时抢救，患者常可因低血容量休克、代谢性酸中毒或肾功能衰竭等而死亡，病死率极高。反之，如能得到及时、正确的抢救，病死率也可大大下降，甚至到 1‰ 以下。由于本病来势迅猛，传播速度快，波及面广，持续时间长，并可引起超越国界、洲界甚至世界范围内的大流行，因而在一定程度上影响旅游、商贸等国际正常交往，给人类带来相应的生命财产损失。也正因为如此，霍乱才被《国际卫生条例》及《中华人民共和国国境卫生检疫法》规定为必须实施国境卫生检疫的三种国际检疫传染病之一，也是《中华人民共和国传染病防治法》（以下简称《传染病防治法》）中规定必须实施强制管理的两个甲类传染病之一。

早年，由古典生物型霍乱弧菌作为致病因子的称为霍乱或真性霍乱，由埃尔托生物型霍乱弧菌作为致病因子的则被称之为副霍乱。但由于这两个生物型霍乱弧菌在形态及血清学性状方面几乎一样，同时不论真性霍乱还是所谓副霍乱，它们在临床表现、防治对策及影响流行过程的社会因素和自然因素等诸多方面也基本相同，因此自 1962 年 5 月第 15 届世界卫生大会决定将由埃尔托生物型霍乱弧菌引起的所谓副霍乱也列入《国际卫生条例》所规定的"检疫传染病"霍乱项内之后，国际上即不再按既往习惯命名，而一律称之为霍乱并同样处理。1992 年 10 月又在印度马德拉斯首次发现由 O139 群霍乱弧菌引起的 O139 新型霍乱，由于此型霍乱在临床表现及流行特征方面与 O1 群霍乱弧菌引起的霍乱难以区分，因此 WHO 已要求所有发现该病的国家和地区一律按 O1 群霍乱进行报告和处理。

回顾 1817～1923 年的一百多年间，古典型霍乱以恒河三角洲为地方性疫源中心，先后在亚洲、非洲、欧洲、美洲各大洲酿成 6 次世界性大流行，使人类遭受了巨大灾难。早年局限于印度尼西亚苏拉威西岛一隅的埃尔托霍乱，自 1961 年 5 月以来一反既往"静止"和"没有流行性"的常态，在不到 4 年的时间内，即传遍东南亚及西太平洋海域的大多数国家和地区，1964 年以后深入亚洲内陆，1970 年传入非洲和欧洲，1973 年传入北美洲，1974 年传入大洋洲，1991 年传入拉丁美洲。至此，全球五大洲 140 个以上的国家和地区皆被波及，报告病例数已达 470 万以上，死亡人数最少也不下 12 万例，被称为第七次世界霍乱大流行。

中华人民共和国成立前流行的霍乱，是 1820 年（清嘉庆二十五年）第一次世界霍乱大流行期间（1817～1823 年）首次自国外传入、由古典型霍乱弧菌引起的古典霍乱。到 1948 年为止的近 130 年中，大小流行不下百次，其中比较严重且有史料记载者也在 60 次以上。中华人民共和国成立后，在中国共产党和人民政府的正确领导下，加强国境卫生检疫和传染病管理，大力开展群众性爱国卫生运动，移风易俗，使古典霍乱迅速在中国大地上消失。但十余年后，随着第七次世界霍乱大流行的开始，埃尔托霍乱于 1961 年 7 月出现在广东西部沿海的阳江、阳春等地，从此揭开了埃尔托霍乱在我国流行的序幕，波及 29 个省、自治区、直辖市，发病 34 万例以上，死亡 5500 例以上，严重危害人民健康、影响生活生产。

由 O139 群霍乱弧菌引起的 O139 霍乱，属于 20 世纪 90 年代国内外新出现的霍乱，全球报告发病的国家和地区虽也不少，但发生本土病例的仍限于亚洲的印度、孟加拉国、中国、印度尼西亚、缅甸、尼泊尔、巴基斯坦、新加坡、斯里兰卡、马来西亚和泰国共 11 国，欧美等亚洲以外少数国家或地区报告的均为输入性病例而无一发生于本土者。我国自 1993 年在新疆开始发现本病以来，头十年总计报告病例 1000 余例，约占同期霍乱病例报告总数的 1.2%。由于 O139 霍乱与 O1 群霍乱之间缺乏交叉免疫，一些新的问题需要考虑和研究。

由于霍乱传染源类型复杂，轻症患者及隐性感染者占绝大多数，加以传播途径多样化及人群易感性普遍，因此发生水型或食物型群体性暴发突发公共卫生事件的可能性经常存在。

尽管人类在与霍乱的长期斗争中已积累了相当丰富的经验，但时至今日，世界上仍没有一个国家自认有把握不受霍乱的侵犯，这是因为影响本病发生发展的不确定因素极多，牵涉面甚广，因而在理论上本应不难落实的有效措施，在现实中却往往难以兑现，特别是由于一些深层次难度的直接或间接影响难以在短期内全部消除。

从我国的现实需求出发，反复强调已有措施落实应该是第一位的，也是防控霍乱成败的决定性因素。只有在"落实"二字上取得突破性进展，方有可能取得霍乱防治工作的全面胜利。但这又是一件讲起来容易做起来难的事。仅以"不喝生水，不吃生冷不洁的食物"或"饭前便后要洗手"这样一些生活小事为例即可见一斑。因此，不断加强卫生知识的宣传教育，不断提高全民的自我保健意识，并尽早减低防控工作中的深层次难度是极其重要的。只要坚持多年来积累下来并已被实践证明确有实效的各项措施，坚持政府领导、部门协作、群众参与及依法实施的原则和方法，事事强调落实，就一定能够做好霍乱的防治研究，并为我国乃至全人类做出贡献。

三、乙型肝炎

乙型肝炎（以下简称乙肝）是一个全球性问题。根据 WHO 发布的《2017 年全球肝类报告》全球约有 2.57 亿慢性乙肝病毒感染者，非洲地区和西太平洋地区占 68％。2015 年，全球约有 88.7 万人死于乙肝病毒感染相关疾病，其中肝硬化和原发性肝细胞癌死亡分别占 52％ 和 38％。2014 年中国疾病预防控制中心对全国 1～29 岁人群乙型肝炎血清流行病学调查结果显示，1～4 岁、5～14 岁和 15～29 岁人群乙肝表面抗原（HBsAg）流行率分别为 0.32％、0.94％ 和 4.38％，与 1992 年相比分别下降了 96.7％、91.2％ 和 55.1％。据估计，目前我国一般人群 HBsAg 流行率为 5％～6％，慢性乙肝病毒感染者约 7000 万例，其中乙肝病毒所致的慢性肝炎患者为 2000 万～3000 万例。

本病广泛分布于全世界，但地区差异较大，我国、南亚及热带非洲属于高度地方性流行区。由于乙肝传染源广泛存在，传播途径中经血液传播、性接触传播、母婴传播等又相当普遍，因此一些突发性事件时有发生。1984 年，美国一诊所因反复使用未经消毒的针灸针而引起乙肝暴发，316 名接受针灸的人中竟有 35 人罹患乙肝，罹患率高达 11.08％。1985 年，美国加利福尼亚州接受注射枪接种疫苗的 239 人中 24 人发生急性乙肝，罹患率 10.04％。从国内社会情况分析，易感人群因输血（或血制品）、血透析、文身、扎耳环孔、针灸、共用针头、医学性刺伤史、同性恋及卖淫嫖娼等原因而感染乙肝的机会完全存在；母婴传播中通过产前或宫内传播、围产期传播、产后传播的情况也时有报道。尽管各种途径传播乙肝的概率大小和严重程度各有差别，但潜在危险不可忽视。

四、丙型肝炎

最初发现于 1989 年的丙型肝炎（以下简称丙肝）已成为当今一个主要的公共卫生问题。WHO 估计，全球约有 3％ 的人口感染丙肝病毒，1.7 亿人成为慢性携带者，并有发展为肝硬化和肝细胞癌的危险。丙肝在我国也普遍存在，其主要传播途径和传播方式与乙肝类似，1985 年河北省固安县发生的一次丙肝大暴发，就是在献血人员中发生的。1987 年，浙江省 10 名血友病患者输入进口自美国的 Ⅷ 因子后，有 9 人发生急性丙肝，6 例为黄疸型，3 例为无黄疸型，此事当时也曾震惊全国。

五、戊型肝炎

1989 年，雷耶斯等人应用分子克隆技术获得本病毒的基因克隆后，将此病命名为戊型肝炎（以下简称戊肝）。该病起病急，有发热、食欲不佳、乏力、恶心、黄疸等临床表现，关节痛也较为多见，黄疸前期症状较甲肝为重，且持续时间较长，大多数病人可于发病后 4～6 周内症状消失，肝功能恢复正常，但病死率较高，特别是孕妇在怀孕后期尤为突出。戊肝主要分布在亚洲及非洲大陆的许多发展中国家，欧美一些国家也有散发病例报告，但从未发生类似我国新疆 1986 年那样严重流行的突发公共卫生事件。

1986 年 9 月～1988 年 4 月，我国新疆南部的和田地区洛浦县出现首例戊肝病人后，该病陆续在喀什地区和克孜勒苏自治州发生了流行，波及 23 个县市，持续 20 个月，经历了两个流行期，共发病 119280 例，罹患率为 2.96％，死亡 705 例，病死率 0.59％；发病最高的县罹患率为 33.02％，病死率 0.53％。患者以青壮年为多，维吾尔族农民占绝大多数，且有明显家庭聚集性（每户 2～5 例患者的病户有 93 户，占总病户的 21.8％）。女性特别是孕产妇的发病率和病死率远高于男性，潜伏期为 19～75 天，平均 42 天。

经免疫电镜观察，可在急性期病人粪便中查到直径为 27～32nm 大小的 20 面体的病毒样颗粒，用标记 IgM 的 ELISA 方法鉴定为非甲非乙型病毒性肝炎病毒。对粪便中排出病毒规律的研究表明，处于潜伏期末期和急性早期的病人会排出大量病毒，病后 2 周再未检出病毒。

这次流行是饮用水受污染而引起的，而健康人同病人的密切接触在本病的长期持续流行中也起了重要作用。在各级政府的领导下，采取了以切断传播途径为主导的综合性预防控制措施，才使疫情得到了控制。

从这一突发公共卫生事件中可以肯定，戊肝的主要传染源是潜伏期末期及急性早期的病人，主要传播途径是被粪便污染的水源，但经食物、生活接触等途径传播的可能性依然存在。因此，预防和控制本病的基本方法自然是以切断传播途径为主导的综合性措施。

六、急性出血性结膜炎

急性出血性结膜炎俗称红眼病，是一种主要由肠病毒 70 型（EV70）和柯萨奇 A24 型病毒变异株（CA24V）引起的急性传染性眼病。由于传染性强、传播速度快、传染方式简单及人群易感性普遍等因素的影响，自 1969 年 6～10 月在非洲加纳首次发生大规模流行至今，已连续发生过多次全球性及局部性暴发和流行，以非洲、亚洲、拉丁美洲各国最为严重，欧洲、大洋洲一些国家也有多次小规模暴发的报告。我国自 1971 年首次发现本病流行以来，1974 年、1983 年、1986 年等年份又有程度不同的暴发或流行，发病人数多，社会影响大，危害严重。本病常见潜伏期 1～2 天，也可短至 10 余小时，长至数日。球结膜下出血是最主要症状，开始时多为单眼，随后很快传染到另一眼，一般持续 1～2 周，7 天内大部分可以恢复。实际上，急性出血性结膜炎为一症候群，可由多种病毒引起，除 EV70、CA24V 型外，还有腺病毒Ⅱ型等。因此，一旦发生本病流行时，应及时分离病毒，以便了解其发病特征，制定更有针对性的防治措施。本病的传染源主要是急性期患者，由于急性期患者的眼分泌物有大量病毒，因此当手指、毛巾或水体被病毒污染时即可造成传播。本病最常见的传播途径是通过被眼分泌物污染的手在人与人之间进行直接接触传播，或通过毛巾、手帕、脸盆、水等接触眼部而间接接触传播。本病流行期间，医院眼科门诊的医源性感染及游泳池、浴池等公共场所的交叉感染都可造成严重的暴发事件，罹患率有时可高达 60%～80%甚至更高。另外，本病在家庭、厂矿、学校甚至一些里弄社区内的二代发病率也十分惊人，甚至可达 70%左右，致使人心惶惶，影响社会安定。预防和控制本病的关键措施是强调个人卫生和公共场所特别是公共浴室、理发店、游泳池、旅馆、客栈、托幼机构、学校、厂矿、医院等处的卫生监督和管理。积极主动地开展卫生宣传教育是最基本、最关键的措施之一。一旦出现疫情，必须突出一个"早"字，即早发现、早诊断、早隔离、早治疗和早报告，将疫情控制于第一时间和最小范围之内，绝不使其有扩散蔓延之条件。

七、O157：H7 出血性肠炎

自 1982 年在美国首次发现由肠出血性大肠杆菌引起的所谓"食物中毒"以来，北美洲、欧洲等地和日本也相继报道由此菌引发的众多腹泻病患者，其临床表现主要为腹泻或出血性肠炎，有的还并发溶血性尿毒综合征（Hemolytic Uremic Syndrome，HUS）。本病主要通过受污染的食品进行传播。1994 年在美国华盛顿州因食用受污染的汉堡包，导致 500 人发病，其中 151 人住院，3 人死亡。1996 年在日本大规模流行，曾波及大阪等 44 个都道府县，致使万余名学生受染，11 人死亡，迫使成千上万的小学校和幼儿园停课，是当时日本甚至全球最严重的传染病突发事件。从现有材料分析，O157：H7 出血性肠炎是一种食源性肠道传染病，人畜禽共患，牛、鸡、猪等畜禽是该菌的主要保存宿主，通过饮食及生活密切接触进行传播。一部分患者可发生 HUS，主要表现为急性肾衰、血小板减少和微血管异常溶血性贫血，病死率甚高。目前尚无预防本病的生物制品。

1987 年我国在江苏徐州发现有病例。1999 年 4～9 月在江苏、安徽部分地区本病突然严重流行，在所诊断的 195 例并发 HUS 的患者中，177 例死亡，病死率竟高达 90.8%。专家估计，当地当时出血性肠炎感染人数可能在 13 万～25 万之间，是迄今为止世界上流行规模最大、死亡人数最多的一次暴发性流行，前后共持续约 7 个月。至 2002 年初，我国已有 14 个省、自治区、直辖市分离出肠出血性 O157∶H7 大肠杆菌，其中 8 个省、自治区、直辖市有不同程度的发病或流行，而且这些地区的畜、禽带菌率也很高，加之人畜禽共患，传播因素又相当复杂，因而不仅严重威胁当地居民的身体健康，而且直接影响肉、乳及其制品的生产、加工与出口，必须予以应有的重视。

八、疯牛病与人的克雅氏病

疯牛病（Mad Cow Disease）又称牛海绵状脑病（BSE），早在 1986 年 11 月在英国牛群中即发现此病，致病因子不明。至 1995 年 5 月的 10 年中，在除英国外的 10 多个国家和地区又发现有本病存在。患有本病的牛一般在 2 周至 6 个月后死去。病牛的主要症状为肌肉震颤、活动失去平衡、烦躁好斗而不能自控。尸解发现其神经细胞受到破坏，大脑蜕变并出现许多孔，使其成了海绵状，同时淀粉样斑块增加。所有这些均与 1920 年发现的人的克雅氏病（Creutzfeldt-Jakob Disease，CJD）非常相似，因而有人怀疑人的克雅氏病与疯牛病有关，从而引起自 1996 年 3 月以来欧洲各国乃至全球一连串风波，"恐牛病"心态不断增长，这也正是全部问题的关键所在。那么疯牛病与人的克雅氏病究竟是什么关系？时至今日依然众说纷纭，莫衷一是。

人的克雅氏病又称亚急性海绵状脑病（Subacute Spongiform Encephalopathy），潜伏期数月至数年甚至 20 年以上，主要症状为进行性痴呆、精神错乱、共济失调、平衡障碍及心理能力退化等。通常在一年内死亡。病理变化也只限于中枢神经系统，最终导致大脑蜕变成海绵状，其表现与疯牛病相同。本病虽发现于 1920 年，早于疯牛病 60 多年，但其致病因子仍一直不明。20 世纪 80 年代初，美国学者提出所谓 Prion 学说（国内译名有朊病毒、朊粒、朊蛋白、朊毒体等），即 Prion 是所有人和动物传染性海绵状脑病的致病因子，这种 Prion 既不同于病毒或类病毒，也不是细菌或寄生虫，而是一种以糖蛋白为主体、可能含有极少量 DNA（脱氧核糖核酸）的特殊病原因子。按 Prion 学说，疯牛病和克雅氏病都是由 Prion 所引起。关于疯牛病是否是一种新的人畜共患病，是否能传染给人而成为克雅氏病目前仍有肯定与否定两种意见。1996 年，威尔等人提出了变异型新克雅氏病（new variant CJD，nvCJD）的概念，但这种新型 CJD 与 BSE 之间的关系仍缺乏流行病学证据，因此还只能认为是一种假说，最多只能说 BSE 有可能传染给人。

九、手足口病与口蹄疫

手足口病（Hand Foot and Mouth Disease，HFMD）在国外 1957 年已有报道，而我国 1981 年始见于上海。由于典型病人以口腔、手、足等部位固定出现发疹为特点，乃称之为"手足口病"。已知其病原主要为人肠道病毒属 COXA16 型及 EV71 型，20 世纪 70 年代之前以 COXA16 型为主，但近年 EV71 型日益增多，似有取代 COXA16 型的趋势。病人及健康带毒者是本病的传染源，以婴幼儿最为易感。通过空气飞沫、生活接触及饮食皆可感染，并可引起暴发或流行，以夏秋季节多见。本病不同于口蹄疫，对散发病例需注意与口蹄疫等出疹发热性传染病之鉴别。

口蹄疫是由口蹄疫病毒所引起的，该病毒目前有 7 个血清型、65 个亚型，主要侵犯猪、牛、马等偶蹄类家畜，是传染性极强的一种动物病。发病时表现为急性发热，继而出现水疱于该动物的口腔和蹄部。对人虽可致病，但较罕见，而且迄今尚无人与人之间相互传播口蹄疫的报告。本病在非洲、亚洲和南美洲许多国家都呈现地方性流行。预防和控制本病的关键是兽医工作者与有关方面密切配合，消除动物传染源及可能的传播途径。

十、禽流感

禽流感（Avian Influenza，AI）是由甲型流感病毒引起的一种禽类传染病。大多数家禽（特别是鸡、鸭、鹅等）、野禽、水禽均可感染。其中，高致病性禽流感常呈现病死率极高（可达100%）的急性出血性感染，而低致病性禽流感则可呈现呼吸道感染或隐性感染，病死率不高。已知甲型流感病毒的血凝素（H）有15个亚型（H1～H15），神经氨酸酶（N）有9个亚型（N1～N9），历史上高致病性禽流感几乎都是由H5和H7引起，但也并非所有H5、H7都是强毒，不同病毒株之间的毒力大小也有不同，同一个亚型或同一毒株对不同禽类的致病力也可有很大差别，甚至从高死亡率直至无症状的隐性感染。禽流感病毒具有传染性强、变异快、血清亚型多、各亚型之间交叉保护力微弱等特点，因此，一旦出现禽流感流行，将给当地的家禽养殖业带来毁灭性打击。国际兽医局和我国原农业部均把禽流感列为A类严重传染病。1997年我国香港处理禽流感过程中，对全港约150万只鸡及其他禽类全部销毁，除经济损失数千万港元外，鸡农还要求政府提供了3亿港元的贷款以渡过难关。

根据现有材料分析，禽流感的传染源主要是感染了H5N1病毒的鸡，其次是鸭、鹅等家禽，至于病人是否能作为本病的传染源，尚无定论。估计病毒传染的模式主要是禽与禽之间的传播，甚至由禽到人。主要传播途径是通过直接接触病禽的排泄物、分泌物等。至于能否通过过空气飞沫、气溶胶传播，尚难肯定。

禽流感本是一个古老的病，早在1878年，意大利即有该病在鸡禽间暴发的报告，1902年分离出病毒，因而人们自然认为这是鸡禽类的传染病并将其称之为"真性鸡瘟"。但1997年5月我国香港禽流感流行期间，却发生了全球首次由甲（H5N1）禽流感病毒引起的人间病例，共18人，其中6人死亡。这些病例的主要症状为发热、咽痛、咳嗽等，与一般流感表现相似。从16例病人分离到的甲（H5N1）禽流感病毒及从当地家禽（鸡）分离到的病毒基因序列分析表明，两者都属于甲（H5N1）禽流感病毒基因，但未发现人类流感基因。经调查，这些病例中包括不同年龄居民，其住地分散，但大部分在发病前与鸡禽有接触史。经采取以扑灭家禽为主导的防疫措施后，禽流感即被扑灭，也再未出现新的人间病例。

我国香港特别行政区政府在1997年扑灭禽流感过程中，采取了一系列强有力的防疫措施，包括隔离病人、监测人间与禽间疫情动向、停止一切禽类进口、全部扑杀现存鸡只以及对鸡场、鸡销售市场等地的彻底消毒等，取得了决定性胜利。1998年我国内地发生H9N2禽流感流行。2003年2月荷兰曾发生H7N7禽流感暴发，在83例病人中有一个兽医，因出现呼吸综合征而死亡。自2003年12月韩国暴发禽流感至2004年2月的数十日内，又有越南、日本、泰国、柬埔寨、老挝、印尼及我国等国家相继发生H5N1禽流感暴发或流行，我国台湾还检出H5N2、巴基斯坦检出H7N1、美国检出H7N2亚型禽流感。自2004年1月27日至3月16日，我国内地共发生高致病性禽流感疫情49起，涉及16个省、自治区和直辖市，但始终未出现1例人间病例。全球疫情也在逐步减少，而死于禽流感及被扑杀的家禽已达数千万只。此期间人间病例共计32例，死亡22例，其中越南发病23例，死亡15例，泰国发病9例，死亡7例。这些病人中大部分有直接接触病禽的历史，说明禽流感病毒自鸟禽类传染到人并引起人类禽流感的可能性完全存在，本病已成为一种新的人禽共患病。至今发现能直接感人的禽流感病毒亚型有：H5N1、H7N1、H7N2、H7N3、H7N7、H9N2和H7N9亚型。其中，高致病性H5N1亚型和2013年3月在人体上首次发现的新禽流感H7N9亚型尤为引人关注，不仅造成了人类的伤亡，同时重创了家禽养殖业。专家们提出如下警示：既然禽流感病毒可以从禽类传染到人，如果当有人同时被人类流行的甲型流感病毒亚型和禽类流行的甲型流感病毒亚型感染时，这两种病毒亚型便有可能在人体交换基因而产生出新的流感病毒亚型，但人群对这种新的亚型是没有免疫力的。一旦带有人类基因的新的流感病毒亚型在人与人之间直接传播，一场新的大流行便出现了，其后果不言自明，这也正是世界各国高度重视禽流感的主要原因之一。

十一、莱姆病

这是由伯格多弗疏螺旋体（Borrelia Burgdorferi）引起的一种人兽共患传染病。本病通过硬蜱传播，属于自然疫源性疾病。1976 年首次发现于美国康涅狄格州的莱姆（Lyme）镇，以其发现地命名为莱姆病（Lyme Disease）。我国于 1986 年首次发现并报告此病。本病的主要传染源是硬蜱和受感染的动物宿主，特别是鼠类与马、牛、羊、狗等大型哺乳类动物，硬蜱也是最主要的传播媒介。人和大多数家畜对本病易感。目前全球五大洲的 30 多个国家有本病的病例报告。我国有 22 个省人群血清检查呈阳性，感染率约为 4%～9%，其中 17 个省从病人、动物和媒介生物中分离出本病病原体。林业工人、山区居民以及到山区旅游、狩猎的人、喜欢养狗养猫的人是本病的高危人群。由于山林的开发建设及旅游业的发展，人们暴露于本病的概率越来越高，从而也增加了本病突发事件的危险性。

十二、严重急性呼吸综合征

严重急性呼吸综合征（Severe Acute Respiratory Syndrome，SARS）是 21 世纪初新出现的一种急性呼吸道传染病。根据现有报道，本病最初于 2002 年 11 月 16 日发生在我国广东省佛山市，至 2003 年 2 月 11 日广东省佛山市等 6 市共发生类似病例 305 人，死亡 5 人。3 月 12 日 WHO 向全球发出广东、越南、我国香港等地本病蔓延的警告。3 月 15 日 WHO 正式命名本病为 SARS（《传染病防治法》称为传染性非典型肺炎）。4 月 16 日，WHO 正式认定引起本病的病原体是一种变种的新型冠状病毒，命名为 SARS 病毒。此病临床症状重，病情发展快，病死率高，抗生素治疗无效。病人是主要传染源，近距离飞沫传播为主要传播途径，人群普遍易感，多发生于大、中城市，有明显的冬春季节性，医院及家庭聚集性感染多见，发病年龄以青壮年为主，一般症状越重者，传染性越强。死亡病例中老年人与慢性病患者比例较大。

疫情暴发后，我国内地共有 24 个省、自治区、直辖市的 266 个县、市（区）有临床诊断病例报告，以广东省和华北五省、自治区、直辖市（北京、内蒙古、山西、河北、天津）最为严重，占全国总病例数的 96.7%。7 个无病例报告的省、自治区是青海、新疆、黑龙江、海南、云南、贵州和西藏。在城乡分布上，城市远高于乡村，占所报总病例数的 81.1%。医务工作者中有 996 人发病，约占总病例数的 18.8%，在所有职业中位于榜首，实属罕见。直至 2003 年 6 月 11 日，我国内地才无新发病例报告。此病自 2002 年 11 月 16 日起前后持续流行的时间约 8 个月，对国民经济发展造成极大损害，也暴露出我国在公共卫生建设领域的严重缺欠和应急能力之不足。

十三、埃博拉病毒病

这是一种由埃博拉病毒引起的急性出血性传染病，平均病死率为 50%。临床特点为急性发热、肌肉疼痛、头痛、咽痛以及随后出现的腹泻、呕吐、皮疹、全身无力、肾功能衰竭及内外出血等。该病主要发生在非洲的苏丹、扎伊尔、科特迪瓦、加蓬、乌干达等国。埃博拉病毒病是在 1976 年同时暴发的两起疫情中首次出现的，一起在现在的南苏丹恩扎拉，另一起在刚果民主共和国扬布库。后者发生在位于埃博拉河附近的一处村庄，该病由此得名。2014～2016 年在西非出现的疫情是 1976 年首次发现埃博拉病毒以来发生的最大且最复杂的

埃博拉疫情。疫情首先在几内亚发生，随后通过陆路边界传到塞拉利昂和利比里亚。2018～
2019年，在刚果民主共和国东部开始发生疫情，情况复杂，公共卫生应对活动的开展十分
困难。由于埃博拉病毒病的临床表现与马尔堡出血热相似，有时也难与拉沙热及克里米亚-
刚果出血热相区别，因此开始发生或流行时易被误诊。该病的潜伏期为2～21天。病人在显
现症状后才具传染性。埃博拉病毒病感染只有通过实验室检验才可获得确认。我国目前尚未
发现有本病存在，但随着经贸交流及进一步对外开放，我们必须高度防范。埃博拉病毒的起
源尚不得而知。但从现有证据来看，果蝠（狐蝠科）可能是一个宿主，人通过接触（通常在
屠宰、烹饪或食用时接触）被感染的动物或通过接触被感染人的体液而被感染。多数病例是
人际传播造成的。感染者的血液、其他体液或分泌物（粪便、尿液、唾液和精液）通过破损
皮肤或黏膜进入健康人体，即会造成人际感染。当健康人的破损皮肤或黏膜与受感染者体液
污染的物品或环境发生接触时，也可发生感染。被污染的物品包括脏衣物、床单、手套、防
护装备和医疗废物（如用过的皮下注射器）等。

十四、疟疾

由于全球灭疟规划受阻，目前疟疾发病形势急剧恶化，疟疾对人类仍是一个严重的威
胁。2018年，全球估计有2.28亿疟疾病例，疟疾死亡人数估计为40.5万人。五岁以下儿
童是最易受疟疾影响的群体，占全球疟疾总死亡人数的67%（27.2万人）。2018年，非洲
地区占全球疟疾病例的93%和死亡的94%。2019年，我国疟疾发病为2487例，死亡19例。
在我国疟疾是旧社会遗留下来的危害严重的五大寄生虫病之一。估计1949年前全国每年有
3000万以上的病例，1954年全国疟疾的发病数占全国当时25种法定传染病总数的61.8%。
经过多年的抗疟努力，该病发病率呈持续下降趋势，疟区面积也明显缩小，原先的高疟区多
已变为中、低度疟区或无疟区，至20世纪90年代，全国96%人口地区已摆脱疟疾的危害。
但另一方面，由于影响疟疾暴发或流行的诱因错综复杂，在一定条件下通过已知或未知的触
发因子仍可引起一定范围内严重的疫情突发事件，决不可掉以轻心。例如60年代在黄淮平
原发生的疟疾暴发性流行中，发病数达1345万例。根据江苏省三个地区的调查，发病户数
分别占总户数的67.0%、72.3%和91.2%。疟疾病人占家庭人数一半以上的户数近50%，
严重干扰了当时急需进行秋收的正常生产活动。70年代初，江苏、山东、河南、安徽、湖
北五省所属黄淮平原与江汉平原再次发生疟疾的暴发性流行，1970年这五省的疟疾总数竟
占当年全国疟疾总数的90%以上，危害较上次更为严重。发生这两次疟疾疫情突发事件的
原因是多方面的，错综复杂，除人口流动量大增及防治措施不落实等社会因素外，还有诸多
自然因素的影响。一般来说，出现如此突发事件的影响因素可包括以下五个方面：无免疫力
人群进入疟区；输入传染源；输入传播媒介或媒介数量大增；按蚊吸血习性改变；气温、雨
量等自然因素的异常变化。至于本病的有效预防与控制措施，根本在于改造环境，消除媒介
按蚊的孳生地，但这是长期目标。一旦出现疟疾疫情突发事件，应着重抓好暴发点的处理和
对流动人口聚居点的综合性防控措施。当然，加强经常性疫情监测和广泛深入的卫生宣传教
育是最基本的要求。

十五、流行性脑脊髓膜炎

流行性脑脊髓膜炎简称流脑，是由脑膜炎双球菌引起的一种急性呼吸道传染病，多发生
于冬春季节，患者以儿童为主。其临床主要表现为发热、头痛、呕吐、出血点及颈项强直等
脑膜刺激症状，病死率相对较高。流脑曾是危害人类极其严重的传染病之一，一般表现为散
在发生，但当流行菌株发生改变、人口流动量大或易感人群增多时，很易发生暴发或大规

模流行，因此迄今依然是各地冬春季防疫工作的重点之一。本病传播机制简单，当易感人群与传染源密切接触而吸入含有病原体的飞沫时即可受染，只是隐性感染者远多于发病者而已。我国 20 世纪曾发生过多次较严重的流行，如 1937～1938 年、1948～1949 年、1959～1960 年、1966～1967 年及 1977 年等，均出现过大范围乃至影响全国的严重事件。从全球看，以非洲的撒哈拉沙漠以南地区发病率最高，该地带西起塞内加尔，东至埃塞俄比亚，每年报告约 3 万病例。尽管本病在预防及治疗方面已有较好方法（包括药物、生物制品等），但由于传染源中轻型病人及病原携带者甚多，一般不易早期发现，而传播途径又很容易实现，一旦病原菌有所改变或易感人群增多时，暴发或流行的潜在威胁总是存在的，既往多次群体性突发事件的教训应认真汲取。

十六、新型冠状病毒肺炎

新型冠状病毒肺炎（Corona Virus Disease 2019，COVID-19，简称新冠肺炎）为新发急性呼吸道传染病，是中华人民共和国成立以来在我国发生的传播速度最快、感染范围最广、防控难度最大的一次重大突发公共卫生事件，也是近百年来人类遭遇的影响范围最广的全球性大流行病。

新型冠状病毒（2019 Novel Coronavirus，2019-nCoV）属于 β 属冠状病毒，对紫外线和热敏感，56℃下 30min、乙醚、75％乙醇、含氯消毒剂、过氧乙酸和氯仿等脂溶剂均可有效灭活病毒。基于目前的流行病学调查和研究结果，新冠肺炎的潜伏期为 1～14 天，多为 3～7 天；发病前 1～2 天和发病初期的传染性相对较强；传染源主要是新冠肺炎患者和新型冠状病毒无症状感染者；主要传播途径为经呼吸道飞沫和密切接触传播，接触病毒污染的物品也可造成感染，在相对封闭的环境中长时间暴露于高浓度气溶胶情况下存在经气溶胶传播的可能。由于在粪便、尿液中对可分离到新型冠状病毒，应当注意其对环境污染造成接触传播或气溶胶传播。人群该病毒普遍易感。感染后或接种新型冠状病毒疫苗后获得一定的免疫力，但持续时间尚不明确。

新冠肺炎的临床表现以发热、干咳、乏力为主要表现。部分患者以嗅觉、味觉减退或丧失等为首发症状，少数患者伴有鼻塞、流涕、咽痛、结膜炎、肌痛和腹泻等症状。重症患者多在发病一周后出现呼吸困难和（或）低氧血症，严重者可快速进展为急性呼吸窘迫综合征、脓毒症休克、难以纠正的代谢性酸中毒和出凝血功能障碍及多器官功能衰竭等。极少数患者还可有中枢神经系统受累及肢端缺血性坏死等表现。值得注意的是重型、危重型患者病程中可为中低热，甚至无明显发热。轻型患者可表现为低热、轻微乏力、嗅觉及味觉障碍等，无肺炎表现。少数患者在感染新型冠状病毒后无明显临床症状。

多数新冠肺炎患者预后良好，少数患者病情危重，多见于老年人、有慢性基础疾病者、晚期妊娠和围产期女性、肥胖人群。儿童病例症状相对较轻，部分儿童及新生儿病例症状可不典型，表现为呕吐、腹泻等消化道症状或仅表现为反应差、呼吸急促。

新冠肺炎的预防措施包括：①保持良好的个人及环境卫生，均衡营养、适量运动、充足休息，避免过度疲劳；②提高健康素养，养成"一米线"、勤洗手、戴口罩、公筷制等卫生习惯和生活方式，打喷嚏或咳嗽时应掩住口鼻；③保持室内通风良好，科学做好个人防护，出现呼吸道症状时应及时到发热门诊就医；④近期去过高风险地区或与确诊、疑似病例有接触史的，应主动进行新型冠状病毒核酸检测。

十七、其他传染病

人们早已熟悉的流行性感冒、甲肝、肾综合征出血热、钩端螺旋体病、白喉、炭疽（特别是肺炭疽）、登革热、黄热病及新发现的拉沙热、西尼罗热、某些立克次体病，以及由天灾（如地震）人祸（如饥荒、战乱）等引起的传染病，均可在一定条件下引发群体性突发公共卫生事件，也均具有程度不同的潜在危险性，关键在于人类如何正确应对它们。实际上，应对这些事件的基本原则和方法与前述疾病大体相同或相似，限于篇幅这里不再单独介绍。

第二节 传染病突发事件的生物学基础与表现形式

一、构成传染病突发事件的生物学基础

传染病在人群中蔓延，必须具备三个相互连接的基本条件，即传染源、传播途径和对该传染病易感的人群。这三个相互连接的基本条件一般称为传染病流行过程的三环节，是构成传染病在人群中蔓延的生物学基础。只要缺少其中任何一个环节，传染病就不可能在人群中发生和蔓延，所谓突发事件自然也就无从谈起了。

1. 传染源

病原体在长期进化过程中，由于与机体长期依存和斗争的结果，便可在特定部位居留繁殖，并从此处排出体外后再侵入另一个新的机体。机体是病原体的自然居留地，因此传染源是指受感染的人或动物的有机体。

2. 传播途径

病原体虽能适应于机体的某一特异部位生长繁殖，但不能在这些部位无限期地停留及繁殖下去，只有从一个宿主转移到另一个宿主，才能保存其种的生存。这种病原体更换宿主的过程一般称为传播机制，可以概括为下列三个阶段：病原体从已受感染的人或动物的机体排出；病原体停留在机体外；病原体侵入新的易感机体。

病原体从一个传染源经过外界环境一定的途径而到另一个易感机体都是借助于外界环境中一定因素来进行的。传播病原体的这些因素称为传播因素，如水、空气、食物、土壤、媒介昆虫及接触等。有的疾病的传播因素较为简单，有的较为复杂，甚至同一疾病在不同情况下也不完全相同。在一定时间和一定范围内，传播因素可以单一地或综合地成为传染病的传播途径。因此，传播途径就是各传播因素在传染病传播机制中的具体表现。

3. 易感人群

有了传染源、传播途径，如果没有易感的人群，传染病的流行过程仍不能实现。因此，这也是必不可少的条件之一。

易感人群对于传染病的病原体具有较高的感受性，因此当他们受到某种病原体的侵袭时便易感染或发病。人群作为一个整体对于传染病病原体容易感受的程度称为人群易感性。例如，未患过麻疹亦未经麻疹疫苗免疫的儿童群体，对麻疹都缺乏免疫力，一旦与麻疹病人接触便很容易被传染，因此是麻疹的易感人群。由此可见，人群易感性的高低与人群中每个个体的免疫状态有着特别密切的关系。

在一个地区或单位，易感人群占全部人口比重的大小，在流行病学中具有重要的意义。一般说来，在免疫水平和健康水平低下的人群中传染病突发事件易于发生。反之，人群中免疫人口的增加可以大大降低传染病的发病率。因此，具有免疫力的人群自身大多可以免于发病而不致成为新的传染源，从而大大减少了传染病蔓延的机会，这对易感者来说实际上起着一种屏障的作用。掌握影响人群易感性升高或降低的因素十分重要，它不仅可以帮助我们阐明某些传染

病流行过程的若干特点，而且可使我们采取更有针对性的措施，以降低人群易感性。

二、传染病突发事件的表现形式

传染病突发事件的表现形式由于当时当地的具体条件及影响因素各不相同而多种多样，但概括起来不外以下四种。

1. 散发

散发是指传染病呈散在发生的现象，即该传染病历年来流行过程的一般强度，可见于下述情况：①在一次流行后易感人数减少，例如麻疹流行后出现的散发；②该传染病的大多数人呈隐性感染，因而病人之间的关系不易确定，表现为散发性出现，如脊髓灰质炎；③传播机制不易实现的传染病，如蜱传回归热；④传染后潜伏期特长的病种，如麻风。

2. 流行

流行过程的强度比历年的一般发病率有明显的增高时，可以认为发生流行。

3. 暴发

在局部范围内的一个集体中，在短时间内（一般指在该传染病的最长潜伏期以内）突然出现许多病例时，称为暴发，如食物中毒暴发。

4. 大流行

大流行是指超出国境或洲界范围的流行，流行过程的强度大大超过了以往水平，如1957年开始的世界的流行性感冒流行，1961年开始的世界第七次霍乱大流行等。

这里还需提及另外一些情况，即所谓自然疫源性疾病的问题。有些疾病如鼠疫、森林脑炎、出血热等经常存在于某地区，是由于该地区存在该病的动物传染源、传播媒介及病原体在动物间生存传播的自然条件。这类疾病的病原体不依靠人而能在自然界生存繁殖，只有当人类进入或暴露于这种地区时，才能传播给人和家畜，甚至出现流行或暴发等突发事件。目前已知的自然疫源性疾病有20种以上，多分布于人迹罕见的草原、沙漠、原始森林和湖泊、沼泽地带。由于人类开垦荒地、采伐森林等工作影响，往往引起在人群间传播，甚至出现暴发或流行，所以平时加强对自然疫源性疾病的调查研究也十分必要。

传染病突发事件的发生必须有传染源、传播途径及易感人群三个基本条件的存在，但其表现形式不同，受着社会因素与自然因素的诸多影响。例如，社会因素中的社会制度、经济水平、生活条件、就医条件、职业及劳动条件、宗教信仰、风俗习惯、卫生文化水平及社会的安定或动荡，以及自然因素中的地质、地理、土壤、海拔、水文、气象（气温、湿度、雨量、气压等）及微小气候等。当然所有这些因素也都是通过三环节而起作用的。

由于三环节本身的复杂性及社会因素和自然因素的影响，因而在具体情况下发生的某一传染病的流行，尚需通过更具体的流行病学调查分析，才能得出真实的结论。

第三节　传染病突发事件的应对措施

应对传染病突发事件首先必须坚持政府领导、部门协作、群众参与及法律保障的大前提，其次要强调在综合措施的原则下，抓好主导措施。至于具体做法，会因时间、地点及事件的性质等而有所不同，但一般原则基本一致。

一、经常性预防措施

（1）深入开展以除"四害"（苍蝇、蚊子、老鼠、蟑螂）、讲卫生为中心的爱国卫生运动是预防传染病的一项根本性措施。"四害"是许多传染病的传播媒介或传染源，而许多传染病又是通过饮水、食物、昆虫媒介、土壤等传播。因此，消除"四害"、搞好环境卫生、食品卫生和个人卫生是预防传染病的根本性措施之一。

（2）积极开展健康教育，经常向群众宣传有关卫生防病的基本知识，针对具体情况提出具体要求。

（3）有计划有步骤地培训专业队伍与群众队伍中的卫生防疫工作骨干，强调结合实际、学以致用、边干边学、边学边用。

（4）加大监测力度，在掌握疫情动向的基础上，有计划地开展预防性消毒、杀虫、灭鼠、预防接种及预防性投药工作。

（5）加强国家出入境检验检疫，严防传染病自国门传入或传出。

二、发生疫情时的应急措施

1. 对传染源的措施

这一措施的基本内容就是消灭传染源或使传染源无害化。

（1）对病人的措施

① 早发现。早期发现病人的方法主要有三种：a. 普遍开展卫生宣传教育，提高居民的疾病知识水平；b. 提高诊疗工作质量，尽量减少漏诊和误诊；c. 主动寻找病人，尤其是症状较轻的病人。有计划地对集体单位进行检查，如儿童机构的入园检查、平日的晨检、缺席儿童的访问、新生的入学检查、工作人员（特别是食品行业及儿童机构从业人员）的健康检查以及入伍士兵的健康检查等，都可以发现一些未引起注意的疾病患者，尤其是处于前驱期的病人、慢性病人或寄生虫病人等。此外，一些特殊的检查如孕妇检查及出入境检验检疫中的医学观察也可早期发现病人。在一些烈性传染病（如鼠疫）的疫源地，还可通过按户访视来发现病人。

② 早诊断。可根据临床、实验室检验及流行病学的材料来确定。各种传染病的生物学特性不同，因此诊断中各方法所起的作用也不一致。如麻疹主要依靠临床表现和流行病学史，而伤寒病人用血培养则在发病之初 2～3 天就能确诊。至于流行病学材料，如患者接触其他传染病患者的历史、患者的职业、患者发病前的活动（如旅行、是否到过疫区、与动物的接触、性生活等）、患者居住地点附近的有关情况、患者的卫生习惯及目前的卫生状况（如是否携带有虱子）等均可用来作为临床诊断的重要参考。及时的确诊，在很大程度上依靠医师的积极性，医师应对第一次没有确诊的发热病人进行观察，不管病人是否要求如此。

③ 早报告。诊断确定后，应立即进行传染病报告。根据《传染病防治法实施办法》的规定，执行职务的医疗保健人员、卫生防疫人员为责任疫情报告人。责任疫情报告人应当按规定的时限向卫生行政部门指定的卫生防疫机构报告疫情。发现甲类传染病和乙类传染病中的艾滋病、肺炭疽、SARS 的病人、病原携带者和疑似传染病病人时，城镇于 6h 内，农村于 12h 内，以最快的通讯方式向发病地的卫生防疫机构报告，并同时报出传染病报告卡。当发现乙类传染病病人、病原携带者和疑似传染病病人时，城镇于 12h 内，农村于 24h 内向发病地的卫生防疫机构报出传染病报告卡。当在丙类传染病监测区内发现丙类传染病病人时，应当在 24h 内向发现地的卫生防疫机构报出传染病报告卡。此外，一旦发现传染病暴发和流行时，责任疫情报告人应当以最快的通讯方式向当地卫生防疫机构报告疫情。接到疫情报告的卫生防疫机构应当以最快的通讯方式报告上级卫生防疫机构和当地政府卫生行政部门，卫生行政部门接到报告后，应当立即报告当地政府。在传染病报告中存在的缓报、瞒报及谎报等问题，主要是人为因素所造成的，必须依法坚决制止。

传染病报告工作涉及各级卫生部门，涉及疫点疫区的广大群众，是一项经常性工作。必须加强领导，坚持逐级负责制度和统一部署，统一检查。卫生防疫部门是做好传染病报告管理工作的专业机构，要对各种传染病的发生和流行情况，按月、按季、按年度进行综合分析，对严重的疫情更要随时做出分析，及时向领导汇报。对报告管理中出现的问题要认真研究并提出切实可行的意见，及时加以解决。目前，我国已在绝大多数县级医疗卫生单位实施网络直报，从而大大提高了传染病报告的速度和水平。

④ 早隔离。病人的早期隔离和住院不仅可以保证尽早地限制他们的活动，以防继续传播，而且可以使病人尽早得到合理的治疗，缩短病程，防止转为慢性或成为携带者。对疑似病人也要严格隔离。麻疹、百日咳、水痘、腮腺炎及流行性感冒等病的患者，没有并发症时可允许在家隔离。慢性传染病人的隔离，应结合具体情况考虑。

隔离的方式应因时因地制宜，可采用简易的隔离办法，包括家庭隔离病床、简易隔离室、单位隔离所等。这些简易隔离办法具有经济、灵活、适合季节性传染病的特点。在隔离过程中如有必要也可进行住院隔离，但必须注意防止院内交叉感染。至于各种传染病的隔离期限，主要根据各自传染期的长短而定。

⑤ 早治疗。尽早按每种传染病的常规治疗方法进行治疗。

（2）对携带者

① 携带者的发现。其方法主要有三种。a. 从已登记的传染病病人做病后检查来发现。b. 从病例流行病学调查中来发现（如可疑传染源的检查）。c. 在食品企业、医院、儿童机构等部门常从工作人员的健康检查来发现。

② 对携带者的无害化措施，包括以下五个方面。a. 治疗。b. 隔离或观察。依照各病严重性的不同程度分别处理，如对霍乱的携带者必须隔离，但对伤寒、白喉等的携带者只需相对性隔离或观察。c. 职业的限制。对于某些职业的从业者，应暂时停止其工作，直至完全停止排菌。d. 随时消毒。必须教给携带者本人消毒排泄物、被污染物品及周围环境的方法，防疫人员应对其进行效果检查。e. 卫生教育。使携带者了解其本身情况及与周围人和环境的关系，自觉地做好无害化工作。

（3）对接触者。接触者是可能的传染源，首先应掌握其全部名单，并按疾病的不同，分别采取下列措施。

① 检疫或医学观察。每日问诊、检温，以早期发现病症。如有可能最好按疾病的需要做实验室检查，一般每隔2～3天检查1次，共2～3次。检疫或医学观察自与病人分离之日算起，经过一个最长潜伏期为观察期限。

② 隔分或隔离。上述被观察的接触者中，凡从事公共服务相关职业的从业者或儿童机构中的儿童，应暂时停止工作或上学，称之为隔分，一般在家中执行。对于烈性传染病的接触者，则应严格地单独隔离。

③ 预防感染后发病。一些传染病可用被动免疫的方法防止发病，如麻疹、破伤风等。也可在潜伏期较长的疾病中利用自动免疫防止发病，如狂犬病、天花等。一些疾病如疟疾，还可以服用药物的方法进行预防。

④ 卫生处理。例如某些由虱子传播的疾病，可对接触者进行灭虱及其他卫生处理。

⑤ 卫生教育。通过卫生教育提高接触者的卫生防病知识水平。

（4）对动物传染源。原则是分情况进行杀灭或隔离治疗。

① 杀灭。鼠类是多种自然疫源性疾病的主要传染源，必须结合除"四害"运动大力杀

灭。对其他一些危害较大或无经济价值的患病动物、患狂犬病或利什曼病的狗、患炭疽的家畜等也必须进行杀灭。

② 隔离治疗。对有经济价值而且所患传染病（如布鲁菌病）危害不是甚大的动物，可进行隔离、治疗。对患病动物的分泌物、排泄物应进行消毒处理，防止污染外环境。平时对家畜要做好预防接种工作，如进行布鲁菌病、炭疽、狂犬病等的预防接种。由外地新购来的家畜，应在经过检疫之后再与原有家畜同圈饲养。

2. 对传播途径的措施

此措施的基本原则是使外界环境无害化、健康化。其中有三个重要方面，即卫生措施、消毒和杀虫。

（1）卫生措施。在肠道传染病的控制中，卫生措施有着特别巨大的意义，供给净化过的水可使城市中伤寒、霍乱或其他肠道传染病的发病率迅速下降。另外，对食品的卫生监督、对居民区内垃圾的清除、排泄物的处理、蚊蝇孳生地的消灭、居民卫生习惯的培养等都对预防肠道传染病等起着巨大的作用。通风换气的好坏对呼吸道传染病也有很大意义。因此，卫生措施的作用是不可低估的。

（2）消毒。消毒是指杀灭周围环境中的病原体，是切断传播途径的一种有效手段。消毒一般可分三类。

① 预防性消毒。平时为防止传染病的发生和流行所采取的消毒措施称为预防性消毒，如食具消毒，粪便垃圾无害化处理，公共场所的定期消毒，皮革、毛皮等动物性生产原料及生产场地的消毒，蔬菜瓜果的消毒，洗衣、洗澡以及饭前便后洗手等。

② 随时消毒。对患者或携带者的排泄物、污染物及污染场所进行的消毒，称为随时消毒。这是迅速消灭病原体、防止传播的重要措施。因此，不论在医疗单位或在疫源地均应认真进行。

③ 终末消毒。病人离开原住地后（入院、出院、死亡等），对原住室、衣物、用具、活动场所进行的一次彻底消毒，称为终末消毒。这种消毒对于结核、病毒性肝炎、炭疽、鼠疫及霍乱等传染病尤为重要。

对消毒的种类和定义不能机械地去理解。重要的是把各种消毒措施灵活应用，并和其他卫生防疫措施紧密结合起来（如消毒与隔离的结合），才能对传染病的防治起有效作用。

此外，医疗机构的隔离消毒工作中，有几项基本措施必须妥善安排。

① 门诊及急诊室应建立预检制度，由专职护士在挂号前进行预检。对可疑的传染病患者，应立即送入有专职医生和护士的专科门诊或急诊隔离室进行诊治，并由家属或工作人员代为办理挂号及取药等手续，有条件的医院最好有单独的挂号、配方和化验等专用窗口。

② 传染病专科门诊、急诊室、隔离室最好与普通门诊、急诊室分开，并有单独的出入口。条件较差的单位，也要做到远离普通门诊、急诊室与病房，以免引起交叉感染。同时尽可能把成人和儿童分开。

③ 传染病室应选择有隔离条件的房屋，以距离水源、公路、菜场较远为宜，并应划分清洁区和污染区。有条件的医院应把病人入院的通道和工作人员出入的通道分开，半污染区应悬挂隔离衣，设置消毒水洗手盆。肠道传染病室应装置防蝇设备。门槛处设由消毒液浸湿的地垫，门把手应由消毒液浸湿的布包裹。

④ 传染病人入院后，应尽量按不同病种，分开病室收治。每个房间不能收留两个不同病种的传染病人。如确有困难者，对一般肠道传染病患者可执行床边隔离，在两床之间加用

屏风后收留，以防止交叉感染。

⑤ 传染病室的专职工作人员，应严格遵守隔离消毒制度。上班时，必须穿工作服；进入病室前，再穿戴隔离衣帽、口罩，有条件的要换胶底的隔离鞋。出病室后先消毒双手，脱去隔离衣、隔离鞋及隔离帽等，再消毒双手。严禁穿着工作服或隔离衣走出隔离病区或进入食堂、厨房、宿舍等处。

⑥ 传染病室的设备力求简单，以便于消毒，一切用具必须固定使用。室内应每日用消毒液喷雾或抹擦消毒 1~2 次。病人应用固定的便器、痰盂。肠道传染病室应有专用厕所，排泄物要随时消毒。病人用的食具、用具等最好能单独配备一套，无条件者必须先经消毒后方可送到有关部门。病人出院后，病室、病床与使用过的一切物品均应进行终末消毒。

⑦ 传染病人入院时，应先经卫生处理，如确有困难者，亦应擦澡、更衣。换下的衣服和病人的用具必须经消毒处理后，再发还家属带回，并对病人及家属进行隔离消毒常识的宣传教育。病人病愈出院时，应换清洁衣服。其他用具、杂物等必须经消毒后，方可带回。

⑧ 传染病人住院后，应尽量说服家属不要陪伴探望，如确需家属照顾者，应遵守有关隔离消毒制度。对需要了解病情的家属，可由医护人员介绍。如家属坚持要求探视，可根据不同病种，穿戴隔离衣帽，劝导不要接触病人和病人的用具。离开时应进行洗手等卫生处理。

⑨ 洗衣室与中心供应室，必须将清洁无菌物品与污染物品绝对分开。接送的盛器亦应分开，以防重复污染。对消毒器每次使用时，均应进行消毒效果检查，每月进行细菌培养测定 1~2 次。

⑩ 化验室内应保持绝对无蝇与其他昆虫。化验使用的器材应严格消毒。对残余检验标本，应投入焚烧炉销毁，或经煮沸，或以 20％漂白粉液浸泡 2h 后，再倒入化粪池内。对在化验工作中不慎打破的染菌器材、被污染的工作室地面或其他物件，应立即用消毒药液洗刷消毒。化验人员工作时必须穿好工作服。接种时，应穿隔离衣，戴口罩。工作完毕，工作台及双手都要消毒。禁止在化验室里饮食和吸烟。

⑪ 传染病人死亡后，尸体要擦洗消毒，劝导家属火葬。参加尸体处理的全部人员于工作完毕后，都应进行消毒处理。

⑫ 各医疗机构应根据具体情况，分别不同消毒对象，选择可能采用的消毒方法和药剂，做到消毒制剂、浓度和时间准确，以保证每次消毒都能收到良好效果。对各种传染病的不同消毒对象应采取何种消毒方法，可参阅有关的具体规定。

（3）杀虫。杀虫是切断虫媒传染病传播途径不可缺少的组成部分。杀虫的方法很多，可分物理法、生物法和化学法等。工作中主要是发动群众采用物理法，并根据时机和条件再结合生物法及化学法。这些方法主要用于消灭蚊、蝇、虱、蚤等病媒昆虫。

3. 对易感人群的措施

对易感人群的措施可从两方面进行：一方面，改善人们的生活条件，加强体育锻炼，提高非特异性抵抗力；另一方面，进行生物制品的预防接种或化学药物的预防，以提高机体的特异性抵抗力。这里着重介绍预防接种。

（1）预防接种的作用。预防接种是利用生物制品将抗原或抗体注入人体，使人体获得对某些传染病的特异性抵抗力。这种方法又叫人工免疫，主要针对传染病流行过程的第三环节，是预防和控制传染病的重要措施之一。

（2）预防接种的种类

① 自动免疫。将抗原性物质（包括病原体及其代谢产物）注射到人体内，使人体于接

种后 1～2 周自动地产生免疫力。自动免疫的制剂可分三类。

　　a. 活疫苗（或活菌苗）。由减弱了毒力的活的病原体制成。这些减弱了毒力的病毒或细菌进入人体后能继续生长繁殖，刺激人体产生相应的免疫力。这种疫苗（或菌苗）的优点是：接种量小，接种次数少（一般每年只需一次），免疫时间维持较长，例如牛痘苗（活疫苗）、卡介苗（活菌苗）等。

　　b. 死疫苗（或死菌苗）。亦称灭活疫（菌）苗，是将所选抗原性强的病原体经加热或化学药物灭活后制成，如斑疹伤寒疫苗（死疫苗）、伤寒菌苗（死菌苗）等。这种制品第一年要接种 2～3 次，以后每年还要加强接种一次，因此不如活疫（菌）苗理想。

　　c. 类毒素。将细菌所产生的外毒素，经福尔马林处理后变成无毒而保有抗原性的制剂，称为类毒素。如在类毒素中再加入磷酸铝或氢氧化铝吸附剂，则成为吸附精制品，如吸附精制白喉类毒素、破伤风类毒素等。此类吸附精制品纯度高，在体内吸收慢，刺激时间长，因此注射次数少，剂量少，免疫效果好。

　　② 被动免疫。是把已经有免疫力的人或动物的血清注射给易感者。它的优点是能立即起作用，但其免疫作用一般只能维持一个月左右，且其造价较高，生产量有限，又有过敏反应问题，因而只能在特定情况下使用，难以普遍推广。

　　（3）预防接种的途径。各种生物制品的接种途径是不一样的。同一种制品也可因接种途径不同而影响到反应与效果。如皮上划痕的卡介苗用于皮内注射就会引起严重反应；反之，皮内注射的卡介苗如用来作皮上划痕接种时，免疫效果就差多了。目前常用的接种途径有如下几种。

　　① 皮上划痕法。活疫（菌）苗大多采用此法。

　　② 皮内注射法。一般用作各种试验，如结核菌素试验、锡克氏试验、药物过敏试验等。但卡介苗的皮内接种必须在上臂三角肌中部之皮内，与上述各试验部位不同。

　　③ 皮下注射法。是预防接种最常用的方法，如类毒素、大多数疫（菌）苗等皆用此法。

　　④ 肌肉注射法。抗毒素、球蛋白等被动免疫制剂多用此法。

　　⑤ 口服法。该法简便易行，便于推广，如小儿麻痹糖丸活疫苗。

　　⑥ 喷雾法。目前有少数制品已采用此法，如流感活疫苗。

　　（4）预防接种的时间、剂量、次数和间隔

　　① 时间。接种时间可根据该制品在人体内产生和保持免疫力的时间与发病的季节特点来决定，一般应于发病季节升高前 1～2 个月完成，这就可使人群免疫的最高水平与季节高峰相一致。

　　② 剂量。免疫力的形成必须有足够的抗原刺激。因为在一定限度内，免疫力的产生和接种剂量成正比，但若一次接种过大的剂量也会影响效果，而且可加重反应，因此每种生物制品都有其规定接种之剂量，必须按量使用。

　　③ 次数。大多数的生物制品如死菌苗、死疫苗及类毒素等，在一次注射后效果并不好，只有在进行第二次或第三次注射后才能有足够的免疫力，如乙脑疫苗必须注射两次，百日咳、白喉、破伤风混合制剂必须注射三次等。

　　④ 间隔。接种的间隔随制品而异，菌苗、疫苗的接种间隔一般是 7～10 天，而吸附制品由于吸收慢，抗体产生也慢，因此每针间隔一般为一个月。全程免疫后，经过一定时间，体内的免疫力便逐渐消失。因此，应根据接种免疫的有效期限再进行加强注射，以巩固免疫力。加强注射可在原有基础免疫的状况下进行，只要再给予一次注射，就能产生较高的免疫力，如百日咳、白喉、破伤风混合制剂在全程注射三次后，第二年再加强注射一次，就可以

刺激机体产生足够的抗体。

（5）预防接种的反应和处理。对绝大多数人来说，预防接种是不会引起很多或很重反应的，但个别人于接种后，会出现程度不同的反应，一般有以下数种。

① 一般反应。是指由于制品本身的特性而引起的反应。其性质与程度随制品之不同而异。有的是属于正常的免疫反应，有的则是副作用。一般反应分局部反应与全身反应两类。

a. 局部反应。接种24h左右局部发生红、肿、热、疼等现象［接种活疫（菌）苗时，局部及全身反应出现较晚］。直径在2.5cm以下的称弱反应，2.6～5.0cm的称中等反应，5.0cm以上的称强反应。强反应时常可引起局部淋巴结肿大。

b. 全身反应。有发热、头痛、恶心等症状，体温在37.5℃以下的称弱反应，37.6～38.5℃的称中等反应，38.5℃以上的称强反应。

一般局部反应与全身反应都是轻微的，不需做什么处理（稍经休息即可恢复正常）。对局部反应严重的可做热敷，对全身反应严重的可对症处理，如给一些解热镇痛的药物等。

② 异常反应。异常反应较少见，也是可以防止的，主要有以下几种。

a. 晕厥。个别人在注射中或注射后的数分钟内突然发生晕厥，轻者有心慌、虚弱感、胃部不适或轻度恶心、手脚发麻等，重者出现面色苍白、出冷汗、手脚冰凉、心跳加快、恶心呕吐等症状。由于晕厥多发生在空腹、疲劳、精神紧张的情况下，所以要做好宣教以消除恐惧心理，并避免在空腹、饥饿及疲劳情况下进行接种。对有晕针史或癫痫的病人，注射时可选用细针头，以减少疼痛刺激。一旦发生晕厥，立即让病人平卧，头低位、松开裤带，保持安静，并给糖水或温开水喝。经数分钟仍不恢复者，可静脉推注高渗葡萄糖，皮下注射1∶1000肾上腺素0.5～1.0ml，幼儿酌情减量。

b. 过敏性休克。多在注射动物血清制品时发生，在注射后几分钟内或注射过程中就可出现不安、面孔潮红、腹痛、呕吐、呼吸困难、心跳减弱等。严重者可出现口唇青紫、血压下降、体温降低、四肢冷厥、抽风、大小便失禁等，如不及时抢救，可能有生命危险。为了预防此种情况的发生，应注意下述几件事情：用血清制品时，必须先做过敏试验，阴性者方可使用，阳性者必须用脱敏法进行注射；反复注射血清制品的间隔超过5天者，应重新做过敏试验；有哮喘、荨麻疹、花粉症等过敏史者，注射时要格外小心。

c. 血清病。一次注射较大量的血清（如破伤风抗毒素）后引起特异性抗体产生，当抗体达到一定滴度时（约在注射后8～12天）即与仍旧存在于血循环中的抗原（注射的制品）结合，从而引起一系列反应。第二次注射同一种血清制品时更容易发生血清病，而且潜伏期大大缩短。血清病的临床类型有两种。一种主要表现为发热、荨麻疹、哮喘、眼睑水肿等。据研究，这类血清病是由于抗原与固定于细胞上的抗体结合，引起组织胺等反应物质的释放造成损害。另一种主要表现为白细胞减少、关节疼痛、淋巴结肿大，有的发生血尿。据研究，这类血清病系抗体与抗原在血循环中结合，形成抗原抗体复合物，这种复合物因抗原过剩不能形成沉淀，但能引起血管内皮细胞的损坏，从而产生上述症状。一般的血清病多数可以自愈，发生后可皮下注射1∶1000肾上腺素0.5～1.0ml，同时口服苯海拉明50mg，每天3次；盐酸异丙嗪（非那根）25mg，每天3次，必要时可用10％葡萄糖酸钙静脉注射10ml，严重者可以加用可的松或促肾上腺皮质激素静脉滴入。

（6）预防接种禁忌证的掌握问题。预防接种的反应，尤其是合并症，大部分是由于接种对象的反应性不正常或处于某种生理病理状态而引起的。对处于这种状态的人，原则上不给予接种，避免合并症的发生，这是规定禁忌证的目的。禁忌证可分为两类。

① 一般禁忌征。适用于各种接种，如急性传染病、活动性肺结核、活动性风湿病、变态反应（支气管哮喘、荨麻疹等）、较重的心脏病、高血压、溃疡病、肝病、肾炎、发热、五个月以上的孕妇、六个月以内的乳母、经期妇女等。

② 特殊禁忌征。专门适用于某种预防接种，如湿疹及化脓性皮肤病的患儿种痘后容易引起湿疹痘及全身痘；有过敏史的人使用动物血清制品，容易发生过敏性休克及血清病；有癫痫、抽风史者接种百日咳菌苗容易引起抽风；有高血压、代偿不全性心脏病者接种霍乱菌苗容易发生休克、脑出血、心力衰竭等。一般说来，违反特殊禁忌征所致的风险比违反一般禁忌征更大。

在实际工作中，如何合理掌握禁忌征有一定的难度。如要控制传染病的流行，特别在出现突发事件时，更需要达到较高的接种率，但如严格掌握禁忌征，接种率就要受到影响；而有些有禁忌征的人有时也正是受传染威胁较大、最需要接种的人；有些禁忌征在一般体检中又无法查出。因此，如何正确掌握禁忌征有时需要抉择。

预防接种的合并症除因制品质量和使用方法错误外，大多数和禁忌征有关。合并症一旦发生，除直接危害接种人的健康外，还会影响预防接种的推行。因此，原则上应该严肃对待，一般不应违反。当然，在具体实践中也可以根据具体情况，权衡利弊，灵活掌握。

总的来说，在一般情况下，预防注射时要严格掌握禁忌证。但在特殊情况下当受到相应传染病的威胁时，则一般禁忌征可以放宽，而特殊禁忌征却绝对不能违反。在特殊情况下如需放宽禁忌征，为了保证安全必须采取相应措施。如给年老体弱的人、孕妇、哺乳期的妇女、有各种器质性疾病的人接种时，可以采用小剂量分次注射的办法；给有过敏体质或变态反应病史的人接种时，可以先做过敏试验或采用脱敏注射；在接种活疫苗之前先用死疫苗做基础免疫以及合并使用免疫丙种球蛋白等。注射后还应进行密切观察。当然，由于不少传染病至今还没有研制出有效的生物制品，或者虽有可用的生物制品但又很不理想，因此可考虑采取另外的预防方法，即对易感人群或密切接触者进行药物预防。例如，用磺胺类药物预防流脑、用四环素或强力霉素预防霍乱、用乙胺嘧啶或氯喹啉预防疟疾等。但使用化学药物进行传染病预防时必须严格掌握适用范围，否则，不仅增加防病费用，而且会造成耐药菌株的产生，对进一步预防和治疗极为不利。多年来国内各地根据本地区具体情况，就地取材，选用当地的中草药进行传染病预防，但对其真正效果还缺乏科学分析和总结，有待进一步挖掘和提高。

第四节　非正常（或非自然）情况下可能出现的传染病突发事件及应对措施

2001 年秋，美国在"9·11"恐怖袭击事件发生后不到一个月，又于 10 月 5 日开始陆续发生了一系列所谓"炭疽白色粉末恐怖事件"，并将其命名为"生物恐怖"（Biological Terrorism 或 Bioterrorism），引起人们对所谓"生物战"（Biological Warfare）的回忆与反思。20 世纪 80 年代以来，与生物武器相关的生物工程技术取得了重大进展，这些技术也使生物武器的发展进入生物工程阶段。对现有生物战剂进行有目的、有计划地修饰或改造，以制造出自然界尚没有的新生物战剂并将其武器化，尤其是针对某特定民族或种族群体而研制的所谓"种族基因武器"，其潜在威胁更大，必须认真对待。

一、生物战剂的类别与选择条件

1. 生物战剂的类别

生物战剂多种多样，但概括起来不外下述三大类。

（1）致病性微生物。包括细菌、病毒、立克次体、螺旋体和真菌等。在这些微生物中，按其作用对象之不同，又可分为仅对人致病、仅对牲畜致病和对人、畜均能致病的三类。

（2）微生物所产生的毒素。是细菌生长繁殖过程中的代谢产物，为无生命的有机物质，可经呼吸道、消化道及创口侵入机体，迅速引起中毒，最快时潜伏期仅 1～2h，其中以肉毒毒素最强，是最受重视和研制的一种。但毒素中毒仅有一次作用，没有再传染的危险。

（3）携带致病性微生物的毒害昆虫。如蚊、蝇、蚤、虱、蜱及蜘蛛等，它们有的能自动寻找宿主（人、畜），主动将病原微生物送入宿主机体；有的能污染人、畜使用的物品或食物而传播疾病。这些病媒昆虫中，有的仅为体表机械性携带；有的可使病原体在其体内生长繁殖；有的还可将病原微生物传给它的后代（如蜱）而成为该病原体的保存宿主。

2. 生物战剂的选择条件

为了使所研制的生物武器能满足使用者的要求，一般选择符合下列条件的病原微生物为生物战剂：①毒性大、传染力强、感染后发病快、症状严重、病死率高，且不易诊断和治疗；②最好能使人、畜均感染发病；③有多种传播途径，传播速度快；④耐热、耐日光、耐干燥、施放后能在外环境中存活较久，且能维持较高的致病力；⑤便于大量生产、运输和长期保存；⑥在施放地区内，有能长期保存这些生物战剂的昆虫或小动物；⑦使用者已有预防和治疗方法，而对方暂时没有。

根据上述条件综合考虑，在可能使用的生物战剂中，鼠疫菌、天花病毒、霍乱菌、炭疽菌、肉毒毒素等为优先考虑者；其次，也会考虑土拉菌病、口蹄疫、马鼻疽、类鼻疽、布鲁菌病、黄热病、多种马脑炎、多种出血热、鹦鹉热、Q 热、禽流感、蜱媒脑炎、汉坦病毒肺综合征、球孢子菌病、O157：H7 出血性肠炎等病原微生物被使用的可能性。这是因为在这些病原体中，大多数可以气溶胶的形式使用，其中有的可人畜共患，有的有多种传播途径，有的尚缺乏理想的治疗药物，有的还没有特异性免疫制品进行预防。

二、生物战剂使用中呈现的主要特点

生物战剂使用中所呈现的主要特点可概括如下。

（1）能以多种性状（如致病性气溶胶、媒介昆虫及容器、投掷物、毒液等）和多种途径（如空气、水、食物、媒介昆虫、伤口等）使人畜受染。

（2）通过多种方式投掷后（直接由飞机喷洒、微生物液滴落到地面后蒸发、邮件传送、经风将病后腐烂的动物或昆虫尸体组织吹入空气中等），绝大部分都可形成微生物气雾，这种气雾有很强的渗透力，可以透入各种非密闭的工事、建筑物、掩体等处感染人畜及污染环境和各种物品。

（3）只伤害人、畜，对建筑物、厂矿、交通及各种设施不具有破坏作用。

（4）没有立即杀伤作用，凡受伤害的人员和牲畜，自其受到感染至发病，必须经过一段时间，因而在此期间容易被忽视，致使造成更大的损害。

（5）不具有常规武器的声响，无色、无味，在被突然使用时，不易为人们所察觉。而且因生物战剂种类繁多，需要经过一系列检测方可做出正确判断，因而在时间上往往有所延误。

（6）其效果易受自然因素及社会因素之影响。前者如气温、湿度、风速、阳光等，后者如防护措施、预防接种、消毒措施等。有的致病性微生物或毒素还能较长期地存在于外环境

或保存于昆虫、蜱、螨及啮齿动物体内，产生较持久的危害作用，甚至使当地形成疫源地，但这种情况实际上少见。

（7）有逆伤作用，如使用不当或选择的时机不妥，也有可能使使用者自身受到危害。

（8）在使用场所常会出现许多正常情况下难以解释的反常现象。如生物种别的反常、出现时间的反常、出现地区的反常、出现场所与栖居情况的反常、高度集中的反常以及疾病季节分布的反常等。

（9）在使用时间上经常选择拂晓、黄昏、夜间、阴天、多雾、风速较小和有计划地撤退时，在使用地点上多选择山沟、盆地、丛林、大建筑群间等避风的地方，以减少自然因素对其效果的负面影响。

（10）在使用谋略上常玩弄真真假假、虚虚实实之手法，以达到麻痹对方，使其丧失警惕性之目的。

三、针对生物战突发事件的应对措施

针对生物战突发事件的应对措施可分平时预防性措施和遭受袭击时的应急措施两大方面。两者相辅相成，不可偏废。

1. 平时预防性措施

（1）有计划地培训专业队伍，提高其反生物战的思想认识和科技水平。特别在疫情报告、各类热性病的诊断处理、标本采集和送检、检验检疫、统一的警报及信号制度、防区内卫生公约及分片负责、登记统计制度等方面。

（2）有计划、有步骤地搜集和掌握本地区水文、地理、病媒昆虫、啮齿类动物及各种传染病发病材料。

（3）对居民进行有关反生物战的宣传教育，使他们了解生物武器的特点、使用方法及如何自我防护。经常开展以除害灭病为中心内容的群众性爱国卫生运动，消除地区内蚊蝇孳生场所。

（4）定期开展针对性的预防接种，提高人群免疫水平。

（5）加强对港口、蓄水池、水系上游发源地、食品仓库、牧场及公共交通工具与场所、邮电通信系统等重要场所的卫生防护及防破坏工作。

（6）加强卫生、流行病学侦察，及时掌握敌对势力准备生物战及任何生物恐怖活动的情况，以便采取适当的应对措施。

（7）储备足够量的卫生防护物资及药品，做到有备无患。

2. 遭受袭击时的应急措施

（1）确定污染区范围。生物武器袭击造成的污染范围与当时的气象条件、地理地形、媒介物种类和使用方法等有密切关系，例如：气溶胶的污染范围，是根据气溶胶团扩散纵深来确定的；飞机直接喷洒或投掷发生气溶胶装置时，则以施放地点为中心，以不同距离测定空气中有无病原体的方法来确定污染范围。各种媒介物污染范围是以细菌弹爆炸后波及的范围和各种媒介物分布的面积来确定的。如因发现不及时，致使昆虫有飞散可能时，就应根据昆虫可能活动的距离来确定。所有受染人员在未进行卫生整顿前，都应该被认为对周围具有传染的危险而包括于传染区内。

（2）标本的采集和送检。正确地采集和送检各种标本，对保证迅速查明敌人所使用生物武器的种类和性质具有重要的实际意义。因此，在发现敌投物时，在封锁现场的同时应立即采集标本送检，以便根据结果采取相应的防护措施。至于采样的对象，应根据侦察的线索、流行病学指征及采用目的而定，一般包括空气、水、土壤、昆虫、小动物的物体表面洗液或其他各类可疑的物品如弹片、邮件、羽毛和食物等，在发现传染病人或病畜时，还需采集临床和尸体的标本。采集人员在出发前应检查好自身的防护准备工作、采样所需的各项器材并携带必要的消毒剂和杀虫剂。具体的操作方法和注意事项基本如下。

① 采集标本的原则和要求

a. 必须与侦察密切结合。根据侦察线索及流行病学指征，确定采样的事件、地点及对象。

b. 根据先动（气雾、昆虫、小动物）后静（物体表面、土壤、杂物）、先近（距袭击点）后远、先密集后稀疏的原则，结合具体的地形地貌特点，仔细选择采集可能带病原体最多的材料。

c. 必须迅速及时，所有采集工作都应在开展消毒、杀虫和灭鼠等措施前进行。临床标本则应在使用抗菌药物治疗前采取。

d. 采样器具于每次使用后，必须经消毒处理，方能再次使用。标本必须按其种类分别盛入不同的容器中，在不同时间或不同地点采集者不能混在一起。

e. 采样时必须严格遵守防护制度。

f. 采样中如发现敌投的容器、降落伞等，应一并收集。若遇可疑的未爆炸的炸弹或未打开的邮包、容器等，不可随意打开或移动，应派专人看守并立即上报请示如何处理。

g. 所有采得的敌投容器或标本，均必须贴上标签，填写采样记录表，并在已采集的地区树立标志。有条件时争取拍摄现场照片。

② 采集标本的方法

a. 毒虫标本的采集因昆虫种类而异。一般先准备好已洗净和消毒好的盛虫小瓶或其他容器。采集爬行昆虫用镊子夹入容器，飞翔昆虫用捕虫网捕捉，小昆虫用毛笔蘸水粘起，或用绒布旗在草地上挥动，使其吸附在绒布上，或用粘纸蚤粘杀或用动物诱杀等方法（以上方法适用于蚤、螨、蜱）。

采集毒虫时应注意以下事项：ⅰ. 观察现场情况，如地点、密度、分布特点等，最好摄影；ⅱ. 在敌投区内的任何可疑昆虫都必须采集，尤其要注意小型昆虫如蚤、螨、蜱等；ⅲ. 标本容器应消毒和密闭，标本力求完整，各种毒虫分装，并保证足够鉴定的数量；ⅳ. 写好检验单，送检时间越快越好。

b. 空气标本的采集一般可用以下几种方法。ⅰ. 自然沉降法。将细菌培养基（普通琼脂或含血琼脂平皿）放于气溶胶气团中心地段，暴露 10～30min，使细菌沉降其上。ⅱ. 气流冲击采样法。使空气通入裂隙式小孔，冲击于固体培养基或冲击于采样液中。ⅲ. 滤膜过滤法。使空气通过火棉胶滤膜或泡沫明胶粉类薄膜，然后将滤膜进行培养。ⅳ. 在野外条件下，可应用防化侦毒器或简易侦检器的唧筒与侦毒管，抽吸污染空气（抽气的次数应在 50～60 次以上），使细菌战剂的微粒吸在滤烟层上，然后将滤烟层进行培养。

采集空气标本时，应注意气象、地貌及气溶胶动力的特性，以判断、选择采样地点与方向。一般应在气溶胶团经过之地带内，在气溶胶装置爆炸或喷洒地点周围 150～200m 以内及空气不流通地段采样。

c. 土壤标本的采集以昆虫密集处、细菌弹坑及落有生物战剂（液体、粉状物）的地点为采集对象，用消毒小瓶装进表层（3～4cm）土壤 100g 即可。

d. 其他标本如水、食物、邮件等物体表面的采集，可按一般卫生学方法。

e. 患者临床标本或尸体标本的采集，可按临床常规及尸检常规办理。

对于所采的任何标本，应争取在采集后 2～3h 内送达化验室检验。如因故不能在上述时间内送达时，可采取如下几种方法： i. 立即冷藏（但以不超过24h为宜）； ii. 接种后送检，特别对水、空气及物体表面标本可经初步处理后，接种于固体培养基保温送检，拟做肉毒毒素检查时，则需将经初步处理的原始标本一并递送； iii. 昆虫及小动物标本应尽量选送活的并在运送途中避免死亡； iv. 有些标本可加保存液送检（如霍乱病人的吐泻物可置于文腊二氏保存液中）； v. 对拟做病毒或立克次体分离培养的各种标本，应放入盛有冰块的广口保温瓶中送检，在运送时应注意防止冰水渗入容器中。为了确保标本送检过程中的绝对安全和严防污染，盛装标本的容器必须严密包装，同时有专人送检，送检时还必须附有采样送检记录。临床及病理组织标本需有简要的临床病例或病理解剖记录，并注明检验目的、送检单位、送检者和验收单位，验收者需在送检单上签名。收到标本的检验单位应于收到标本的10～48h内，向上级部门报告初步的检验结果。

（3）对污染区实施检疫措施。当敌机投洒的生物战剂已被送检而结果尚未报出时，也不应等待检验结果，而应在污染区范围内进行检疫措施，主要内容如下。

① 限制人员和物资的出入。原则上非经特殊许可除因公需要的医药卫生人员及有关人员外，任何人员及物资不得自由出入污染区。所有传染病人，原则上就地治疗，如因病人数量太多，当地无力完成收治任务时，可请求上级增派野战流动医院就近解决，如因特殊原因必须后送时，则需采取严格的卫生防疫措施，应用专门的运输工具，并于使用后严格消毒。

② 对可疑受染人员进行医学观察及留验。对曾与患者接触、与毒虫毒物接触、食过受染的水与食物或曾吸入致病性气溶胶的人员，应分情况进行医学观察或留验。医学观察的内容包括：每日察看和询问，有发病可疑时进行健康检查，试体温，并根据需要进行实验室检查。医学观察期间受染人员在污染区内可以参加日常活动。对受染嫌疑较重，或与传染病人接触密切的人员应施行留验。所谓留验是指对受染较重或与烈性传染病人有密切接触而有感染可疑的人员进行的检疫措施。医学观察与留验的期限，应根据当时的军事情况和相应传染病的最长潜伏期而定，但在未查明生物战剂的种类前，一般可暂定为两周。期限的计算，应从污染区内卫生整顿和消毒措施完成时开始。

③ 加强污染区内的个人卫生、饮水和给水卫生、饮食卫生及环境卫生措施。首先，在个人卫生措施方面，应做到：a. 在未进行个人局部卫生整顿前，不得吸烟和饮食；b. 坚持饭前洗手制度；c. 个人使用的食具应每餐消毒；d. 不喝生水，不吃生冷和可疑被污染的食物；e. 不接触未经消毒的敌投物及其他可疑被污染的物品；f. 防止昆虫叮咬；g. 除非战斗需要，不得在地上坐卧。

其次，在饮水、给水和饮食卫生方面，应做到以下几点：a. 对污染区食品和水源进行检查，以确定是否能食用，可疑被污染时，应在旁树立标志，直至彻底消毒后方可食用；b. 厨房及炊具均需进行彻底消毒；c. 受染人员个人携带的口粮（部队）一律收回，经加热处理后方能食用，不能食用的应予焚烧或掩埋。

在环境卫生方面，应做到以下几点：a. 在进行消毒措施后，保持污染区房舍、帐篷及掩蔽部清洁和通风；b. 彻底进行粪便、垃圾无害化处理；c. 消灭蚊蝇及孳生地，开展防鼠灭鼠及消灭体外寄生虫工作。

④ 对患者进行紧急处理，如有发病征象，应立即就地隔离治疗，原则上不得后转。

⑤ 对污染区内因传染病死亡之尸体，不得运出污染区以外，而应就地选择远离水源及居民点的地区（至少30m以外）消毒深埋2m以下或进行火葬。

⑥ 对疫区加强医学观察，在确知敌人所使用的生物战剂种类后，应考虑施行相应疫苗

的接种及再接种。

⑦ 建立并健全群众性疫情报告系统，使其有病人发生时可以做到"五早"，即早发现、早诊断、早报告、早隔离和早治疗。

（4）迅速消除敌投物并做好污染区的消毒杀虫和灭鼠工作。当发现敌人使用生物武器时，应立即派出专业防疫力量及群众扑灭队伍至现场进行围歼性的消毒、杀虫和灭鼠工作。应根据现场情况，在统一指挥下，依次进行。一般的做法是先村内后村外，先毒虫密集处后稀少处，先重要地点后次要地点。具体有以下几点。

① 对地面、建筑物、各类器具及人体的消毒工作。首先应对细菌弹坑、毒虫密集地段及重要地点进行消毒，方法为铲除上层 3～4cm 或喷洒化学消毒剂，如漂白粉、来苏尔、甲醛溶液等，地面消毒可喷洒 10％～20％乳液，每平方米 1～2L，或撒布干漂白粉，每平方米 0.5kg，再喷水 1L，物体表面可用 1％～2％漂白粉澄清液喷洒、擦洗或使用甲醛氯胺混合液消毒。

对人则可用 3％～5％来苏尔或 1％漂白粉澄清液等先擦抹皮肤受染部分，然后进行全身卫生处理（洗澡、用肥皂热水擦洗全身）和衣物消毒。

当敌人喷洒致病性气溶胶时，应戴好防毒面具或口罩，穿好防毒服装并对被污染的坑道工事、战壕、地下室、不通风的谷地、庭院等实施空气及表面消毒。采取溶液喷洒、药物熏蒸或烟剂烟熏等方法。

② 扑灭敌投的毒虫或毒物。一般采取扑、打、烧、熏、粘、埋及化学药物处理的方法，在野外大面积杀虫时，可使用杀虫烟雾剂，有条件时可利用各种压缩喷雾器、喷粉器、农用杀虫药械或飞机大规模喷洒杀虫剂等进行杀虫。

③ 对敌人投下的啮齿动物，应在其未跑散前，立即用各种扑打工具迅速将其消灭。如已跑散，则应在附近地区立即开展一次广泛的捕鼠、灭鼠运动，可使用各种捕鼠器械、毒鼠剂及挖掘鼠洞的方法来完成任务。此外，在灭鼠的同时还应注意杀灭鼠的体外寄生虫（蚤、蜱等）。

（5）做好对粮食、水源、食物、牲畜及其他物资的防护工作。各种物品可用各种防护掩盖物（如油布、席子、稻草等）遮盖，尤应注意对水源、食物和饲料的保护。

（6）做好个人及集体的防护工作。各种个人防护器材均可用来防护生物战剂，当敌人使用致病性微生物气溶胶时，立即戴上防毒面具或纱布口罩（至少 6 层以上），在情况紧急时，可用多层毛巾、手帕、布片等物掩盖口鼻。条件许可时，可以进入有滤毒装置的掩蔽部或坑道或门窗紧闭的房间或有滤毒设备的地下室。

当敌人投下毒虫时，应使用个人皮肤防护器材，或紧扎袖口、领口及裤管，穿布袜子并将袜子套在裤管外面，皮肤的外露部分应涂上驱虫剂（如邻苯二甲酸二甲酯或邻苯二甲酸二丁酯等）。

当部队进入或通过污染区时除使用上述方法防护外，在通过以后还应进行下列处理。①人体的清洗。实战条件下，应用防化个人消毒包或碘酒擦拭，可杀灭沾染的各种生物战剂；对非芽孢菌也可用 3％～5％来苏尔、0.05％洗必泰、度米芬或 0.1％新洁尔灭、0.1％高锰酸钾等药液擦拭，也可用食醋擦拭。对肉毒毒素可用火碱、来苏尔、高锰酸钾处理。无条件时，至少应用干毛巾擦拭污染部位，消除率可达 60％～80％。②车辆与武器的消毒。③地面消毒，如重要交通要道、桥梁、战壕、教练场地以及营区环境等。④食物消毒。

总之，局部的卫生处理和消毒一般说来只是一种临时性措施，很难将身体或装备表面所污染的生物战剂完全清除，因此凡是只经过局部处理的人员、马匹及服装装备等，只要战斗情况允许时，应立即再施行全面的消毒及其他卫生处理。

四、对于敌人使用生物武器的侦察和流行病学调查

1. 生物武器的侦察

在平时及临战准备阶段要积极搜集敌人对生物武器的生产、装备和我方战略地区内的卫生流行病学情况、人畜传染病情况等。

战时应执行下列任务：①及时准确地发现敌人使用生物武器的企图，设法获得有关情报，并通报有关部门；②及时发觉敌人实施生物武器攻击的征象，发出信号（警报）报知有关方面；③敌人使用生物武器以后，迅速查明可能的污染范围、程度和性质；④查明我方当前行动地区的卫生流行病学情况（特别是曾遭受生物武器袭击过的地区）；⑤采取现场标本送检。

侦察人员进行工作时应配备适当的交通工具，携带个人防护器材、采样器材、记录本、地图，照相机和通信工具等器材。

侦察工作要迅速、准确，而且应反复进行，前后所获材料之间要有连续性和继承性。

2. 流行病学调查

由于生物武器的袭击往往不易及时发觉，只是由于传染病的暴发才引起最初的可疑迹象，所以疫情发生后，必须通过细致的流行病学调查，以判断这些传染病是否是由于敌人进行生物战所引起，并根据判断结果采取相应的措施。流行病学调查的内容主要有以下几方面。

（1）疫情动向。包括疫区（或污染区）部队和居民的发病人数、发病日期、病例的地区分布、年龄分布、性别分布、职业分布、初发复发情况及流行趋势。

（2）个案调查。由于病人往往可提供本人发病是否与生物武器有关的资料，因此必须仔细询问每个传染病病人、密切接触者及其家属或邻居，了解该患者病前是否与生物战剂有所接触及当时个人的防护情况，必要时还可采集病人的血液、分泌物及排泄物送检，对每一个被调查的患者应按规定的调查表格进行填写。

（3）卫生情况调查。调查疫区内与本病有关的传播因素、媒介昆虫和动物、水源、食物、环境卫生和居民的风俗习惯等。

（4）有关本地区历年来主要传染病资料的收集。欲判断敌人是否在本地进行了生物战，首先应弄清当地历年来主要传染病（特别是烈性传染病）的流行情况。结合对敌人活动的侦察，根据敌情资料和战略战术，判断敌人是否使用了生物武器。

（5）反常现象的调查。如生物种别的反常、时间的反常、地区的反常（如主要集中在前线据点、前后方运输线两侧、后方战略要地等重要军事目标一带）、出现场所与栖居情况的反常（例如在跑马厅看台上出现了大批昆虫，屋顶上出现了小田鼠，太平水缸里出现了大批跳蚤等）、高度集中的反常（如小范围内的段落性密集）、疾病季节分布的反常（如朝鲜北部在春天发生霍乱、鼠疫的流行季节比历史上提早了三个月）等。

（6）有关罪证的调查。例如敌人飞机的活动、投下的生物战剂容器、俘虏或特务的口供录音、目睹者人证及现场照片等。如有受害者，必须搜集患者临床检查及诊断的证明、尸检的证明等。

由于生物战是人为的，所以它必然表现有违反自然规律的特点。同时，不管敌人如何狡猾，生物战总是与敌人的战略活动密切相关的。

通常，敌人使用生物武器时有下列的可疑征象：①飞机投下不炸或炸声很小的容器或炸弹，看见机尾有烟雾或投下的物体向周围喷射烟尘；②飞机过后，地面发现树叶、羽毛、传

单和死动物等，飞机飞过或炮击以后，在附近地区或弹坑周围的土地和植物上发现密集的昆虫或液滴；③当地昆虫或其他物品反常地出现，例如在公路上发现密集的跳蚤及出现了当地没有的大量的昆虫或动物等；④从海潮或河流中漂来可疑的物品；⑤突然发生较多的症状相同的病人或病畜；⑥农作物区突然出现大批害虫或大片庄稼及果树突然染病。

这些征象大大有助于进行正确判断。但是由于生物战的特殊性质，要对其做出及时而准确的判断和证明是有困难的，例如完全的证据必须有：一架飞机被迫降落，其所装载的生物物体必须完好无损，航空员们随即承认他们的行为等。很明显，由于很多原因这种情况是难以发生的。因此，有必要想出一种方法将许多事情联系起来，使之首尾连贯，彼此能够印证，从而构成一个有证有据的案件。调查在朝鲜和中国的细菌战争事实的国际科学委员会曾提出一个模式，有助于在每一专案事实的研究中判断和证明敌人的生物战，这个模式为

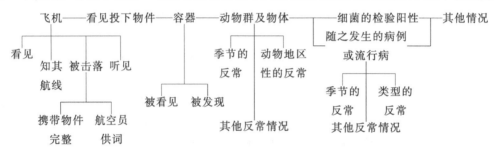

以上模式摘自《调查在朝鲜和中国的细菌战事实国际科学委员会报告书及附件（1952）》。

显然，像这样的一全套线索是很难碰到甚至永远也不会碰到的。但是只要有一些事实接近完整，便有助于做出决定。这样就能够将使用者的活动联系起来，并说明这些活动所产生的效果。实践证明，只有在调查中紧密依靠广大群众，才能够完满地进行这样的分析。

五、正确评估生物战

纵观人类生物战的百年史，从两次世界大战到朝鲜战争，均可看出这种行径对人类生命和健康、对社会安定及对和平与发展事业的严重威胁与危害，但也没有一次能使使用者达到以生物战取胜之目的。因此，对生物战必须全面正确地进行评估，既不可低估，也不可言过其实。这是因为有些在理论上认为可行的事，由于制约因素太多，实际上常常并不一定可获得预期的效果。20 世纪 70 年代世界卫生组织（WHO）一个专家委员会曾经估计：50kg 的炭疽菌经飞机在一个 500 万人口的大都市上空施放后，理论上人员伤害数将达该城市人口的 1/20，即 25 万，如不经治疗，将有 10 万人面临死亡。1993 年，美国国会办公室在一份技术评估报告中说：如将 100kg 的炭疽芽孢气溶胶在华盛顿的上风向施放，可带来 13 万～300 万人的死亡，其地区毁灭性相当或超过一颗氢弹的作用。无数事实说明，类似这样的推断即使在理论上完美无缺，实际上也绝无可能兑现。这是因为生物武器本身不仅存在难以克服的缺欠，而且遭受袭击的人群更不会坐以待毙。例如 1940 年 10 月 28 日，日寇在浙江省宁波市空投染有鼠疫菌的跳蚤 5kg，但只引起数十人发病；1950 年，侵朝美军在朝鲜大同和平壤水库中投放大量染有霍乱弧菌的蛤蜊，但只引起数人发病；同年在中国东北 21 个县市范围内曾投放染有炭疽菌及脑炎病毒的媒介昆虫共计 37 起，但也仅发生 5 起炭疽和 1 起脑炎；1995 年 3 月，日本奥姆真理教在东京地铁施放沙林毒气后，警方发现他们此前还曾以炭疽菌和肉毒毒素进行过 3 次未成功的恐怖活动记录，还发现他们在东京至少有 8 处散布过炭疽菌和肉毒毒素气溶胶，但并未引起任何人发病，而且也查不清未成功的原因。再如 2001 年

"9·11"事件后美国遭受的"炭疽恐怖"，尽管当时全美上下风声鹤唳，草木皆兵，但也仅发现 45 例感染者，其中 17 人发病，5 人死亡。当然，从另一角度看，由于生物武器造价低廉，技术难度小，而且可在任何地方研制和生产，因而尽管实际致病、致死、致残的"威力"并不像有些媒体或图书中渲染的那么可怕，但它对群众的心理影响却远远超过一场相同传染病的自然流行，因而又绝不可掉以轻心，等闲视之。从我国的现实出发，要坚持预防为主、综合治理的基本原则，坚持政府领导、部门协作、群众参与和法律保障的工作方法，充分发挥现代科技优势和各方面专家的作用，是一定可以做好反生物战的各项工作的。在生物战与反生物战的激烈较量中，鉴于恐怖分子单独使用生物武器或与化学武器合并使用的可能性，在防范与遏制生物恐怖的同时，也绝不可忽视化学恐怖的危害。我们反对一切形式的恐怖主义，无论是生物恐怖、化学恐怖还是核恐怖，都是对科学技术和人类文明的亵渎，必须全面禁止。这将是一项长期而艰巨的任务，但正义必将战胜邪恶。

第五节　传染病突发事件防控的重要经验

一、紧急疫情的发现与处理

1. 什么是紧急疫情

紧急疫情，顾名思义是一种传染病（或其他医学异常事件如食物中毒）突然发生，来势凶猛，危害或潜在危害严重，必须立即采取紧急防治措施之情况。通常情况下，紧急疫情是指传染病的暴发流行。按照疫情暴发流行的范围或强度可以分为两类。一类为地区性暴发流行，此类疫情波及范围大，可能涉及一个乡、一个县、一个省，甚至一个国家。1988 年发生在上海地区的甲肝暴发流行，1994 年发生于印度苏特拉市的鼠疫风暴，1995 年在扎伊尔基奎特省的埃博拉出血热的暴发流行，以及 1996 年肆虐日本的大肠杆菌 O157：H7 感染就是众所周知的这类疫情的典型例子。另一类为点状暴发流行，即在一个幼儿园、一个学校、一个工厂、一个村庄出现的暴发疫情，发生疫情的单位或地区称之为暴发点。此类疫情虽波及范围较小，但却能经常大量地发生，是实际防疫工作中最常遇到的紧急疫情。另外，在一个地区突然出现已被消除或历史上未曾有过的疾病，特别是甲类传染病时，即使只有一例，也应视之为紧急疫情。再有，有些医学紧急事情并非是传染性疾病所致，如因饮用以甲醇制成的假酒而引起的甲醇中毒、误食亚硝酸盐而引起的食物中毒等事件，但也是防疫实践中经常遇到的危及人民群众健康与生命的紧急事件，也应将其作为紧急疫情对待。

2. 怎样才能及时发现紧急疫情

对于紧急疫情，必须做到及时发现、及时处理，才能使疫情的危害降到最低限度，而紧急疫情的及时发现又是及时处理的前提。那么如何才能及时发现紧急疫情呢？最行之有效的办法就是建立完善的疫情监视和检测系统，加强对紧急疫情的监视和监测。所谓监测，就是迅速收集疫情或其他异常情况发生的情报，并及时分析、评价之后立即转入具体行动这样一种系统，而其中收集、分析、评价情报的部分称之为监视。为此，首先应强化法定报告传染病监测系统，切实做好法定传染病的报告管理。其中最重要的是：①要求责任疫情报告人必须按照《传染病防治法》及《传染病防治法实施办法》所规定的报告时限，及时、准确地报告疫情；②对于传染病暴发流行疫情或其他医学紧急事件必须按规定立即报告；③各级卫生防疫机构应及时对报告上来的疫情进行整理分析，最好建立逐日疫情收集、登记和分析制度，以随时比较分析疫情动态，从中发现可能存在的紧急疫情信息。其次，为及时发现紧急疫情迹象，根据需要与可能，可进行不同形式的主动监测。如平时可选一些医院作为监测点，每日收集其各类传染病的初诊病例数进行整理分析；在传染病流行季节，可要求各类医院每日电话报告传染病初诊例数，或建立哨兵疫情监测系统，让哨兵医生每日报告疫情情况。最后，卫生防疫机构对报告上来的疫情通过整理分析之后，发现有紧急疫情可能时，应立即与疫情发生单位和地区联系，了解是否发生了紧急疫情。

3. 紧急疫情处理的基本内容和要求

紧急疫情处理的基本内容如同一般疫情一样为进行流行病学调查与采取防疫措施。基本要求如下。

(1) 一旦发现紧急疫情，卫生行政及防疫机构应立即组织力量，尽快赶到现场进行调查，同时采取应急措施，迅速控制疫情。

(2) 通过流行病学调查，应主要查明疫情的性质、疫情发生的过程、疫源地范围、疫情发生的原因和条件，并对流行趋势做出判断。

(3) 对查明的疫情，根据流行环节的特点采取针对性措施；对一时未能查明的疫情应采取综合性防疫措施；采取措施后经一个潜伏期对措施效果进行评价，以决定是否修正和补充措施，直至疫情被控制。

(4) 疫情控制后，应对疫情经过、疫情特点、发生原因、流行因素及防疫措施效果进行分析总结，写出书面报告上报并存档。

4. 如何进行紧急疫情的流行病学调查

对紧急疫情的调查宜分两步进行，即初步调查和深入调查。

(1) 初步调查。初步调查的目的在于初步判定疫情性质，分析提出疫情发生的可能原因，为深入调查及采取应急措施提供依据。

① 在向疫情发生单位和医疗卫生人员了解疫情发生情况之后，应查看部分病人，根据病史、临床、流行病学特征及实验室检查结果对病人诊断进行核实。必要时，可采取病人及可疑物品标本进行病原学或血清学检验。对一时不能确定诊断的病人，需规定具体而明确的病例诊断标准。

② 通过多种途径（如通过疫情发生单位、收治病人的医院或医护人员、病人及其家属等）对全部病例或部分病例进行一次快速调查，主要记录病例的年龄、性别、职业、发病时间、地点，可能的暴露史，同时查看疫情发生的环境，并统计出与病例有相似可疑暴露史的人口数。

③ 将上述调查所获得的资料做初步整理分析，依据病例的（时、地、人）分布特点、感染或致病的环境情况及可疑暴露史等，提出紧急疫情发生原因的初步假设。

(2) 深入调查

深入调查的目的在于详细查明紧急疫情的发生过程、疫情的分布特征、疫情发生的原因、疫情处理措施及其效果等，为此应做到以下几点。

① 病例调查。以询问并填写调查表的方式对全部病例进行个案调查，当病例数过多时，可对重点发病单位的病人或抽样进行调查。主要调查项目包括：病人一般情况（如姓名、性别等），发病时间，临床表现（包括实验室检查结果），居住、饮食等生活情况，劳动、外出等社会活动情况，可疑病因的暴露史及暴露程度等。在调查中应注意追索最早发病的病人，对与病人同时暴露于可疑病因的人及病人的接触者也应调查，找出病例之间的相互关系。

② 对照调查。即对与病人同一人群内的未患该病的人进行调查，目的是与病例组做比较。调查内容与病例调查基本相同。必要时，尚可调查处于相同环境中但未发生疫情的单位或地区的情况，以做对比。

③ 人口调查。为进行流行病学分析时计算出不同人群组的发病率，应设法获得疫情发生单位和地区的人口数及有关人口资料。如在上述病例调查和对照调查中已将所有病人和非病人均已调查，那就等于调查了暴露人口，不必另外调查。

④ 流行病学分析。在对上述调查资料进行检查核对的基础上，根据调查目的及要阐明的问题，将调查资料进行分组、汇总、计算统计指标，并将结果汇成图、表，进行发病时间的分析、病例地区分布的分析、人群分布的分析及防治效果分析。最后根据初步调查所提出的病因假设及深入调查分析结果推断传染源、传播途径或因素，比较暴露组和非暴露组的发病率。

⑤ 病例对照调查。为查清疫情发生原因，对于初步调查提出的病因假设，必要时可采用流行病学的病例对照研究方法进行调查，通过比较病例组和对照组暴露于同一可疑因素的比例，来获得疫情发生因素的进一步证据。

5. 发生紧急疫情时应采取的防疫措施

首先，应做好传染源的管理：①对病人要做到早发现、早报告、早治疗；②对传染病病人按规定进行隔离；③做好接触者的检疫；④对动物传染源、病人尸体等按规定妥善处理。

其次，要切断传播途径：①呼吸道传染病紧急疫情应加强室内通风、停止集体活动、限制人员流动；②发生肠道传染病疫情时，饮用水必须消毒，加强厨房食堂卫生，严格执行饮食卫生制度，不吃凉拌菜，加强个人卫生，不吃不洁瓜果食物，饭前便后洗手；加强粪便处理，住室、厕所、日用品随时消毒等；③虫媒传染病疫情，应突击性杀虫，搞好环境卫生，消除媒介昆虫孳生场所。

第三，要保护易感人群：主要是针对不同的传染病采取相应的预防接种或药物预防措施。

最后，当发生较大或重大紧急疫情时，可采取《传染病防治法》第25～27条规定的紧急措施，对甲类传染病的疫区实行封锁措施等。

二、灾区与疫区的消毒杀虫

消毒杀虫工作是预防传染病的主要措施之一。只有正确开展消毒杀虫工作，才能收到应有的效果。对此，中国卫生防疫界的前辈、河北省卫生厅原副厅长訾维廉主任医师参加过包括唐山大地震在内的多次突发公共卫生事件处理工作，有着非常丰富的实践经验和卓越见解。他曾写过一篇题为"关于灾区与疫区消毒杀虫工作"的文章，提出了灾区与疫区消毒杀虫工作的重要观点，具体如下。

(1) 必须弄清消毒 (disinfection) 和杀虫 (insecticide) 这两个词的含义。消毒是指用物理学、化学或生物学方法杀灭病原体，杀虫在医学上是指杀灭能传播疾病的昆虫等节肢动物。20世纪50年代初，苏联专家定义广义的消毒包括消毒、杀虫和灭鼠，但这种定义并未获其他发达国家和我国医学界的认同。长期以来，我国的基层卫生人员和传媒往往把喷洒杀虫药物或消毒药物均称为消毒，这是不确切的。概念上的混淆往往导致实施上的混乱和误导。如明明是喷洒杀虫药物却报道成消毒，以致效法者喷起消毒药物了。

(2) 必须区分灾区和疫区是两类不同的地区。大的自然灾害如洪水、地震、旱灾往往造成疾病严重流行的条件，特别是有鼠疫、流行性出血热、钩体病等自然疫源地的灾区更要十分警惕这些疾病的暴发。在我国这样的发展中国家，农村由于饮水、食品、环境卫生条件本来就较差，加上自然灾害的破坏，极易流行各种腹泻疾病。但灾区并非疫区，因此在防疫对策上并不尽相同。

（3）灾区内不需要进行大面积的环境消毒。即使在传染病的疫区，也并不是凡传染病都要进行环境消毒的，许多传染病的病原体是通过阳光、通风、降雨等达到消除或消灭的。在最具传染性的烈性传染病鼠疫和霍乱疫区处理上，按规定亦仅对霍乱的疫点（即病人、疑似病人或带菌者同一门户出入的住户或有密切接触的若干户）才进行环境消毒，而对更为"厉害的"鼠疫，消毒亦仅于小隔离圈内（即病人住房为中心及周围可能被污染的邻舍）进行。但这两种病的消毒是十分严格、彻底的，决不能喷点药就可以了。在疫区的消毒上要求最为严格的是对炭疽疫区的消毒。炭疽虽然属于乙类传染病，但由于其病原体炭疽杆菌能形成芽孢，而芽孢不但对多种消毒药品均有很强的抵抗力而且在外环境中存活时间很长，因此对环境污染较大的牲畜炭疽疫区消毒是十分严格的。这时多使用浓度较高的含氯消毒药物，如次氯酸钙、三合二 $[3Ca(OCl)_2 \cdot 2Ca(OH)_2]$ 等。一般的传染病多不需要进行疫区消毒。灾区并非疫区，更不需要大面积的消毒，灾区需要的是清洁卫生。

（4）疫区的消毒，不宜面积过大但要彻底。鼠疫、霍乱这些甲类传染病的疫点（鼠疫称小隔离圈）要进行消毒，但这种消毒应十分严格和彻底，不但房屋、地面而且包括所有用具、衣被都要进行消毒。

在我国多年的传染病防治工作中，曾出现过的问题是消毒范围过大且不彻底。我国 20 世纪 60 年代以来曾发生霍乱的多次流行，初期曾出现过到处胡乱喷洒消毒药的问题。这些做法既无必要，也造成巨大浪费。其后制订了早、小、严、实的策略，才得到改变，但也不能说完全解决。无论灾区或疫区，人们希望用消毒这一简单的措施来消灭或预防疫病的心理是相当普遍的。我们应当向广大基层卫生人员讲解消毒药品以及杀虫药品的正确使用方法，以使这些药品能真正起到作用。

（5）灾区的杀虫问题。灾区由于生活秩序的严重破坏，必然会出现到处是垃圾、粪便、污物的局面。这给苍蝇、蚊子以及老鼠大量孳生提供了条件。许多灾区，苍蝇往往孳生到惊人的密度，如 1976 年唐山大地震后秋季一个班帐篷顶的苍蝇多达 1154 只，1000g 垃圾中蛆蛹数可多达 450 个。1975 年河南驻马店水灾后，鸭宿明一带由于人畜尸体腐烂，苍蝇（主要为大头金蝇）多到"爬满电线""压弯树枝"。因此，在灾区开展杀虫以及灭鼠十分必要。首先要发动群众，恢复卫生设施，如修建简单的厕所，指定垃圾堆放点并及时清运和处理，最大限度地清除孳生地。

药物杀虫是必要的，但必须合乎规范，如简单地向粪坑、垃圾堆喷点杀虫药是无济于事的。飞机喷洒，特别是超低容量的飞机喷洒杀虫药物，可大大减少飞机起降数，效果较好，但如不与清除孳生地结合起来，效果不能持久。1977 年曾对唐山市区及丰南县城关（约 $86 \sim 100 km^2$）进行过 6 次飞机喷洒马拉松、杀螟松、敌敌畏、二线油，24h 灭蝇效果为 $52\% \sim 95\%$，灭蚊效果为 $97.7\% \sim 100\%$。但十余日后苍蝇又恢复到原来的密度，而灭蚊效果则较长。另外要注意节约用药。

几十年来，卫生防疫人员对消毒杀虫药物的掌握始终未能如临床医生对治疗药物的剂量，针对疾病和使用方法掌握那样准确娴熟，这与人们一直忽视它有关。所以对卫生人员尤其是防疫人员进行这方面的教育、培训实有必要。对防疫人员来讲，消毒、杀虫药物应是他们必须掌握的一个重要武器。

三、小结

前面已阐述和探讨了传染病突发事件与应急对策中五个方面的问题：①曾经引发和仍有可能引发突发事件的主要传染病简况；②传染病突发事件的生物学基础与表现形式；③传染病突发事件的应对措施；④非正常（非自然）情况下有可能出现的传染病突发事件及应对措施——生物战与反生物战的较量；⑤值得重视的现实和防控经验。毋庸讳言，这些事件曾殃及一些地区、国家乃至全世界。人们不禁要问：时至科技飞速发展的今日，为什么传染病不仅没有被完全控制或消除，反而还有所增长呢？特别是那些已经被控制多年的病种怎么又能死灰复燃并再度肆虐人类呢？当然原因是多方面的，很值得认真思考。分析起来至少有下列几项原因。

（1）病原体与传播媒介的耐药性日益增强，增加了防治工作的难度。以结核病与疟疾为例，一些人对原有的抗结核药物已产生耐药，起不到治疗作用。另外，由于蚊媒对原有杀虫剂普遍产生抗药性，致使灭蚊工作严重受阻，从而引起疟疾、登革热、黄热病的暴发与流行。

（2）近年全球气候变暖扩大了传染病的分布范围。据联合国环境规划署的报告，近年来地球表面温度的上升幅度是最近 1 万年所未有过的。此外，近年多次出现的厄尔尼诺现象和拉尼拉现象，除了影响海洋表面的温度外，还可能促进海水中微生物大量繁殖。预计今后100 年内，海面的温度还将升高 3～7℃。由于气候变暖必将带来新的降雨格局，而积水造成的大量水洼不仅为蚊媒提供了理想的孳生场所，也加快了这些媒介昆虫的繁殖生长，并使其体内病原体的致病力增强，从而促进了疟疾、乙型脑炎、登革热等蚊媒传播的传染病的暴发与流行。气候变暖后，原属温带、亚热带的部分地区，便有可能变成亚热带和热带，这也就意味着诸如疟疾、登革热之类曾经局限于热带及亚热带的部分地方性传染病现在有蔓延到温带地区的可能。另一方面，气候变暖也可能引起昆虫媒介及动物宿主迁徙方式的改变或提前发病的季节高峰，例如早先由于温度的限制，伊蚊历来只能生活于海拔 1000m 以下的地区，但近年由于气温增高，南美洲一些国家在海拔 1350m 及 2220m 高度处也出现了该蚊种，从而扩大了登革热流行的地区分布。总之，全球气温变暖后，不仅影响着宏观生物群落的分布，而且也影响着微观生态学的变化。

（3）日益发展的都市化倾向、人口爆炸性增长和生态环境的不断恶化，使人类传染病有增无减。在一些发展中国家，"巨型城市"的不断增加导致贫民窟大量出现，而这里生活贫困，居住环境恶劣，卫生条件差，加上吸毒、性乱等的影响，常使这里变成传染病孳生与发展之温床。

（4）天灾人祸、难民潮及社会动乱为近年传染病的传播蔓延创造了有利条件。例如非洲大陆一些国家由于战乱频繁，民族仇杀，成千上万的人饥寒交迫，流离失所，致使这里已成为全球艾滋病、霍乱、流脑等流行最严重的地方。又如 20 世纪 90 年代初期，由于苏联解体和东欧剧变，使这里 15 个以上的国家和地区白喉严重流行，仅 1994 年即发生患者 47802例，死亡 1742 例，这是既往数十年内从未出现过的事。

（5）全球旅游事业的急剧发展，旅游人数的迅猛增加，交通工具的日新月异与速度的不断增快以及由于多种原因造成的流动人口大增等，也在一定程度上增大了传染病流行与扩散的机会。

（6）对环境资源的严重破坏，滥伐森林，捕猎野生动物或进行其他不合理自然资源开发，使人与自然之间得不到平衡与协调发展，形成近些年来一些本属野生动物的传染病波及到人，其中以病毒病危害更为明显。

所有上述事实都说明传染病的发生发展均有其自身必需的生物学基础及社会因素和自然因素的种种影响，这是问题的一方面，也是容易被人们所想到和接受的。但还有一些更深层次的问题往往被人们所忽视，这也许正是各国有效预防和遏制传染病的瓶颈所在。在2019年新冠肺炎疫情暴发的应对中，暴露出我国传染病防控工作的诸多缺陷，今后必须认真研究并解决以下几方面问题：①高举预防为主的旗帜，树立与传染病长期、反复斗争的思想理念；②坚持标本兼治、治本为主、综合治理、不可偏废的原则；③强调政府领导，部门协作，群众参与，依法实施；④重视防治队伍的思想建设、组织建设和业务建设，有计划地开展专业培训和知识更新；⑤加大财政投入；⑥积极开展卫生宣传教育，尊重和保护人民群众对传染病的知情权和参与权，调动群众关心传染病防控和自我保护的积极性；⑦有目的、有领导地开展国际合作与技术交流，不断汲取国外一切有用的经验，支持和鼓励国内有关单位与部门之间主动配合，取长补短和争取共同提高的团队精神；⑧管好流动人口，特别是高危人群；⑨严格血源管理，规范医药市场与抗菌药物的使用；⑩完善各级疾病监测与防控体系，加大传染病监测与防控力度；⑪保护生态环境；大力支持科学研究，特别是与传染病防治密切相关的药品、试剂、生物制品及相关理论的研究；⑫加强进出口检验检疫，严把国门，防止传染病传入和传出；⑬着手总结我国实施《传染病防治法》以来正反两方面的经验，在此基础上修订和制定新的法规，以适应新情况，解决新问题。

当然，欲从根本上解决传染病的预防控制，特别是有效防范与杜绝危害严重的突发事件，关键仍在于扎扎实实地做好平时经常性工作，那种"平日不烧香，临时抱佛脚"的指导思想和临渴掘井的工作作风即使能侥幸一时，也必然弊大于利，决不可取。从战略上讲，传染病突发事件的产生与遏制，绝不仅仅是一个医药卫生问题，更是一个严峻的社会问题，也是一项艰巨复杂的社会系统工程。因此，从长远看，维护社会安定，事事以人为本，促进经济发展与社会进步，消除贫穷和落后，改善人民生活和医疗保健条件，发展科学技术和文化教育，建立健全高效的疾病监测与防控体系，警钟长鸣，常备不懈，方为良策。展望未来，任重而道远，但有志者事竟成，我国各族人民战胜传染病突发事件的决心和美好前景是不可逆转的。

主要参考文献

[1] 苏德隆. 桑毛虫皮炎流行病学调查. 流行病学研究实例. 第一卷. 北京：人民卫生出版社，1984；24～29.

[2] 白莉，郭鹏，李晓晖. 甘肃省一次肺鼠疫流行病学调查. 流行病学研究实例. 第三卷. 北京：人民卫生出版社，1996；1～8.

[3] 曹学义. 新疆1986～1988年第一次戊型肝炎流行的流行病学研究. 北京：人民卫生出版社，1996；52～59.

[4] 霍乱防治手册编写组. 霍乱防治手册. 第5版. 北京：中华人民共和国卫生部疾病控制司，1999；126～138.

[5] 殷大奎，王克安. 中国不明原因突发性公共卫生事件追述. 第一集. 北京：中国医药科技出版社，2000.

[6] 于恩庶，魏承毓. 新发现和再肆虐传染病诊断标准和防治指南. 中国香港：国际炎黄文化出版社，2002；16～44.

[7] 魏承毓. 国内外主要传染病近况及对某些问题之探讨. 旅行医学科学，2002，8（1）：1～6.

[8] 张君炎. 我国性病的流行现状、流行因素与防治对策. 预防医学文献信息，2002，8（5）：637～640.

[9] 郭存三. 突发公共卫生事件的流行病学调查与应急处理. 中华预防医学杂志，2003，38（1）：65～66.

[10] 魏承毓. 生物恐怖的出现与应对措施. 预防医学文献信息，2003，9（1）：123～128.

[11] 耿文奎，李勇强，刘德诚，等. 公共卫生突发事件"三网"建设的做法和效果. 中国公共卫生杂志，2003，19（10）：1156～1157.

[12] 陈伟，曾光. 洪涝灾害与传染病流行. 中国公共卫生杂志，2003，19（8）：899～901.

[13] 魏承毓. 做好经常性传染病防治是应对生物恐怖的坚实基础. 传染病信息，2003，16（1）：1～3.

（魏承毓　郭新彪）

第三章　食品安全事故与应急处理

第一节　食品安全事故概述

一、食品安全事故的概念

依照 2015 年修订的《中华人民共和国食品安全法》（以下简称《食品安全法》）附则第一百五十条的用语定义，食品安全事故，是指食源性疾病、食品污染等源于食品，对人体健康有危害或者可能有危害的事故。食源性疾病是指食品中致病因素进入人体引起的感染性、中毒性等疾病，包括食物中毒。食品污染则是指食品在生产（种植、养殖）、加工、运输、储存、销售、烹调等各个环节，混入、残留或产生各种不利于人体健康、影响其食用价值与商品价值的因素，不包括人们有意加入食品中的食品添加剂和作为食品组成成分、天然存在的有害物质。通常情况下，在上述环节中发生的食源性疾病和食品污染，会造成社会公众病亡或者可能对人体健康构成潜在的危害。食品安全事故与传染病疫情、群体性不明原因疾病、职业危害、动物疫情以及其他严重影响公众健康和生命安全的事件一样，均属于公共卫生事件范畴。

二、食品安全事故的分类

食品安全事故包括食品污染、食源性疾病、食物中毒三类。一般情况下，食用受污染的食品会对人体健康造成不同程度的危害，严重者就会引发食源性疾病。而一次大量摄入受污染的食品引起的非传染性的急性、亚急性食源性疾病，即食物中毒。

1. 食品污染

食品污染可分为生物性污染、化学性污染和物理性污染三大类。污染食品的物质统称为食品污染物，食用受污染的食品会对人体健康造成不同程度的危害。

（1）生物性污染。生物性污染是指有害的病毒、细菌、真菌以及寄生虫污染食品。细菌对食品的污染通过以下几种途径：一是对食品原料的污染，食品原料品种多、来源广，细菌污染的程度因不同的品种和来源而异；二是对食品加工过程中的污染；三是在食品储存、运输、销售中对食品造成的污染。食品的细菌污染指标主要有菌落总数、大肠菌群、致病菌等几种。常见的易污染食品的细菌有假单胞菌、微球菌和葡萄球菌、芽孢杆菌和芽孢梭菌、肠杆菌、弧菌、嗜盐杆菌、乳杆菌等。食品中寄生虫和病毒污染常见的有广州管圆线虫病、旋毛虫病、诺瓦克病毒、轮状病毒等。食品中常见的生物性污染物见表 3-1。

（2）化学性污染。化学性污染是由有害有毒的化学物质污染食品引起的。常见的食品化学性污染物主要包括农药残留物（简称农残）、兽药残留物（兽残）、自源性污染物、食品添加剂及非法添加物等几大类。农残对农作物的污染主要是由于农作物在生长过程中施用农药所造成，以受农药污染农作物作为饲料喂养的动物组织中同样存在农残污染问题。常见的农残主要包括杀虫剂、除草剂和杀菌剂等几大类，其中尤以杀虫剂对食品的污染较重。

表 3-1 食品中常见的生物性污染物

类别	特征属性	常见污染物分类	
非致病性细菌	作为食品清洁状态的标志和食品腐败变质原因，有一些为条件致病菌	球菌类	微球菌属、葡萄球菌属、嗜盐球菌属
		杆菌类	芽孢杆菌属、柠檬酸杆菌属、肠杆菌属、黄杆菌属、嗜盐杆菌属、乳杆菌属、丙酸杆菌属、假单胞菌属、梭菌属、埃希菌属、克雷伯菌属、哈夫尼亚菌属、沙雷菌属、变形菌属、欧文菌属
		螺旋菌类	弧菌属
大肠菌群	作为食品被温血动物（包括人类）粪便污染和肠道致病菌可能存在的指示菌	杆菌类	大肠埃希菌属、柠檬酸杆菌属、克雷伯菌属、肠杆菌属
病原菌	导致食物中毒的致病菌	球菌类	葡萄球菌属、链球菌
		杆菌类	沙门菌属、变形杆菌属、致病性大肠杆菌、肉毒梭菌、蜡样芽孢杆菌、韦氏杆菌（产气荚膜杆菌）、耶尔森结肠炎杆菌、宋内志贺菌、椰毒假单胞菌酵米面亚种
		螺旋菌类	副溶血性弧菌
传染病病原体	人畜共患，可经动物性食品感染于人	细菌	炭疽杆菌、鼻疽杆菌、丹毒杆菌、牛型结核杆菌、布氏杆菌、猪链球菌、禽流感病毒
		病毒	口蹄疫病毒、猪水泡病病毒
肠道病毒	通过食品传播	病毒	小儿麻痹病毒、柯沙奇（Coxsakie）病毒、埃柯（ECHO）病毒、传染性肝炎病毒、诺如病毒、轮状病毒、冠状病毒、星状病毒、脊灰病毒
真菌	常见使食品霉变及变质的一般霉菌与酵母	霉菌	曲霉菌属、青霉菌属、毛霉菌属、根霉菌属
		酵母	糖酵母菌属、德氏酵母菌属、汉氏酵母菌属、毕氏酵母菌属、红酵母菌属
	能在食品中产生毒素的产毒霉菌	曲霉属	黄曲霉、赭曲霉、杂色曲霉、寄生曲霉、烟曲霉、构巢曲霉
		青霉属	岛青霉、桔青霉、黄绿青霉、纯绿青霉、圆弧青霉、红色青霉、展开青霉、斜卧青霉
		镰刀菌属	禾谷镰刀菌、三线镰刀菌、梨胞镰刀菌、尖胞镰刀菌、雪腐镰刀菌、串珠镰刀菌、拟枝胞枯刀菌、木贼镰刀菌、茄病镰刀菌、粉红镰刀菌、薰草镰刀菌
		其他属	粉红单端胞霉、黑色葡萄状穗霉麦角
寄生虫	通过肉、鱼、蔬菜等各类食品传播于人	绦虫	猪带绦虫及其囊虫、牛带绦虫及其亚洲亚种、裂头绦虫及其蚴虫、短膜壳绦虫、细粒棘球绦虫、曼氏迭宫绦虫
		吸虫	华支睾吸虫、布氏姜片吸虫、并殖吸虫、肝片形吸虫、猫后睾吸虫、异形吸虫、横川后殖吸虫、伊族真缘吸虫、徐氏拟裸茎吸虫
		线虫	广州管圆线虫、旋毛形线虫、棘腭口线虫
		其他	蛔虫、鞭虫、蛲虫、肠内滴虫、兰氏贾第鞭毛虫、人肉孢子虫、结肠小袋纤毛虫、溶组织内阿米巴原虫、弓形虫

目前，有毒食品加工工具、食品容器、滥用食品添加剂、植物生长促进剂等也是引起食品化学污染的重要因素。工业有害物质污染食品的途径主要有环境污染，食品容器、包装材料和生产设备、工具的污染，食品运输过程的污染等。

农药、兽药等化学药剂在食用农产品种养殖过程中的应用有正反两方面效果，使用得当可以保障人民群众的饮食安全，但如违法使用，则可能成为食用农产品质量安全的源头之祸。2014 年第三届中国国际农商高峰论坛上农业部总经济师钱克明曾表示：我国全国农业使用农药已超过 130 万吨/年，平均每公顷（1 公顷 $= 10^4 m^2$，下同）使用农药达 24.2kg，其防治虫害面积达 1.53 亿公顷左右，约占总面积的 85%；每年可挽回粮食损失 200 亿～300 亿千克。但在农药使用过程中，由于农民不科学地使用农药（加之部分农药产品质量较差），导致我国农产品中的农药残留问题非常突出。据测算，每年大量使用的农药仅有 0.1% 左右可以作用于目标病虫，其余 99.9% 的农药则进入生态系统。研究表明，磨粉、脱粒、脱壳、洗涤浸泡等加工工艺可以明显降低农药残留量。

蔬菜和水果是人们日常生活中必不可少的食物，随着农业生态环境的恶化，菜农、果农在蔬菜、水果种植过程中，为了防止农作物病害或者增产增收，往往会大量投入使用农药、肥料，包括不合理地使用含有铅、铜、汞、砷等元素的农药和化肥，使得蔬菜和水果污染情况严重。茶叶是我国一些地区的特色农产品，近年来由于茶园病虫害发生加重，有些茶区不合理使用农药，导致茶叶农药残留量超标，使我国茶叶的出口和销售受到严重影响。针对上述问题，《食品安全法》明确规定，禁止将剧毒、高毒农药用于蔬菜、瓜果、茶叶和中草药材等国家规定的农作物。

兽药残留是动物源食品安全中最主要的问题。兽药具有蓄积性，滥用会导致其残留在动物细胞、组织器官中不断蓄积，其中一些抗菌药物如喹诺酮类、磺胺类药物、四环素及某些氨基糖苷类抗生素会使部分人群产生过敏反应或导致细菌耐药性增加，对人体造成危害，是危害食品安全的四大要素之一。联合国粮食及农业组织（FAO）和世界卫生组织兽药残留立法委员会对于兽药残留有明确定义，是指用药后蓄积或存留于畜禽机体或产品（如鸡蛋、奶品、肉品等）中原形药物或其代谢物，包括与兽药有关的杂质残留。据统计，喹诺酮类、氯霉素、硝基呋喃、硝基咪唑等药物在我国兽药使用中占比较高。近几年来国家市场监督管理总局、各省局官方网站公布的食品不合格信息中，农兽药项目不合格占总不合格比约 30%。抗生素类和激素类等药物是造成我国动物源性食品的兽药残留的最主要成分。动物源性食品中兽药残留不合格品种主要涉及水产品（如贝类、淡水鱼虾、牛蛙等）、畜禽肉及副产品（如牛肉、羊肉、猪肉、鸡肉等）、蛋类（如鸡蛋等），不合格指标主要为喹诺酮类、孔雀石绿、硝基呋喃、磺胺及增效剂、氯霉素、氟苯尼考等，还涉及少量的地西泮、金刚烷胺、甲硝唑等。从过程分析，不合格原因主要有以下几种情况：在饲料生产环节，饲料及饲料原料受兽药污染或超量添加了抗菌药物，如肉骨粉中含有兽药；在动物养殖环节，长期随意使用药物添加剂，药物超范围使用，不遵循用药剂量、给药途径、用药部位、用药种类、休药期等用药规定；在动物运输环节，为减少应急反应、防腐保鲜违规添加，如水产品中加入孔雀石绿等以防细菌感染，也可能使用镇静麻醉剂，如地西泮等；在动物屠宰环节，为提高注水量注射沙丁胺醇类瘦肉精等；在食品加工环节，为防止蚊蝇喷洒杀虫剂等，如鱼干类制品、火腿等的生产过程。另外，还存在植物源性食品或其他加工食品中为防腐保鲜使用如喹诺酮类化合物等抗生素类药物的情况。上述不合格原因很多涉及人药兽用，人药兽用会导致动物产生抗药性的机会增加，使得动物疫情的控制难度加大。如果人感染上了动物源性疾病，该病原微生物很快就会对治疗该病的药物产生抗药性。因此，我国 2004 年颁布实施的《兽药管理条例》中明令禁止人药兽用。

另外，来自工矿企业的化学性污染物也不容忽视。我国各地区经济发展迅速，一些地区个别工矿企业将污水及废弃物违法排放，甚至有些污水未经处理就直接用于农业生产灌溉。再加上矿产资源开发过程中产生的废渣不合理的堆积存放，对本地区农作物特别是蔬菜水果种植区域造成污染。近些年曝光的"镉大米"，其原因一方面是由于水稻种植过程过度使用化肥，其中包括一些镉含量超标的磷肥和复合肥，另一方面就是源于当地空气和水的镉污染。我国湖南、江西、湖北几省稻米主产区沿岸城市的有色金属开采和冶炼业都比较发达，因环保措施不当，湘江、赣江、汉江等灌溉水系重金属污染情况比较严重，其中高浓度的镉通过灌溉的方式，进入土壤并富集。通过水稻根系中的转运蛋白将土壤中超标的镉元素转运到水稻中，并在水稻中逐渐积累，最终导致"镉大米"的出现。食品中常见的化学性污染物见表 3-2。

表 3-2 食品中常见的化学性污染物

类别	特征属性	分类及来源	常见污染物
农药	多为油溶性	杀虫剂	有机氯杀虫剂、有机磷杀虫剂、氨基甲酸酯类杀虫剂
		杀菌剂	有机汞杀菌剂、苯并咪唑类杀菌剂
		除草剂	苯氧羧酸类除草剂、均三氮苯类除草剂、二苯醚类除草剂、取代脲类除草剂、二硝苯胺类除草剂
		熏蒸剂	磷化氢类熏蒸剂、溴甲烷熏蒸剂、氯化苦熏蒸剂、二硫化碳熏蒸剂
兽药	畜禽产品、水产品、蜂产品中	抗菌药物类	各种抗生素、氨基糖苷类、大环内酯类、硝基咪唑类与青霉素类药物等
		抗病毒类	金刚烷胺、利巴韦林、阿昔洛韦等
		抗寄生虫类	分为抗原虫药、抗蠕虫药、杀虫药三类，其中有代表性的为苯并咪唑类药物
工业污染物		金属类化学毒物	汞、镉、铅、砷、钴、锡、锰等
		高分子化合物	石油、酚类、沥青及其同类物
		环境污染物	石棉、多氯联苯、硒
		通过容具、包装材料、涂料污染食品	苯乙烯、氯乙烯、酚类、甲醛、金属毒物、增塑剂、稳定剂、抗静电剂、防老剂、环氧树脂及其固化剂
		多由食品中生成	N-亚硝基化合物、多环芳烃、组胺、三甲胺及蛋白腐败产物的其他胺类、吲哚、硫化氢、硫醇等
		脂肪酸败产生	脂肪酸败产物的自由基、过氧化物、醛、酮、脂酸聚合物
		酿酒过程产生	甲醇、杂醇油、醛类

（3）物理性污染。食品物理污染包括异物（也称夹杂物）和放射性污染。国际卓越标准组织（International Featured Standard，IFS）出版的《异物管理指南》对异物定义为：是指在生产过程中意外残留于产品中的物质或无法清除的物质，可以通过接触来辨别。凡在食品生产加工过程中进入的，非加工要求或根据产品标准不应该含有的成分，均可以称为食品异物。食品异物一般可以从"人、机、料、法、环"5个要素进行分析，按其来源可分为两类：内源异物，即源自食品本身的原生异物；外源异物，是指不属于食品本身的外来异物。食品中常见的异物污染见表 3-3。

表 3-3　食品中常见的异物污染

特征属性	来源	常见污染物
人	制造产品和维修设备的人员	头发、眉毛、眼睫毛、手套皮、牙签、指甲、手皮、毛线、纽扣、钥匙、首饰、胶布、创可贴、胶带、机油和线头等
机	生产加工设备、管道阀门和加工器具	螺丝、螺帽、垫片、垫圈、弹簧、铜丝、污垢、电焊药皮、焊点、油漆、钢丝、玻璃、塑料和密封材料等
料	原料和容器包装材料	砂子、飞虫、果肉虫、铁屑、果核、骨头、线头及胶片等
法	生产加工方法及工艺	因无合适甄选分离异物的方法或执行正确的工艺流程造成原材料中的异物和部分"机"环节的异物
环	生产与加工过程中的环境	油漆、玻璃、塑料、污垢、杂质、石子、飞虫、石灰、陶瓷、水泥、塑料、玻璃、线头和头发等

　　放射性污染是指食品吸附或吸收外来放射性核素而导致高于本底值或超过国标限量的情况，其对人体的危害主要是由于摄入污染食品后，放射性物质对人体内各种组织、器官和细胞产生的低剂量长期内照射效应。当进入人体的放射性核素达到一定浓度时，其释放的 α、β、γ 射线会产生辐射生物效应，会对人体造成辐射损伤，破坏生物体的正常机能。主要表现为对免疫系统、生殖系统的损伤和致癌、致畸、致突变作用。食品中的放射性核素，除来自天然本底的 ^{40}K、^{236}Ra、^{210}Po 之外，作为污染物的主要有 ^{90}Sr、^{137}Cs、^{89}Sr、^{131}I 等。食品中人工放射性核素主要来源于三方面：一是核工业及放射性核素在医学、科学研究和工农生产中的应用所导致的废物排放；二是核试验所造成的放射性核素在地面、空气及水体中的大量排放和沉积，通过各种途径进入农作物及海洋生物内，并因生物富集放大作用造成的污染积累；三是核事故，如美国三里岛、苏联切尔诺贝利、日本福岛等事故。人为放射性污染多是由于核爆炸、核废物排放和核工业意外事故而造成污染环境、空气、土壤、水而间接污染食品，尤其是水产品和动物性制品。特别是半衰期较长的放射性核素污染，在食品安全上更为重要。以 2011 年日本福岛核电站泄漏事故为例，为确保日本输华食品农产品安全，原国家质量监督检验检疫总局于 2011 年 3 月 24 日发布公告，禁止部分日本食品农产品进口，其中包括乳品、蔬菜及其制品、水果、水生动物及水产品；公告还要求各地检验检疫机构要进一步加强对日本相关地区其他输华食品农产品中放射性物质浓度的检测，防止受放射性污染食品农产品进口，确保日本输华食品农产品的质量安全。食品中常见的放射性污染物见表 3-4。

表 3-4　食品中常见的放射性污染物

核素种类	核素名称	半衰期	食品中的分布情况
天然放射性核素	^{238}U ^{235}U ^{232}Th	45 亿年 7 亿年 140 亿年	食品中广泛存在
	^{40}K	1.3×10^9 年	食品中广泛分布，如奶、蔬菜水果等 坚果类>叶菜类>豆类>肉类>谷类>奶类
	^{226}Ra	1.6×10^3 年	75%来源自谷类、蔬菜、动物食品，但分布不均
	^{210}Po	138.4 天	植物和海产品等 动物内脏>绿叶蔬菜>谷物>根菜类>奶

续表

核素种类	核素名称	半衰期	食品中的分布情况
人工放射性核素	^{131}I	8 天	奶、新鲜的蔬菜
	^{89}Sr	(50.5 ± 0.2)天	奶制品、蔬菜水果、谷类和面制品
	^{90}Sr	(28.6 ± 0.3)年	奶制品、蔬菜水果、谷类和面制品
	^{134}Cs	(2.062 ± 0.005)年	食品中广泛分布
	^{137}Cs	(30.17 ± 0.05)年	食品中广泛分布

2. 食源性疾病

食源性疾病是指食品中致病因素进入人体引起的以急性病理过程为主要临床特征的感染性、中毒性等疾病，世界卫生组织将食源性疾病定义为"凡是通过摄食而进入人体的病原体，使人体患感染性或中毒性的疾病，统称为食源性疾病"。主要包括以下几种：①食物中毒；②食源性肠道传染病；③食源性变态反应性疾病；④食源性寄生虫病；⑤人畜共患传染病；⑥食物营养不平衡所造成的某些慢性非传染性疾病（如高血压、糖尿病、心血管病、肿瘤等）、食物中某些有毒有害物质引起的以慢性损害为主的疾病；⑦暴饮暴食引起的急性胃肠炎以及酒精中毒等。国家卫生健康委员会《食源性疾病监测报告工作规范（试行）》（国卫食品发〔2019〕59号）中将35种食源性疾病纳入《食源性疾病报告名录》，《食源性疾病报告名录》所列食源性疾病名称见表3-5。

表 3-5　食源性疾病报告名录

序号	食源性疾病名称
细菌性	
1	非伤寒沙门菌病
2	致泻性大肠埃希菌病
3	肉毒毒素中毒
4	葡萄球菌肠毒素中毒
5	副溶血性弧菌病
6	米酵菌酸中毒
7	蜡样芽孢杆菌病
8	弯曲菌病
9	单核细胞增生李斯特菌病
10	克罗诺杆菌病
11	志贺菌病
12	产气荚膜梭菌病
病毒性	
13	诺如病毒病
寄生虫性	
14	广州管圆线虫病
15	旋毛虫病
16	华支睾吸虫病（肝吸虫病）

序号	食源性疾病名称
17	并殖吸虫病(肺吸虫病)
18	绦虫病
化学性	
19	农药中毒(有机磷、氨基甲酸酯)
20	亚硝酸盐中毒
21	瘦肉精中毒
22	甲醇中毒
23	杀鼠剂中毒(抗凝血性、致惊厥性)
有毒动植物性	
24	菜豆中毒
25	桐油中毒
26	发芽马铃薯中毒
27	河豚毒素中毒
28	贝类毒素中毒
29	组胺中毒
30	乌头碱中毒
真菌性	
31	毒蘑菇中毒
32	霉变甘蔗中毒
33	脱氧雪腐镰刀菌烯醇中毒
其他	
34	医疗机构认为需要报告的其他食源性疾病
35	食源性聚集性病例(包括但不限于以上病种)

食源性疾病从病例特点上包括聚集性病例及散发性病例两种；从时间上包括急性、亚急性、慢性等多种；从发病数量上，有暴发和散发两种形式。依照《食源性疾病监测报告工作规范（试行）》，食源性聚集性病例是指具有类似临床表现，在时间或地点分布上具有关联，且有可疑共同食品暴露史，发病可能与食品有关的食源性疾病病例。食源性疾病暴发，系2例及以上具有类似临床表现，经流行病学调查确认有共同食品暴露史，且发病与食品有关的食源性疾病病例。群体性食物中毒属于最为常见的聚集性急性暴发性食源性疾病，由于一些食物感染寄生虫造成的急性、亚急性食源性疾病也可归于食物中毒，所以通常意义上说，食源性疾病包含食物中毒的内容，是比食物中毒更广泛的概念。与食物中毒的不同之处在于，有些食源性疾病有人与人之间的传染过程，如甲肝、痢疾；有些潜伏期较长，如旋毛虫病；有些不一定出现明显的消化道症状，如部分寄生虫病、甲肝等。食物过敏也是一种食源性疾病，是由于进食某种食物所引起的变态反应性疾病，临床表现主要有消化系统及非消化系统如皮肤、呼吸系统等症状。其致病因子为食源性过敏源，包括天然食品、转基因食品和食品添加剂等。并非像食物中毒一样，源自被污染的食品。与食物中毒机制预防与药物治疗措施不同，预防治疗食物过敏的最有效方法是避免进食致敏食物。

食源性疾病按病原物可分为以下八类：①细菌及其毒素；②寄生虫和原虫；③病毒和立克次体；④有害动物；⑤有害植物；⑥真菌毒素；⑦化学性污染；⑧目前尚未明确的因子。其中前六类均属于生物性致病因子，农药、兽药、工业污染等化学性污染属于化学性致病因子。

食源性寄生虫病是指因食入被感染期寄生虫虫卵或卵囊污染的食物和水源而引起人体感染的一类疾病的总称，多为人兽共患，在人和脊椎动物之间自然传播，在自然界一般都存在自然疫源地。按感染的食物来源，食源性寄生虫可分为水源性、肉源性、鱼源性、螺源性（软体动物）、淡水甲壳动物源性、植物源性及其他源性。如两栖爬行动物源和节肢动物源等，有的是多源性的。我国常见主要食源性寄生虫有五大类型，共 15 个虫种：①水源性：隐孢子虫、蓝氏贾第鞭毛虫、溶组织内阿米巴；②肉源性：刚地弓形虫、肉孢子虫、带绦虫（猪带绦虫、牛带绦虫）、旋毛虫；③鱼源性、螺源性（软体动物）及淡水甲壳动物源性：华支睾吸虫（肝吸虫）、卫氏并殖吸虫（肺吸虫）、斯氏并殖吸虫、广州管圆线虫；④植物源性：布氏姜片吸虫（肠吸虫）；⑤其他类型：曼氏迭宫绦虫、似蚓蛔线虫（蛔虫）。近些年，我国曾经多次发生因食源性寄生虫感染而引起的公共卫生事件。2013 年 3 月云南澜沧县糯福乡洛勐村有 27 人出现发热、腹泻、恶心等相同症状，其中有 2 例重症，1 例死亡。这些患者均在当地同一家村民中吃过生猪肉（俗称"剁生"），为一起食源性旋毛虫集体感染事件。2015 年 3 月云南洱源县起胜村两户人家用生皮宴请亲友，其后查出该村有 262 人被食源性旋毛虫感染，同年西藏也发生了 2 起因食用半风干猪肉、藏香猪肉所导致的群体性食源性旋毛虫感染事件。北京市 2006 年 6～9 月陆续出现了 160 例症状相同的患者，经调查发现这些患者是由于曾在同一家餐馆中吃了"凉拌福寿螺"而被广州管圆线虫感染。据此可知，食源性寄生虫感染所造成的公共卫生事件，常常是由于宴请、婚宴、聚会等聚集性的饮食活动给食源性寄生虫感染的暴发创造了有利条件。

不安全的食品可能含有有害的细菌、病毒、寄生虫或化学物质，能导致从腹泻到癌症等 200 多种疾病。如果以基于细菌、病毒、寄生虫、毒素和化学品等 31 种病原体造成的食源性疾病进行估算，全世界每年每 10 人中几乎就有 1 人因吃被污染的食物而生病。世界卫生组织在 2015 年"世界卫生日"发布了指导所有经手食品的人如何降低不安全食品风险的"五大要点"，包括保持清洁、生熟分开、做熟做透、保持食物的安全温度、使用安全的水和原料。这五项要点的防控目的主要是针对各类生物性致病因子。2020 年 6 月在追查北京新发地市场新型冠状病毒疫情源头时，疾控流调人员曾在切割进口三文鱼的案板中检测到了新型冠状肺炎病毒核酸，但最终推定可能的原因是外来污染，并未将新型冠状病毒确定为食源性病毒，也未将三文鱼作为新型冠状病毒的可疑宿主。目前虽然缺乏足够证据表明引发 2020 年全球新冠疫情的 SARS-CoV-2 病毒（也称为 COVID-19 病毒）经粪口途径以及水源传播并感染致病，但包括国家卫生健康委员会、中国疾病预防控制中心发布的《预防新型冠状病毒感染的肺炎七步洗手法》《新冠肺炎公众预防提示》等疫情防控指南；各级各类行业协会和地方政府推荐倡导的"分餐制""公筷制""双筷制""无接触送取餐"等新型餐饮模式；还有联合国粮食及农业组织与世界卫生组织共同发布的《关于食品企业防控新型冠状病毒肺炎以及保障食品安全的临时指南》等各类规范措施的制订与推广，均是为更加有效避免新型冠状病毒引发生物性安全风险以及由此造成的食源性疫情传播。

2019 年新冠肺炎疫情暴发后，野生动物交易与滥食对公共卫生安全构成的重大隐患再次引起全世界高度关注，全面禁止食用野生动物已成为社会共识。曾有公共卫生专家指出，近一段时间以来，世界各国包括我国食品安全风险多是倾向于化学性污染问题，如滥用食品添加剂、农药兽药残留以及其他化学性无机、有机污染物等。随着食品工业化程度越来越高，这些化学性污染引发的食品安全事件更多的引起消费者的重视，各国却逐渐忽视了生物性污染物和微生物致病因素造成的食品安全事件。现在看来，食用野生动物引发的疫源性风险以及其他病毒等微生物致病因子对包括食源性疾病在内食品安全事件的影响也应引起社会各界的高度重视。野生动物中有许多传染病，由于平时人类与野生动物没有接触，一般野生动物不会对人造成危害。一旦人类频繁地接触或食用野生动物，其身上存在的大量未知的细菌、病毒和寄生虫就有可能传给人类，而且这些细菌、病毒、寄生虫都是新的属种，人群普遍易染，这样造成的传染性就会很强，病死率也会很高。有数据表明，78％的人类新发传染病与野生动物有关。从 SARS、MERS（中东呼吸综合征冠状病毒）、埃博拉，再到新冠肺炎，都属于直接或间接的野生动物疫源性疾病。疯牛病、口蹄疫、禽流感、布氏杆菌病等人畜共患性传染病，无不与动物有关。近些年来在我国西北、西南边境省份以及蒙古等地鼠疫的流行也与捕食野生旱獭有关。2019 年 2 月，美国疾病控制与预防中心发布公报说，一种被称为僵尸鹿病的传染病在美国、加拿大等地的鹿群中传播。僵尸鹿病是一种朊病毒导致的慢性消耗性疾病，主要感染野生的麋鹿和驼鹿等鹿科动物。专家们认为，未来几年存在人类因食用受污染鹿肉而患上这种慢性消耗性疾病的可能。

2020 年 2 月 24 日第十三届全国人民代表大会常务委员会第十六次会议通过《关于全面禁止非法野生动物交易、革除滥食野生动物陋习、切实保障人民群众生命健康安全的决定》。全国人民代表大会常务委员会法制工作委员会 2020 年 4 月发布的立法工作计划中也纳入了修改《动物防疫法》《野生动物保护法》《渔业法》《食品安全法》等涉及动植物和动物源性食品安全有关法律内容。2020 年 9 月 30 日国家林业和草原局颁布《关于规范禁食野生动物分类管理范围的通知（林护发〔2020〕90 号）》，对 64 种在养禁食野生动物确定了分类管理范围，积极引导停止养殖禁食野生动物，规范管理允许养殖禁食野生动物。目前全国许多地区当地政府聚焦滥食野生动物突出问题，出台地方立法全面禁止食用野生动物，从立法层面根除"动物—动物—人—人"动物源性疫病的传播，为我国打赢新型冠状病毒疫情阻击战、保障人民群众生命健康安全提供有力的法制保障。

3. 食物中毒

（1）食物中毒的定义。食物中毒是指摄入了含有生物性、化学性有毒有害物质的食品或者把有毒有害物质当作食品摄入后出现的非传染性（不属于传染病）的急性、亚急性疾病，其中凡是由于食用各种"有毒食品"所引起的以急性过程为主的疾病可统称为食物中毒。所谓"有毒食品"，系指可食状态的、正常数量的、经口摄入而使健康人发病的食品。如摄取非可食状态的（如未熟的水果）、非正常数量的（如一次食入极大量脂肪或暴饮暴食）某种食物虽也可引起疾病，但不能认为是有毒食品或引起食物中毒。

通常人们所食用的天然食品其本身不含有毒物质，或虽含有但含量极微并无实际卫生学意义，或在习惯加工处理和烹调过程中已将之去除。但食品从生产、加工直到销售食用的整个过程中，由于原料质量低劣，生产加工、储存、运输、销售及烹调等各个环节的卫生制度不严，可使食品受到各种有害因素的严重污染。如某些病原微生物污染食品，并在适宜条件下急剧繁殖，以致食品存有大量活菌，或在繁殖过程中产生大量毒素；又如各种有毒化学物质污染食品并达到引起急性中毒的剂量，皆可造成食物中毒的暴发。这类由于食品被污染而导致的中毒，在食物中毒中通常占绝大部分。因此，加强食品生产经营企业以及食品在各个流转过程的卫生管理，成为预防食物中毒的关键。

除食品受到毒害物质严重污染可导致食物中毒外，少数动植物组织本身也可含有毒性物质并且是其天然组成成分，如河豚含有的生物碱类天然毒素——河豚毒素（TTX），是自然界中所发现的毒性最大的神经毒素之一。木薯、苦杏仁中含有氰甙，如食用前未经合理加工烹调，可产生氢氰酸造成中毒。有的含毒动植物组织与可食品种容易混淆，或掺杂在食品中，误食后发生中毒，如毒蕈、动物甲状腺、断肠草、野芹菜等。某些有毒化学物质（如砷化物、亚硝酸盐等），其性状与一些食品加工原料相类似，由于管理不当，疏忽大意，偶有误作食碱或食盐等加入食品，引发的急性食源性疾病亦属食物中毒。另外，某些食品由于成分特点，在不合理条件下长期储存可形成特有的毒性物质（如发芽马铃薯产生龙葵素），使食品具有毒性，食后发生中毒。

（2）食物中毒发生的特点和规律。食物中毒一般潜伏期短、来势急剧，在较短时间内可有大量病人同时出现，常为集体暴发，有时则为个体散在。所有病人均有类似的临床表现，并多有急性胃肠炎症状。患者在相同时间内均食用过同一种食物，发病范围局限于食用该种有毒食品的人群，一旦停止食用这种食物则发病立即停止。人与人间不发生直接传染，发病曲线呈突然上升以后又迅速下降，一般无传染病流行时所表现的余波，从而与肠道传染病有明显区别。如 1988 年上海暴发食用污染甲肝病毒的毛蚶造成 292301 人感染甲肝病例事件，以及 2020 年 8 月安徽省淮南市寿县通报出现的洪灾污染水源引发的 493 人次感染志贺菌病疫情，均属于食源性肠道传染病。

食物中毒的发生常因生产、生活饮食习惯和自然条件的不同，流行特点有一定差别。这些因素的差别和变动，使食物中毒的发生在多发种类、多发季节、多发地区及多发单位等方面常具有一定的特点和规律。

我国发生的食物中毒，无论从发生的起数和患病人数，均以细菌性食物中毒占绝大多数，且常以肉、鱼为主要致病食品，奶蛋类次之。细菌性食物中毒中，又以沙门菌属引起者最多，在东南沿海地区副溶血性弧菌食物中毒也占较大比例。细菌性食物中毒，一般病死率低。非细菌性食物中毒发生虽少，但病死率常较高。

食物中毒的发生通常有明显的季节性，因气温高利于微生物生长繁殖和产生毒素，所以多集中于气候炎热季节，我国中部和北部一般以 5～10 月较多。有毒动植物的生长、采集或捕获亦常多于此期间内，也是形成高发的因素。某些食物有一定的地区特点，如肉毒中毒在我国大部分省市极为少见，而新疆、西藏等西北地区则因有自制发酵豆制品、肉制品的习惯，此类中毒较多发生；东北某些农村地区习惯食用"酵米面"，广东、广西、湖南、江西、贵州、云南等南方省份大量食用米粉等淀粉类制品，包括长时间浸泡银耳、木耳凉拌食用等，极易污染细菌产生米酵菌酸和黄毒素；长江中下游一带多产野生河豚；浙江、福建、广东等沿海水域污染较其他地区严重，加上当地有爱食海鲜习俗，食用织纹螺、贝类及珊瑚鱼类引发的生物毒素中毒多发；江浙一带有养殖食用小龙虾的传统；森林山区多采食蕈类；广东、广西、福建等地多种木薯等，从而形成了各地区多发某类食物中毒的条件。野菜中毒和农药中毒一般多散发于农村和市郊，广东地区有自制凉茶和药酒的习惯，误食有毒植物事件时有发生。

近些年来，随着人们生活水平提高，一些新发种类食物中毒开始出现，例如 2010 年的南京"小龙虾"事件。中国疾病预防控制中心确定发生在南京的进食小龙虾后出现横纹肌溶解综合征的病例属于国际上被称为"哈夫（Haff）病"的食源性疾病，医学上也叫海鲜相关横纹肌溶解综合征，因此进食小龙虾后发生的这种疾病也称为小龙虾相关横纹肌溶解综合征。小龙虾本身成分并不能引发病症，而是生长在某些水域的小龙虾富集其他生物产生的毒素的结果，这种毒素是获得性毒素且不会因烹饪而消解。热带水域珊瑚鱼中常含有的雪卡毒素也属于获得性毒素，是由有毒藻类产生的一种海洋藻类毒素，当珊瑚鱼摄食有毒藻类后即可在体内积累富集，生物氧化代谢后成为毒性更强的毒素。每年3～4月份繁殖季珊瑚鱼体内聚集的雪卡毒素最多。有超过400多种鱼类可能蓄积雪卡毒素，可能含雪卡毒素的可食鱼类有石斑鱼（如西星斑、燕尾星斑、老虎斑、东星斑、苏眉）、梭鱼、黑鲈和真鲷等。受全球变暖、人类生产活动以及国际贸易发展等因素的影响，雪卡毒素正逐渐成为影响世界性的健康问题。主要分布于我国浙江、福建、广东等沿海地区的织纹螺也是带有获得性神经麻痹毒素的一种水产生物。国家有关部门明确要求，任何食品生产经营单位不得采购、加工和销售织纹螺。上述几种获得性生物毒素对热稳定，煮沸、盐腌、日晒等均不能将其破坏。

食源性细菌及病毒造成食物中毒通常有三个方面的条件，第一是食用或者饮用受污染的食品或水，第二是接触受污染的物体表面，第三是接触过细菌、病毒的携带者尤其是食品从业者。国内近些年来报道过多起因餐饮加工人员带菌引发就餐人员出现沙门氏菌、金葡菌等细菌性食物中毒事件。

（3）食物中毒的分类。食物中毒分类一般多采用病原分类法，较多见的食物中毒分类如下。

① 细菌性食物中毒。是食物中毒中最多见的一类，包括细菌和细菌产生的毒素造成的食物中毒。细菌性食物中毒主要有以下特点。

a. 发病率高，病死率低，一般病程短、恢复快、预后好。但李斯特菌食物中毒、耶尔森菌食物中毒、肉毒梭菌食物中毒、椰毒假单胞菌酵米面亚种几种食物中毒病死率可高达20%～30%。以肉毒梭菌中毒为例，中毒食物的病源肉毒梭状芽孢杆菌广泛存在于自然界和动物的排泄物中，可通过不同途径污染食品，一旦条件适宜即可生长、繁殖、产生强烈神经外毒素，是已知生物毒素中最强的一种。2014年8月，四川省阿坝州金川县俄热乡发生20名藏民食用"臭肉"中毒的事件。藏区农牧民都有制作风干牛肉、风干猪肉、香猪腿的习惯，在制作过程中如果肉被肉毒杆菌污染，制作后肉未风干彻底，储存时挤压造成厌氧环境下肉毒杆菌迅速生长繁殖，再加上当地农牧民有生食风干肉的习惯，或者食用前未煮熟、煮透，极易发生肉毒中毒。肉毒梭菌中毒还多发于自制面酱、豆腐乳、豆瓣酱，近些年来新疆、青海等西北地区多有报道。四川省凉山州还曾报道因食用野兔引发耶尔森氏菌属中假结核耶杆菌食物性中毒性疾病发生，共发病37例，其中死亡2例，死亡率也较高。

b. 有明显的季节性，高发于夏秋季，与高温高湿环境易于细菌生长繁殖有关，但其他季节也可发生，例如冬天供暖室温偏高时，细菌仍然易于生长繁殖。2020年10月5日，黑龙江9人在家中共同食用了已在冰箱冷冻1年被椰毒假单胞菌污染产生米酵菌酸毒素的自制"酸汤子"（玉米经发酵加工的面条）后中毒死亡。

c. 动物性食品、凉菜是引起细菌性食物中毒的主要食品，剩米饭、米糕等植物性食品常引起蜡样芽孢杆菌、葡萄球菌肠毒素食物中毒。近些年来，低温冷藏类方便食品（盒饭等）以及冷加工糕点等工业化即食类产品成为细菌性食物中毒常见食品。2017年7月，上海某餐饮管理有限公司超中央厨房许可范围加工即食类奶油芝士酱，加工过程中污染沙门菌，成品配送至下设网红门店餐厅，引发大批人群食用后发生沙门菌食物中毒。2019年10月，江西某食品公司冷加工糕点生产过程中机器设备出现故障，在两款产品的馅料生产过程中，工作人员未按规程操作，导致生料混入熟料，馅料被肠炎沙门菌污染，造成多家门店消费者食用后出现中毒。

d. 多发生于集体用餐单位，其中各类学校食堂、工地食堂最为多见，其次是流动人口密集区域的餐馆和配餐单位；随着食品工业和食品消费行业的迅速发展，一些新型食品经营业态也成为细菌性食物中毒高危行业，包括前述的前店后厂式制售、中央厨房、网络经营等。

e. 发生需要三个条件：一是直接入口食品被致病菌污染；二是被致病菌污染的食品在较高的温度下存放，食品中充足的水分、适宜的 pH 值及营养条件使致病菌大量生长繁殖或产生毒素；三是食用前未被彻底加热。

f. 临床症状分胃肠型和神经型，以消化道症状为主。常见的细菌性食物中毒及中毒食品见表 3-6。

表 3-6 常见的细菌性食物中毒及中毒食品

致病源	常见中毒食品
沙门菌属	肉、禽、蛋、鱼、奶类及其制品等
副溶血性弧菌	海产品、卤菜、咸菜等
金黄色葡萄球菌	奶、蛋及其制品、糕点、熟肉等
路邓葡萄球菌*	肉类食品
白色葡萄球菌*	肉类食品
肉毒梭菌	发酵豆、谷类制品（面酱、臭豆腐）、肉制品、低酸性罐头等
大肠埃希菌（产肠毒素型 ETEC、肠道侵袭型 EIEC、肠道致病型 EPEC、肠道出血型 EHEC、肠聚集性黏附型 EAEC）	熟肉制品、蛋及其制品、奶、奶酪、蔬菜、水果、饮料等
产气荚膜梭菌	肉类、水产品、熟食、奶等
蜡样芽孢杆菌*	剩米饭、剩菜、凉拌菜、奶、肉、豆制品等
志贺菌	含水量高的食品、熟食品，冷盘和凉拌菜等
单核细胞增生李斯特菌	禽蛋类、奶、肉及其制品、水果、蔬菜等
变形杆菌*	动物性食品和豆制品、凉拌菜等
椰毒假单孢菌酵米面亚种（米酵菌酸）	玉米面制品、银耳、木耳、淀粉类制品等
其他致病性弧菌（河弧菌、创伤弧菌、拟态弧菌、霍利斯弧菌、溶藻弧菌、海鱼弧菌、弗尼斯弧菌）	生的或未煮熟的鱼、贝类海产品等
耶尔森菌	包括鼠疫耶氏菌、小肠结肠炎耶氏菌与假结核耶氏菌等十余个菌种。天然寄居在多种动物体内，如猪、鼠、家畜等，通过污染食物（牛奶、猪肉等）和水经粪—口途径感染或因接触染疫动物而感染
恶臭假单胞菌*	被污染的水与食品
气单胞菌属*	不当食用被污染的畜产品、水产品和饮用被污染的水等不洁饮食史
阴沟肠杆菌*	被污染的水与食品
空肠弯曲菌	水、各类食品
肠球菌属*	冬春季节污染肉类和乳类食品

续表

致病源	常见中毒食品
产酸克雷伯菌 *	各类食品
弗劳地枸橼酸杆菌 *	
绿脓杆菌 *	
雷极氏普罗威登斯菌 *	
甲乙型溶血性链球菌	
β溶血性链球菌	
施万菌属(海藻施万菌、腐败施万菌)	
粪产碱杆菌	
缓慢爱德华菌	
阪崎肠杆菌	婴幼儿配方乳粉
平酸菌	罐头食品
布鲁菌	乳制品与肉制品

注：1. ETEC 为肠毒性大肠杆菌，EIEC 为肠道侵袭性大肠杆菌，EPEC 为肠道病原性大肠杆菌，EHEC 为肠道出血性大肠杆菌，EAEC 为肠黏附性大肠杆菌。

2. 标注"*"为条件致病菌。

② 动物性食物中毒。指将天然含有有毒成分的动物或动物的某一部分当做食品，在一定条件下产生大量有毒成分的动物性食品而引起的食物中毒，发病率与病死率均较高。主要有两大类食品：一是天然含有有毒成分的动物性食品；二是在一定条件下产生大量有毒成分的动物性食品。我国主要是河豚中毒。发病特点包括：a. 中毒多以家庭散发为主，有一定的区域性，河豚中毒多发生在沿海地区，鱼胆中毒多发生在南方地区；b. 中毒病人食用了某种可能含有毒素的动物或动物的某一部分，如河豚、贝类、动物甲状腺及肝脏等；c. 动物形态学鉴定对最终诊断具有重要意义；d. 一般潜伏期较短，临床表现因动物所含毒素不同有较大差别；e. 除含高组胺鱼类毒素可以通过抗组胺类药物对症治疗外，对其他动物性毒素类造成的神经系统症状一般无解毒治疗方法，因此死亡率较高。

常见动物性食物中毒及中毒食品见表 3-7。

表 3-7　常见动物性食物中毒及中毒食品

致病源	常见中毒食品
河豚毒素	河豚、圆尾鲎、南方鲎、织纹螺、云斑裸颊虾虎鱼
高含量组胺	青皮红肉鱼类，如鲭鱼、鲐鱼、金枪鱼、黄鳝等；蚕蛹；蝗虫
麻痹性、腹泻性贝类毒素	贝类；常见带毒的织纹螺有光织纹螺、节纹螺、西格织纹螺、半褶织纹螺、红带织纹螺等，以及花甲、青口、赤贝、带子等
甲状腺素	未摘除甲状腺的血脖肉、喉头气管、混有甲状腺的修割碎肉等
鱼胆毒素	青鱼、草鱼、白鲢、鲈鱼、鲤鱼、鳊鱼等的鱼胆
蟾蜍毒素	煮熟的蟾蜍(特别是头和皮)
雪卡毒素	热带珊瑚鱼、热带海域其他鱼类(海鳗等)
痉挛毒素、鱼油毒素等	鲨鱼、鲅鱼、鲤鱼、鳕鱼、鲟鳇鱼、金枪鱼、鲸鱼等鱼肝
猪肾上腺素	未摘除肾上腺的猪腰子、混有肾上腺的碎肉
未知生物毒素	水产品(包括海、淡水)，如小龙虾等
海兔毒素	海兔

致病源	常见中毒食品
Chelonitoxism 毒素	玳瑁海龟
未知生物毒素	翻车鱼
鱼卵毒素	青海湖裸鲤石斑鱼、鲴鱼、云南光唇鱼、鲶鱼及其他有毒鱼卵
螨虫	动物性食品

③ 植物性食物中毒。指食用植物性有毒食品如毒蕈、木薯、豆角、发芽马铃薯、山大茴、鲜黄花菜等引发的食物中毒，发病特点因引起中毒的食品种类而异。豇豆、瓠瓜、扁豆（四季豆）等含有皂素和植物血凝素等天然毒素，这两种毒素要经过较长时间的加热才能被破坏。如果加工时没有完全熟透即食用，就会引起中毒。早期症状通常是恶心、呕吐等，随后会出现腹泻、腹痛，还会伴有头晕、头痛、四肢麻木的感觉，严重者可出现脱水、休克、呼吸麻痹等症状。鲜黄花菜含有秋水仙碱，人食用后可引起胃肠道等中毒症状，但晾晒后可去除有毒成分。2014 年 1 月 6 日厦门市发生一起因食用腐败变质南瓜引起的亚硝酸盐中毒事件，死亡一人。调查中发现南瓜因含糖量高，存放时间久了瓜瓤会经无氧酵解产生酒精，而破损的南瓜瓜瓤会进行有氧酵解，从而产生大量的亚硝酸盐，造成食用者中毒。常见植物性食物中毒及中毒食品见表 3-8。

表 3-8　常见植物性食物中毒及中毒食品

致病源	常见中毒食品
菜豆外源凝集素	菜豆（又叫扁豆、四季豆、芸豆、刀豆等）
龙葵素	发芽马铃薯
脲酶	生豆浆
秋水仙碱	新鲜黄花菜（金针菜、萱菜）
生物碱	灰菜、苋菜、刺菜、马齿苋、荠菜，杨树叶、榆树叶、槐树叶等
番薯酮和番薯酮醇	黑斑甘薯（红薯）
含氰苷类植物	苦杏仁、桃仁、李子仁、枇杷仁、苹果仁、杨梅仁、樱桃仁、亚麻仁、木薯等
桐油酸	桐油
氢氰酸	生白果
茄碱	西红柿
毒蘑菇	胃肠中毒型：红菇属、乳菇属、口蘑属、枝瑚菌属、牛肝菌属、粉褶菌属、蘑菇属等；神经精神型：黄丝盖伞、裂丝盖伞、星孢丝盖伞、紫丝盖伞、茶褐丝盖伞、白霜杯伞、毒杯伞等；多脏器官损害型：含鹅膏毒肽、鬼笔毒肽、毒伞肽、丝膜菌毒素的蘑菇，如鹅膏属的毒鹅膏、白毒伞、鳞柄白毒伞、灰花纹鹅膏、致使鹅膏和黄盖鹅膏白色变种等，另外还有盔孢伞属和环柄菇属等毒蘑菇；溶血型：鹿花菌
棉酚	粗制棉籽油
含阿托品类生物碱的植物	曼陀罗、花仙子等叶子、花朵、果实和种子
毒芹碱、甲基毒芹碱和毒芹毒素	野芹菜
葫蔓藤碱	断肠草
乌头碱	生草乌、生川乌
碱糖甙毒素	苦瓠瓜
有毒蛋白苍耳甙	苍耳的子与实

致病源	常见中毒食品
麻风树毒素	麻风果仁
前列腺素（PG）	江篱（俗称发菜、龙须菜、青丝菜、蚝菜）
豆薯甙	白地瓜子
皂苷，金雀花碱	紫藤根与种子
马桑毒素	马桑果
亚硝酸盐	集中大量摄入或食入不新鲜的荠菜、菠菜、小白菜
木藜卢毒素	含有博落回、藜芦、喜树、雷公藤、草乌花、昆明山海棠、马桑花等花粉成分的蜂蜜
大麻酚	大麻子油（小麻子油）中毒

④ 化学性食物中毒。指食用化学性有害食品引起的食物中毒，其中砷、锌、亚硝酸盐及农药污染造成的食物中毒较为常见。该类中毒发病的季节性、地区性不明显，但发病率和病死率均较高。以亚硝酸盐为例，在餐饮环节误用或者人为故意使用造成中毒时有发生。针对上述情况，2012 年 5 月原卫生部、原国家食药监管局联合下发公告，禁止餐饮服务单位采购、储存、使用食品添加剂亚硝酸盐（亚硝酸钠、亚硝酸钾）。国内一些地区也纷纷出台防控措施，包括地方立法或规范性文件。如深圳市 2014 年 6 月 1 日颁布实施《深圳市亚硝酸盐监督管理若干规定》，其中明确要求：销售亚硝酸盐应当依法取得安全生产行业监管部门核发的危险化学品经营许可证。近些年来，因水源污染造成大面积人群中毒事件开始多发，包括集中式供水和二次供水均有报道。如深圳 2015 年、2018 年均有报道发生此类中毒。其中 2018 年 9 月龙岗区某单位中央空调冷却塔储水箱水管受损，冷却水进入商铺的市政供水管，导致水中亚硝酸盐超标，共有 20 名消费者食用了受污染水制作的食品后出现中毒。常见化学性食物中毒及中毒食品见表 3-9。

表 3-9 常见化学性食物中毒及中毒食品

致病源	常见中毒食品
有机磷农药	被污染食品
除草菊酯类农药	
氨基甲酸酯类农药	
二甲苯类杀虫剂	
有机硫杀菌剂	
磷酸二氢钾（化肥）	
磷化锌（粮食熏蒸剂）	
磷化铝（粮食熏蒸剂）	
烷基苯磺酸钠（洗涤剂）	
砷化物	
烟碱	
巴比妥类药物	
扑尔敏	
萘	
柴油污染	
硅酸镁	

致病源	常见中毒食品
三甲基氯化锡	被污染食品（水）
亚硝酸盐	腐烂、存放或腌制过久的蔬菜，腊肠、腊肉、火腿等，误用及污染生活用水加工的食品
铅	使用氧化铅（铅丹）加工的含铅过多的松花蛋，或将醋酸铅当食用碱加工的食品
汞	工业"三废"污染和含汞农药污染了的食物，如水生生物鱼等
钡盐	盐井卤水（含钡的）、其他污染食品等
甲醇	假酒、自制酒
过氧化物、酮和醛酸类物质	酸败油脂
甲醛	违规作为食品添加剂使用加工的食品
硼砂	违规作为食品添加剂使用加工的食品
工业用色素（油溶黄）	违规作为食品添加剂使用加工的食品
毒鼠强（四亚甲基二砜四胺）	人为污染的食品
氟乙酰胺（又名敌蚜胺、氟素儿）和氟乙酸钠	
可乐定	
阿托品	病死畜肉
盐霉素	含盐霉素畜肉或误用作淀粉加工食品
陆眠灵	含陆眠灵的畜肉
氟硅酸钠	误用作小苏打等加工的食品

⑤ 真菌性食物中毒。指食用被真菌及其毒素污染的食物而引起的急性疾病，主要有霉变甘蔗中毒、黄曲霉、杂色曲霉（污染小麦、玉米、大米、花生、大豆）、赭曲霉毒素 A、展青霉（霉烂苹果）、伏马菌素（污染玉米）、玉米赤霉烯酮（赤霉病麦）、单端孢霉烯族化合物麦角毒素、黄变米毒素等。特点如下：

a. 中毒发生主要通过被真菌污染的食品，其发病率较高，死亡率也较高；

b. 一般的烹调和加热处理不能破坏食品中的真菌毒素；

c. 没有传染性和免疫性，因真菌毒素分子量小对机体不产生抗体；

d. 真菌生长繁殖及产生毒素需要一定的温度和湿度，因此中毒往往有明显的季节性和地区性。

常见真菌毒素食物中毒及中毒食品见表 3-10。

表 3-10　常见真菌毒素食物中毒及中毒食品

致病源	常见中毒食品
脱氧雪腐镰刀菌烯醇（呕吐毒素）	小麦、大麦、燕麦、玉米等谷物
霉变甘蔗（3-硝基丙酸）	甘蔗
黄曲霉毒素	大米、花生、玉米、棉籽油
杂色曲霉素	大米、玉米、小麦、花生和黄豆
赭曲霉毒素	玉米、大豆、燕麦、大麦、花生、火腿、柠檬类水果

续表

致病源	常见中毒食品
棒曲霉毒素	大麦、小麦、面包、香肠、水果（香蕉、梨、菠萝、葡萄）等。腐烂的苹果中含量尤高
单端孢霉烯族毒素	小麦、大麦、玉米
玉米赤霉烯酮	玉米和玉米制品，小麦、高粱、大米、蚕豆、芝麻、甜菜、甘薯
伏马菌素	玉米和玉米制品，大米、高粱、啤酒
展青霉素	水果、浆果、蔬菜、面包和肉类制品
串珠镰刀菌素	玉米
禾谷镰刀菌素	小麦
麦角生物碱	黑麦、小麦、高粱
黄变米毒素	大米、小麦、燕麦
青霉酸	玉米、青豆、高粱、大麦、燕麦

⑥ 寄生虫与病毒引起的食源性疾病。严格意义上来讲，寄生虫与病毒引发的食源性疾病不应属于食物中毒范畴，但近些年来国内一些地区集中暴发过此类食源性疾病，易与食物中毒混淆。2006 年 8 月北京市部分餐饮单位因加工淡水螺福寿螺时加热程度不够，导致螺肉中广州管圆线虫未被杀死，引起广州管圆线虫病暴发，累计共有 87 名就餐者因食用凉拌螺肉染上广州管圆线虫病。较为典型的寄生虫与病毒引起的食源性疾病见表 3-11。

表 3-11　较为典型的寄生虫与病毒引起的食源性疾病

致病源	常见致病食品
旋毛虫	动物生或半生肉、生内脏
猪带绦虫	猪生或半生肉、生内脏
牛带绦虫	牛生肉或半生肉、生内脏
短膜壳绦虫	动物生或半生肉、生内脏
亚洲带绦虫	动物生内脏、生肉
猪囊尾蚴	动物生肉或半生肉、内脏
广州管圆线虫	福寿螺、褐云玛瑙螺、蛞蝓、皱疤坚螺、短梨巴蜗牛、中国圆田螺和方形环棱螺等中间宿主
华支睾吸虫	生淡水鱼和虾
并殖吸虫（肺吸虫）	生淡水虾、蟹
徐氏拟裸茎吸虫	生牡蛎
曼氏裂头蚴	蛇、蛙多见，偶见鸟类、猪（均为第二中间宿主）；误食含有被感染剑水蚤的生水（为第一中间宿主）
弓形虫	温血动物和禽类的肉、蛋
诺瓦克病毒	粪口途径传播，被病毒污染的食物如牡蛎、冰、鸡蛋、色拉及水等常引起暴发性胃肠炎流行，其中生吃贝类食物是导致诺瓦克病毒胃肠炎暴发流行的最常见原因
轮状病毒	粪口途径传播
诺如病毒	粪口途径传播，被病毒污染的食物及水等，也可通过气溶胶传播，常引起暴发性胃肠炎流行

三、食品安全事故的分级

依据 2011 年国务院食品安全委员会修订颁布的《国家食品安全事故应急预案》，食品安全事故按性质、危害程度和涉及范围分为四级，即特别重大食品安全事故（Ⅰ级）、重大食品安全事故（Ⅱ级）、较大食品安全事故（Ⅲ级）和一般食品安全事故（Ⅳ级），食品安全事故分级以外的一般规定作为食品安全事件处置。核定为特别重大食品安全事故，报经国务院批准并宣布启动Ⅰ级响应后，指挥部即成立运行，组织开展应急处置。重大、较大、一般食品安全事故分别由事故发生地的省、市、县级人民政府启动相应级别响应，成立食品安全事故应急处置指挥机构进行处置。必要时上级人民政府派出工作组指导、协助事故应急处置工作。食源性疾病中涉及传染病疫情的，按照《传染病防治法》和《国家突发公共卫生事件应急预案》等相关规定开展疫情防控和应急处置。对于未达到一般食品安全事故（Ⅳ级）标准且致病原因基本明确的食品安全事故，一般均由事发地有关部门按照《食品安全法》第一百零五条的规定处理。

目前国内不同区域以及不同行业所设定的食品安全事故等级划分有所差异。表 3-12～表 3-15 为北京、上海、天津、江苏、广州、杭州六省市级食品安全委员会公布的《食品安全事故应急预案》中的食品安全事故等级划分内容。

表 3-12　六省市特别重大（Ⅰ级）食品安全事故

地区	特别重大（Ⅰ级）食品安全事故
北京	(1)对包括北京在内的 2 个以上省(区市)造成严重威胁，并有进一步扩散趋势的；(2)超出本市处置能力的；(3)发生跨境(我国香港、澳门、台湾)、跨国食品安全突发事件且涉及本市,造成特别严重社会影响的；(4)国务院认为需要由国务院或国务院授权有关部门负责处置的
上海	(1)受污染食品流入 2 个以上省份或国(境)外(含香港、澳门、台湾),造成特别严重健康损害后果的；或经评估认为事故危害特别严重的；(2)1 起食品安全事故出现 30 人以上死亡的；(3)党中央、国务院认定的其他特别重大级别食品安全事故
天津	(1)受污染食品流入 2 个(含)以上省份或国(境)外(含香港、澳门、台湾),造成特别严重健康损害或事件危害特别严重的；(2)1 起食品安全事故出现 30 人(含)以上死亡的；(3)涉及多个省份或国(境)外(含港澳台地区),已经或可能造成严重危害或严重不良影响,经评估认为应当在国家层面采取应急措施应对的食品安全舆情事件；(4)超出本市处置能力的；(5)国务院认定的其他特别重大级别食品安全事故
江苏	(1)事故影响范围涉及 2 个以上省份或国(境)外(含香港、澳门、台湾),造成特别严重健康损害后果的；或经评估认为事故危害特别严重的；(2)一起食品安全事故出现 30 人以上死亡的；(3)国务院认定的其他特别重大级别食品安全事故
广州	(1)事故危害特别严重,对 2 个以上省份造成严重威胁,并有进一步扩散趋势的；(2)超出事发地省级人民政府处置能力水平的；(3)发生跨境(包括港澳台地区)食品安全事故,造成特别严重社会影响的；(4)国务院认为需要由国务院或国务院授权有关部门负责处置的
杭州（旅游）	(1)事故危害特别严重,对全省及其他省(自治区、直辖市)造成严重威胁,并有进一步扩散趋势的；(2)发生跨地区(香港、澳门、台湾)或跨国食品安全事故,造成特别严重社会影响的；(3)国务院认定的其他特别重大食品安全事故

表 3-13　六省市重大（Ⅱ级）食品安全事故

地区	重大（Ⅱ级）食品安全事故
北京	(1)病患人数 100 人以上并且出现死亡病例的；(2)出现 10 人以上死亡病例的；(3)涉及 2 个以上区县范围,超出区县政府处置能力的；(4)市政府认定的其他重大食品安全突发事件
上海	(1)受污染食品流入 2 个以上区,造成或经评估认为可能造成对社会公众健康产生严重损害的食品安全事故；(2)发现在我国首次出现的新的污染物引起的食品安全事故,造成严重健康损害后果,并有扩散趋势的；(3)1 起食品安全事故涉及人数在 100 人以上并出现死亡病例；或出现 10 人以上、29 人以下死亡的；(4)市委、市政府认定的其他重大级别食品安全事故

地区	重大（Ⅱ级）食品安全事故
天津	（1）受污染食品涉及本市2个（含）以上区，造成或经评估认为可能造成对社会公众健康产生严重损害的食源性疾病的；（2）发现在我国首次出现的新的污染物引起的食源性疾病，造成严重健康损害后果，并有扩散趋势的；（3）1起食品安全事故涉及人数在100人（含）以上并出现死亡病例，或出现10人（含）以上死亡、29人（含）以下死亡的；（4）在本市行政区域内已经或可能造成重大危害或重大不良影响，经评估认为应当在市级层面采取应急措施应对的食品安全舆情事件；（5）市政府认定的其他重大级别食品安全事故
江苏	（1）事故影响范围涉及2个以上设区市，造成或经评估认为可能造成对社会公众健康产生严重损害的食品安全事故；（2）发现在我国首次出现的新的污染物引起的食品安全事故，造成严重健康损害后果，并有扩散趋势的；（3）一起食品安全事故造成健康损害人数在100人以上并出现死亡病例；或出现10人以上、30人以下死亡的；（4）省政府认定的其他重大级别食品安全事故
广州	（1）事故危害严重，影响范围涉及省内2个以上地级以上市行政区域的；（2）1起食物中毒事故中毒人数100人以上，并出现死亡病例的；（3）1起食物中毒事故造成10例以上死亡病例的；（4）省政府认定的重大食品安全事故
杭州（旅游）	（1）事故危害严重，影响范围涉及省内其他市级行政区域的；（2）超出市政府应急处置能力水平的；（3）造成伤害人数100人以上，并出现死亡病例的；（4）造成10例以上死亡病例的；（5）省政府认定的其他重大食品安全事故

表3-14 六省市较大（Ⅲ级）食品安全事故

地区	较大（Ⅲ级）食品安全事故
北京	（1）事件影响范围涉及整个区县，给人民群众食品安全带来严重危害的；（2）病患人数100人以上，但未出现死亡病例的；（3）出现10人以下死亡病例的；（4）市食品安全委员会办公室认定的其他较大食品安全突发事件
上海	（1）受污染食品流入2个以上区，可能造成健康损害后果的；（2）1起食品安全事故涉及人数在100人以上；或出现死亡病例的；（3）市委、市政府认定的其他较大级别食品安全事故
天津	（1）受污染食品流入本市1个区行政区域内2个（含）以上乡镇、街道，已造成严重健康损害后果的；（2）1起食品安全事故涉及人数在100人（含）以上，或出现9人（含）以下死亡病例的；（3）在区范围内已经或可能造成较大危害或较大不良影响的食品安全舆情事件；（4）区人民政府认定的其他较大级别食品安全事故
江苏	（1）事故影响范围涉及2个以上县（市、区），已造成严重健康损害后果的；（2）一起食品安全事故造成健康损害人数在100人以上；或出现10人以下死亡病例的；（3）设区市人民政府认定的其他较大级别食品安全事故
广州	（1）事故影响范围涉及地级以上市行政区域内2个以上县级行政区域，给人民群众饮食安全带来严重危害的；（2）1起食物中毒事故中毒人数在100人以上；或出现死亡病例的；（3）市（地）级以上人民政府认定的其他较大食品安全事故
杭州（旅游）	（1）事故影响范围涉及市内2个以上区、县（市）行政区域，给公众饮食安全带来严重危害的；（2）造成伤害人数100人以上，或者造成伤害人数100人以下并出现死亡病例的；（3）市政府认定的其他较大食品安全事故

表3-15 六省市一般（Ⅳ级）食品安全事故

地区	一般（Ⅳ级）食品安全事故
北京	（1）事件影响范围涉及一个区县行政区域内2个以上街道（乡镇），给人民群众食品安全带来危害的；（2）病患人数30人以上、100人以下，未出现死亡病例的；（3）区县政府认定的其他一般食品安全突发事件
上海	（1）存在健康损害的污染食品，造成健康损害后果的；（2）1起食品安全事故涉及人数在30人以上、99人以下，且未出现死亡病例的；（3）区委、区政府认定的其他一般级别食品安全事故
天津	（1）存在健康损害的受污染食品，已造成严重健康损害后果的；（2）1起食品安全事故涉及人数在30人（含）以上、99人（含）以下，且未出现死亡病例的；（3）在区范围内已经或可能造成一般危害或一般不良影响的食品安全舆情事件；（4）区人民政府认定的其他一般级别食品安全事故
江苏	（1）存在健康损害的污染食品，在1个县（市、区）行政区内已造成严重健康损害后果的；（2）一起食品安全事故造成健康损害人数在30人以上、100人以下，且未出现死亡病例的；（3）县（市、区）人民政府认定的其他一般级别食品安全事故

续表

地区	一般（Ⅳ级）食品安全事故
广州	(1)食品污染已造成严重健康损害后果的；(2)1起食物中毒事故中毒人数在99人以下，且未出现死亡病例的；(3)县级以上人民政府认定的其他一般食品安全事故
杭州（旅游）	(1)事故影响范围涉及区、县(市)行政区域内2个以上乡镇，给公众饮食安全带来严重危害的；(2)造成伤害人数30～99人，未出现死亡病例的；(3)区、县(市)政府认定的其他一般食品安全事故

四、食品安全事故的特点

1. 突发性和意外性

大部分食品安全事故形成前存在预兆，往往以某一事件为契机，通过偶然或独特的形式表现出来，政府机构可以事先发布预警，及时启动应急响应。但由于该类事故发生的准确时间、地点通常具有不可预见性，因此具有某种程度上的突发性和意外性。

2. 严重的群体危害性

食品安全事故经常同时波及多人甚至共同生活或工作的群体，造成一系列社会危害，如人身伤害、财产损失、企业或政府信用危机等，严重破坏经济秩序和社会稳定，处置不当甚至会影响到国家安全。

3. 无序性和隐蔽性

与严重急性呼吸综合征、新冠肺炎等传染性疾病相比，食品安全事故没有人与人之间的传染，因此往往缺乏规律，由于很多事故因子以前从未发现过，前期也无法准确判定，造成应对阶段具体方法、措施无章可循、处置期间直接、次生、衍生后果不可预见。以食物中毒为例，其时间与发病人数关系曲线没有传染性疾病流行时的发病曲线余波，而通常为非线性的S形，难以预测后续的发展趋势。

4. 敏感性和关注性

"民以食为天"，由于我国的食品安全已经处于由主要解决食品供需安全的时期转向主要解决食品质量安全的时期，公众的自我保护意识逐渐提高，政府和媒体对于食品安全问题越来越关注。近年来一些重大食品安全事件的频繁发生，包括棉花肉松、苏丹红鸭蛋、硫氰酸钠高钙奶、问题辣条等，导致大众对企业、政府部门的信任度逐渐降低，对安全风险感知则逐渐提高，媒体及舆论方面过度的关注和敏感，极易引发舆情，不利于社会的稳定。

5. 综合性和系统性

为保证食品安全事故有效及时正确应对，各级各地政府多依照《突发事件应对法》《突发公共卫生事件应急条例》以及《突发事件应急预案管理办法》等，预先制定工作方案作为应急预案，强化系统性与综合性，以便依法、迅速、科学、有序地应对突发事件，最大限度减少突发事件及其造成的损害。

第二节 食品安全事故应急

一、概述

1. 定义

食品安全事故应急，是指政府有关部门针对突发食品安全事故产生的危害和影响，进行及时快速地处置和科学的应对，争取最大限度地降低食品安全事故的巨大威胁。

2. 依据

食品安全事故应急处置的主要依据见表 3-16。除表 3-16 外，还包括中共中央、国务院《关于深化改革加强食品安全工作的意见》及国务院制定颁布的《"十三五"国家食品安全规划》等政策文件等。

表 3-16　我国食品安全事故应急处置的主要依据

类别	名称
法律	《中华人民共和国食品安全法》《中华人民共和国突发事件应对法》《中华人民共和国传染病防治法》《中华人民共和国动物防疫法》《中华人民共和国农产品质量安全法》《中华人民共和国产品质量法》
行政法规	《中华人民共和国食品安全法实施条例》《突发公共卫生事件应急条例》《中华人民共和国进出口商品检验法》《中华人民共和国进出境动植物检疫法》《中华人民共和国国境卫生检疫法》《国务院关于加强食品等产品安全监督管理的特别规定》《生猪屠宰管理条例》《突发事件应急预案管理办法》
规章	《出入境口岸食品卫生监督管理规定》《餐饮服务食品安全监督管理办法》
规范性文件	《国家食品安全事故应急预案》《国家重大食品安全事故应急预案》《突发公共卫生事件与传染病疫情监测信息报告管理办法》《国家突发公共事件总体应急预案》《国家突发公共卫生事件应急预案》《卫生部突发中毒事件卫生应急预案》《卫生计生基层机构食品安全工作指南》《全国疾病预防控制机构突发公共卫生事件应急工作规范》《全国疾病预防控制机构卫生应急工作规范(试行)》《食品安全事故流行病学调查工作规范》《食源性疾病监测报告工作规范(试行)》《食品安全事故流行病学调查技术指南》
技术标准	《病原性大肠艾希氏菌食物中毒诊断标准及处理原则》(WS/T 8—1996) 《产气荚膜梭菌食物中毒诊断标准及处理原则》(WS/T 7—1996) 《变形杆菌食物中毒诊断标准及处理原则》(WS/T 9—1996) 《沙门氏菌食物中毒诊断标准及处理原则》(WS/T 13—1996) 《副溶血性弧菌食物中毒诊断标准及处理原则》(WS/T 81—1996) 《葡萄球菌食物中毒诊断标准及处理原则》(WS/T 80—1996) 《蜡样芽孢杆菌食物中毒诊断标准及处理原则》(WS/T 82—1996) 《肉毒梭菌食物中毒诊断标准及处理原则》(WS/T 83—1996) 《霉变谷物中呕吐毒素食物中毒诊断标准及处理原则》(WS/T 11—1996) 《椰毒假单胞菌酵米面亚种食物中毒诊断标准及处理原则》(WS/T 12—1996) 《含氰甙类食物中毒诊断标准及处理原则》(WS/T 5—1996) 《变质甘蔗食物中毒诊断标准及处理原则》(WS/T 10—1996) 《桐油食物中毒诊断标准及处理原则》(WS/T 6—1996) 《曼陀罗食物中毒诊断标准及处理原则》(WS/T 3—1996) 《大麻油食物中毒诊断标准及处理原则》(WS/T 84—1996) 《毒麦食物中毒诊断标准及处理原则》(WS/T 4—1996) 《国境口岸食物中毒应急处理规程》(SN/T 1835—2013) 《急性盐酸克仑特罗中毒事件卫生应急处置技术方案》 《急性致痉挛性杀鼠剂中毒事件卫生应急处置技术方案》 《急性抗凝血类杀鼠剂中毒事件卫生应急处置技术方案》 《急性有机磷酸酯类杀虫剂中毒事件卫生应急处置技术方案》 《急性亚硝酸盐中毒事件卫生应急处置技术方案》 《急性氰化物中毒事件卫生应急处置技术方案》 《急性甲醇中毒事件卫生应急处置技术方案》

3. 食品安全事故应急处置的基本原则

(1) 以人为本，减少危害。把保障公众健康和生命安全作为应急处置的首要任务，最大限度减少食品安全事故造成的人员伤亡和健康损害。

(2) 统一领导，分级负责。按照"统一领导、综合协调、分类管理、分级负责、属地管理为主"的应急管理体制，建立快速反应、协同应对的食品安全事故应急机制。

（3）科学评估，依法处置。有效使用食品安全风险监测、评估和预警等科学手段；充分发挥专业队伍的作用，提高应对食品安全事故的水平和能力。

（4）居安思危，预防为主。坚持预防与应急相结合，常态与非常态相结合，做好应急准备，落实各项防范措施，防患于未然。建立健全日常管理制度，加强食品安全风险监测、评估和预警；加强宣教培训，提高公众自我防范和应对食品安全事故的意识和能力。

4. 食品安全事故应急处置的基本要求

2019年5月9日中共中央、国务院《关于深化改革加强食品安全工作的意见》中，明确提出了强化突发事件应急处置的几点工作要求，包括：修订《国家食品安全事故应急预案》，完善事故调查、处置、报告、信息发布工作程序；完善食品安全事件预警监测、组织指挥、应急保障、信息报告制度和工作体系，提升应急响应、现场处置、医疗救治能力；加强舆情监测，建立重大舆情收集、分析研判和快速响应机制。

（1）制定预案是基础。凡事预则立，不预则废。科学制定、适时演练、及时修订、不断完善食品安全事故应急预案，形成"相互衔接、配套协调、横向到边、纵向到底"的应急预案体系，是做好突发食品安全事应对处置工作的基础环节。依照《食品安全法》第一百零二条第一款规定，食品安全事故应急预案应当对食品安全事故分级、事故处置组织指挥体系与职责、预防预警机制、处置程序、应急保障措施等做出规定。应急预案出台后，还要在应急演练和实战中修订完善，不断提高其可操作性和实用性。

（2）加强储备是保障。手里有粮，心里才不慌。加强应急物资、资金、人员的储备，是做好突发食品安全事故应对处置工作的有力保障。物资储备主要包括运输工具、通信设备、粮食、药品等；每年应视地方财力和突发事件处置需要拿出一定资金，建立应急资金专账，以备急需；人员准备的重点是加强应急救援队伍建设，主要包括调查、处置、医疗救治等应急分队准备，做到"招之即来，来之能战，战之能胜"。

（3）及时报告是关键。突发食品安全事故发生的第一时间，是处置的黄金时间。加强应急值守，按照"快报事实，慎报原因"原则及时报告事故信息，迅速组织应急分队赶赴现场抓紧处置。

（4）科学处置是核心。现场科学处置、控制事态发展、减少损失，是做好突发食品安全事故应对处置工作的核心。一是根据事故的性质（食物中毒或食品污染、食源性疾病等）、程度及规模，迅速出动具备相应处置能力的应急队伍，在第一时间赶到事发现场；二是结合应急预案和现场事态情况，果断科学决策，采取得力有效措施迅速控制局面，这里既包括现场处置，也包括舆情处置；三是坚持"优先救人"的原则，最大限度减少人员伤亡和财产损失；四是超出处置能力的，迅速请求上级部门支援。

（5）善后处理是重点。恢复与重建，以及善后处理是做好食品安全事故应对处置工作的重点。一是应急处理结束后，应及时恢复正常社会秩序；二是做好抚恤、安置等善后工作；三是举一反三，分析评估，总结经验，吸取教训。

二、主要工作内容

1. 编制事故应急预案

《国家食品安全事故应急预案》（以下简称《预案》）于2011年10月5日修订，编制目的和作用是建立健全应对食品安全事故运行机制，有效预防、积极应对食品安全事故，高效组织应急处置工作，最大限度地减少食品安全事故的危害，保障公众健康与生命安全，维护正常的社会经济秩序。《预案》共分总则、组织机构及职责、应急保障、监测预警、报告与评估、应急响应、后期处置和附则七部分。《预案》要求国务院有关食品安全监管部门、地方各级人民政府参照其制定本部门和地方的食品安全事故应急预案。同时，与食品安全事故处置有关的法律法规被修订，部门职责或应急资源发生变化，应急预案在实施过程中出现新情况或新问题时，要结合实际对预案及时修订与完善。《预案》规定有关部门要定时开展食品安全事故应急演练，以检验和强化应急准备和应急响应能力，并通过对演习演练的总结评估，完善应急预案。

2.建立应急管理体制

要建立健全统一领导、综合协调、分类管理、分级负责、属地管理为主的食品安全应急管理体系。体系由领导机构、应急联动机构、指挥机构、专家机构四部分构成。食品安全事故应急管理体系框架见图 3-1。

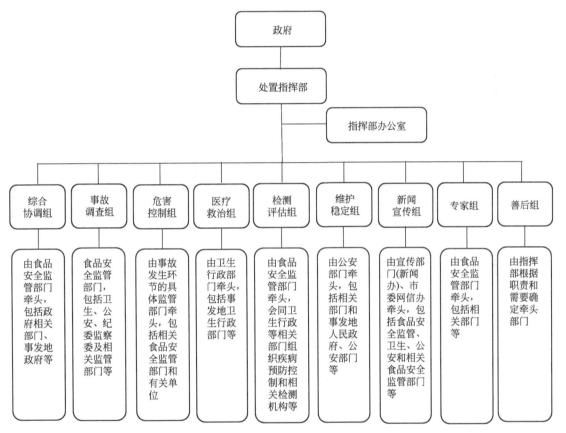

图 3-1 食品安全事故应急管理体系框架

（1）应急处置指挥部。指挥部成员单位根据事故的性质和应急处置工作的需要确定，主要包括食品安全监管、卫生、应急、农业、商务、铁路、粮食、宣传、教育、工信、公安、纪委监察、民政、财政、环保、交通、海关、旅游文化、新闻、民航等部门以及相关行业协会组织。当事故涉及国外、港澳台时，增加外事、侨办、台办等部门为成员单位。由食品安全监管、卫生行政等部门人员组成指挥部办公室。

（2）指挥部职责。指挥部负责统一领导事故应急处置工作；研究重大应急决策和部署；组织发布事故的重要信息；审议批准指挥部办公室提交的应急处置工作报告；应急处置的其他工作。

（3）指挥部办公室职责。指挥部办公室承担指挥部的日常工作，主要负责贯彻落实指挥部的各项部署，组织实施事故应急处置工作；检查督促相关地区和部门做好各项应急处置工作，及时有效地控制事故，防止事态蔓延扩大；研究协调解决事故应急处理工作中的具体问题；向政府、指挥部及其成员单位报告、通报事故应急处置的工作情况；组织信息发布。建立健全多渠道监测预警机制及分工协作机制、定期组织开展食品安全事故应急演练和培训。

（4）成员单位职责。各成员单位在指挥部统一领导下开展工作，加强对事故发生地人民政府有关部门工作的督促、指导，积极参与应急救援工作。

（5）工作组设置及职责。根据事故处置需要，指挥部可下设若干工作组，分别开展相关工作。各工作组在指挥部的统一指挥下开展工作，并随时向指挥部办公室报告工作开展情况。工作组设置以及职责见表 3-17。

表 3-17　应急处置指挥部工作组设置以及职责

组别	职责
事故调查组	由食品安全监管部门牵头，会同公安、纪检监察及相关部门负责调查事故发生原因，评估事故影响，尽快查明致病原因，做出调查结论，提出事故防范意见；对涉嫌犯罪的，由公安部门负责督促、指导涉案地公安机关立案侦办，查清事实，依法追究刑事责任；对监管部门及其他机关工作人员的失职、渎职等行为进行调查。根据实际需要，事故调查组可以设置在事故发生地或派出部分人员赴现场开展事故调查（简称前方工作组）
危害控制组	由事故发生环节的具体监管职能部门牵头，会同相关监管部门监督、指导事故发生地政府职能部门召回、下架、封存有关食品、原料、食品添加剂及食品相关产品，严格控制流通渠道，防止危害蔓延扩大
医疗救治组	由卫生行政部门负责，结合事故调查组的调查情况，制定最佳救治方案，指导事故发生地人民政府卫生健康委员会对健康受到危害的人员进行医疗救治
检测评估组	由卫生行政部门牵头，提出检测方案和要求，组织实施相关检测，综合分析各方检测数据，查找事故原因和评估事故发展趋势，预测事故后果，为制定现场抢救方案和采取控制措施提供参考。检测评估结果要及时报告指挥部办公室
维护稳定组	由公安部门牵头，指导事故发生地人民政府公安机关加强治安管理，维护社会稳定
新闻宣传组	由宣传部门牵头，会同新闻办公室、卫生健康委员会等部门组织事故处置宣传报道和舆论引导，并配合相关部门做好信息发布工作
专家组	负责对事故进行分析评估，对影响范围、发展态势等做出研判，对追溯、召回、封存、阻断问题食品和防治救治等相关工作提出意见建议，为应急响应的调整和解除以及应急处置工作提供决策建议，必要时参与应急处置
善后组	指挥部根据情况确定相应部门牵头开展消除事故影响、恢复秩序工作等。保险机构及时开展应急救援人员保险受理和受灾人员保险理赔工作；造成食品安全事故的责任单位和责任人负责按照有关规定对受害人给予赔偿，承担受害人后续治疗及保障等相关费用

（6）应急处置专业技术机构。医疗、疾病预防控制以及各有关部门的食品安全相关技术机构作为食品安全事故应急处置专业技术机构，负责在食品安全监管部门组织领导下开展应急处置相关工作。

3. 食品安全监测及预警

食品安全预警是指通过对食品安全隐患的监测、追踪、量化分析、信息通报预报等，建立起一整套针对食品安全问题的功能体系。该体系既包括上述的管理体系也包括技术体系，其中食品安全事故监测技术体系包括食品安全检测技术、食品安全控制技术、食品安全溯源与预警和食品安全风险评估等多项内容。通过运行上述体系，对潜在的食品安全问题及时发出警报，从而达到早期预警和控制，降低损失。

目前我国已针对不同食品，通过本底调查、进行对象食品的食用安全性分析评价、在产地布设预警站点、实施食源性危害的预警监测、建设食品安全示范基地等方式，探索出了一些适合某种具体食品在一定范围内的预警保障模式。"十三五"期间，各地各级政府有关部门依照《"十三五"国家食品安全规划》要求，通过提升风险监测和风险评估等能力，全面加强了食源性疾病、食品污染物、食品中有毒物质监测，强化了监测数据质量控制，建立了监测数据共享机制。完善食品安全风险评估体系，通过综合分析监测数据及时评估并发现风险。建立食品安全和农产品质量安全风险评估协调机制，将"米袋子""菜篮子"主要产品纳入监测评估范围。食品污染物和有害因素监测网络覆盖所有县级行政区域并延伸到乡镇和农村，食源性疾病监测报告系统覆盖各级各类医疗机构。

（1）预警监测的原则。一是早预警早控制早处置，有效控制事态发展蔓延。二是对重大、敏感性强的食品安全信息跟踪监测，建立信息通报、分析研判、分级处置机制。

（2）制订并实施预警监测计划。省级以上卫生行政部门会同同级食品安全监督管理部门根据《食品安全法》以及《中华人民共和国食品安全法实施条例》（以下简称《食品安全法实施条例》）的要求制订、实施食品安全风险监测计划或方案，对食源性疾病、食品污染以及食品中的有害因素进行监测。

（3）预警监测的内容。除了实施国家、省级食品安全监测计划、方案的监测结果信息外，还包括广播、电视报刊互联网移动网络等媒体上的食品安全相关舆情信息、食品安全事件发生单位与引发食品安全生产经营单位报告的信息、医疗机构报告的信息、食品安全相关技术机构监测和分析结果、经核实确认的公众举报信息、有关部门通报的食品安全事件信息、日常监督检查和抽样监测中发现的食品安全信息、上级政府部门以及其他国家和地区、机构（包括世界卫生组织等国际机构）通报的信息等。

（4）综合分析预警监测结果。县级以上卫生行政部门会同同级食品安全监督管理等部门建立风险预警监测会商机制，汇总、分析风险监测数据，研判食品安全风险，形成食品安全风险监测分析报告，报本级人民政府；县级以上卫生行政部门将食品安全风险监测分析报告同时报上一级人民政府卫生行政部门。食品安全风险监测结果表明存在食品安全隐患，食品安全监督管理等部门经进一步调查确认有必要通知相关食品生产经营者的应当及时通知。接到通知的食品生产经营者应当立即进行自查，发现食品不符合食品安全标准或者有证据证明可能危害人体健康的，应当依照《食品安全法》第六十三条的规定停止生产、经营，实施食品召回，并报告相关情况。

（5）发布预警或警示。国务院食品安全监管部门会同国务院有关部门，根据食品安全风险评估结果、食品安全监督管理信息，对食品安全状况进行综合分析。对经综合分析表明可能具有较高程度安全风险的食品，国务院食品安全监管部门负责及时提出食品安全风险预警或警示，并向社会公布。警示信息和食品安全事故影响限于特定区域的，可以由事发地省、自治区、直辖市食品安全监督管理部门根据评估分析结果，提出并向本行政区域公众发布预警或警示。

依照国家突发公共事件总体应急预案，根据预测分析结果，依据可能造成的危害程度、紧急程度和发展势态，将食品安全事故预警级别划分为四级：Ⅰ级（特别严重）、Ⅱ级（严重）、Ⅲ级（较重）和Ⅳ级（一般），依次用红色、橙色、黄色和蓝色表示。预警或警示信息应当明确、具体，包括发布单位、发布时间、可能发生事故的类别、起始时间、可能影响范围、预警级别、警示事项、事态发展、相关措施、咨询电话等内容。预警或警示信息的发布、调整和解除，可通过广播、电视、报刊、网站、微博、微信公众号、手机短信、电子屏幕等方式进行，也可通过省、自治区、直辖市设立的突发事件预警信息平台发布。对老、幼、病、残、孕等特殊人群以及学校等特殊场所和预警盲区应当采取有针对性的公告方式。

（6）预警响应。预警或警示信息发布后，各级食品安全监管部门以及各相关单位要立即响应。

① 食品安全监管部门负责组织有关部门、单位做好食品安全预警信息的宣传与相关情况通报工作；应密切跟踪事态进展情况，组织有关部门和机构以及技术人员和专家学者，及时对食品安全预警信息进行分析评估，研判发生食品安全事故可能性的大小、影响范围、强度以及级别，经调查核实与分析评估，符合食品安全事故分级标准的，及时按有关预案处置。

② 做好应急保障工作。各相关部门实行24h值守，保持通信畅通，做好应急响应准备，应急专业队伍和负有相关职责的人员进入待命状态，确保有关人员能够在2h内完成集结；提前调集食品安全事故应急所需物资、装备和设备，确保各类应急物资等处于备用状态。

③ 对可能造成人体危害的食品及相关产品，相关食品安全监管部门可依法宣布采取查封、扣押、暂停销售、责令召回等应急控制措施，并公布应急控制措施实施的对象、范围、措施种类、实施期限、解除期限以及救济措施等内容。预警解除后，由相关食品安全监管部门及时发布解除应急控制措施的信息。

④ 迅速采取有效措施做好引导舆论，对相关报道进行跟踪、管理，及时准确发布事态最新情况，利用各种渠道增加食品安全应急科普方面的宣传频次，组织专家解读，对可能产生的危害加以解释、说明，告知公众停止食用（使用）不安全食品，加强相关舆情跟踪监测，主动回应社会公众关注的问题，防止炒作和不实信息的传播，阻止事件进一步蔓延扩大。

（7）预警调整和解除。发布预警的食品安全监管部门可依据事态的发展、采取措施后的变化情况以及专家组的建议，经本级人民政府批准后，适时调整预警级别重新发布，并及时通报各相关部门。

经专家组研判，确定可能引发食品安全事故的风险已经消除，事故事态完全得以有效控制时，由发布预警的食品安全监管部门按照发布程序报经本级人民政府批准后，按照预警发布权限，立即宣布解除预警及已经采取的有关措施，并通报相关部门。

4. 食品安全事故信息报告与通报

（1）事故信息来源。常见的食品安全事故报告及通报信息及来源见表3-18。

表3-18 常见食品安全事故信息

信息类别	信息来源
报告	食品安全事故发生单位、引发食品安全事故的食品生产经营单位、医疗机构
监测和分析结果	食品安全相关技术机构
经核实的举报	公众
经核实的报道	媒体
通报	国务院卫生行政部门、国务院其他有关部门或其他省（区、市）、世界卫生组织等国际机构、其他国家和地区

（2）报告及通报的基本程序及要求

① 食品生产经营者发现其生产经营的食品造成或者可能造成公众健康损害的情况和信息，应当在1h内向所在地的区（县）级食品安全监管部门报告。

② 发生可能与食品有关的急性群体性健康损害的单位，应当在 2h 内向所在地区食品安全监管及卫生行政部门报告。

③ 县级以上人民政府卫生行政部门在调查处理传染病或者其他突发公共卫生事件中发现与食品安全相关的信息，应当及时通报同级食品安全监督管理部门。

④ 医疗机构发现其接收的病人属于食源性疾病病人或者疑似病人的，应当按照规定及时将相关信息向所在地县级人民政府卫生行政部门报告。县级人民政府卫生行政部门接到医疗机构接收病人属于食源性疾病或者疑似病人的报告，认为与食品安全有关的，应当及时通报同级食品安全监督管理部门。

⑤ 食品安全事故发生后，接诊的医疗机构应当及时向事故发生地县级人民政府食品安全监督管理、卫生行政部门报告。报告内容包括事故发生时间、地点、发病人数、死亡人数、主要临床症状、可疑食品及治疗等基本情况。报告程序依照表 3-19 执行。

表 3-19 食品安全事故病人接诊单位报告程序

报告主体	报告内容
县(区)级医疗机构首诊医生	应立刻向本单位预防保健科报告，应及时通过电话、传真等方式向县(区)食品安全监管部门、卫生行政部门报告，建议确认对方收到并做好记录
乡镇卫生院(社区卫生服务中心)接诊医生	应及时通过电话、传真等方式向辖区食品安全监管部门、卫生行政部门报告
村卫生室(社区卫生服务站)接诊医生	应立刻向所在地的乡镇卫生院(社区卫生服务中心)报告，乡镇卫生院(社区卫生服务中心)应及时通过电话、传真等方式，向辖区食品安全监管部门、卫生行政部门报告

发生以下情形时，应通过电话和传真等形式在 2h 内报告：食品安全事故病人人数 30 人及以上或死亡 1 人及以上的；事故发生在学校、幼儿园、建筑工地等集体单位及地区性或全国性重要活动期间且一次发病人数 5 人以上的。

⑥ 食品安全相关技术机构、有关社会团体及个人发现食品安全事故相关情况，应当及时向市、区食品监管、卫生行政部门报告或举报。

⑦ 有关监管部门发现食品安全事故或接到食品安全事故报告或举报，应当立即组织核查；初步核实后，立即通报同级食品安全监管机构和其他有关部门。食品安全监管及卫生行政等部门接到通报后，要及时调查核实，收集相关信息，并及时将有关调查进展情况向同级人民政府及其他有关监管部门和上级部门报告。

⑧ 经初步核实为食品安全事故且需要启动应急响应的，食品安全监管部门应按照有关规定，向同级政府及上级主管部门提出启动响应的建议。

Ⅲ级及以上食品安全事故发生（发现）后，事故现场有关人员应当立即采取措施，防止事故扩大，同时立即报告单位负责人。单位负责人接到报告后，应当立即向当地政府、食品安全监管部门及有关部门报告，也可以直接向国务院食品安全监管部门或者省级食品安全监管部门报告。

地方人民政府和食品安全监管部门接到Ⅲ级及以上食品安全事故报告，应当立即向上级人民政府和上级食品安全监管部门报告，并在 2h 内报告至省（自治区、直辖市）人民政府。地方人民政府和食品安全监管部门。也可以直接向国务院、国务院食品安全监管部门以及相关部门报告。国务院食品安全监管部门及相关部门、事故发生地的省（自治区、直辖市）人民政府在接到Ⅲ级及以上食品安全事故报告后，应当在 2h 内向国务院报告。

事故发生地人民政府或有关部门应在知悉Ⅲ级及以上食品安全事故后 1h 内做出初次报告；根据事故处理的进程或者上级的要求随时做出阶段报告；在事故处理结束后 10 日内做

出总结报告。

⑨ 食品安全事故涉及跨行政区域的，由食品安全监管部门及时向毗邻或可能涉及的相关区域有关部门通报信息，加强协作。食品安全事故涉及我国香港、澳门、台湾地区人员或外国公民，或事故可能影响到境外，需要向我国香港、澳门、台湾地区有关机构或有关国家通报时，按照国家有关规定办理。

（3）报告内容和时限。食品安全事故报告内容及时限要求见表3-20。

表 3-20　食品安全事故报告内容及时限要求

报告主体	报告对象	报告名称	报告内容
食品生产经营者、技术机构和社会团体、个人	食品安全监管部门	疑似食品安全事故信息	事故发生时间、地点和人数等基本情况
医疗机构	食品安全监管及卫生行政部门	报告疑似食品安全事故信息	事故发生时间、地点、发病人数、死亡人数、主要临床症状、可疑食品及治疗等基本情况
事故发生地食品安全监管部门	上级人民政府和上级食品安全监管部门	食品安全事故信息	信息来源、事故发生时间、地点、当前状况、危害程度、先期处置等信息
事故发生地人民政府或有关部门		初次报告	事故发生的时间、地点、单位、危害程度、死亡人数、事故报告单位及报告时间、报告单位联系人员及联系方式、事故发生原因的初步判断、事故发生后采取的措施及事故控制情况等，如有可能应当报告事故的简要经过
		阶段报告	既要报告新发生的情况，也要对初次报告的情况进行补充和修正，包括事故的发展与变化、处置进程、事故原因等
		总结报告	包括事故鉴定结论，对事故的处理工作进行总结，分析事故原因和影响因素，提出今后对类似事故的防范和处置建议

5. 事故评估

食品安全事故评估是为核定食品安全事故级别及确定应采取的措施而进行的评估。有关监管部门应当及时核实相关信息，并向食品安全监管部门提供核实后的信息和资料，由食品安全监管部门会同有关部门组织开展食品安全事故评估。评估内容包括：①污染食品可能导致的健康损害及所涉及的范围，是否已造成健康损害后果及严重程度；②事故的影响范围及严重程度；③事故发展蔓延趋势。

6. 食品安全事故应急响应

（1）前期准备。主要包括应急处置队伍、车辆和通信设备、移动办公设备和工具、执法文书及有关表格、相关食品安全事故资料、应急检测等设备资料文书的准备。

（2）先期处置。食品安全事故发生后，首先由事故发生地所在地方政府部门采取先期处置措施，根据事态发展需要及时启动跨地区跨部门应急协作，第一时间对事故完成初步调查并及时通报相关部门和地区。事故发生地食品安全监管部门负责依法组织对事故进行分析评估，根据评估确认的结果核定事故级别。一旦发生先期处置仍不能控制事态的紧急情况，应立即报经所在地政府部门批准并启动相应响应，成立食品安全事故应急处置指挥机构组织开展应急处置。必要时由上级人民政府派出工作组指导、协助事故应急处置工作。事故发生单位按照相应的处置方案开展先期处置，并配合有关部门做好食品安全事故的应急处置。

食源性疾病中涉及传染病疫情的，按照《传染病防治法》《国家突发公共卫生事件应急预案》等相关规定开展疫情防控和应急处置。

发生在口岸等特殊区域的食品安全事故，由该区域管理部门与所在地政府共同处置。

（3）分级响应。根据食品安全事故分级情况，食品安全事故应急响应分为Ⅰ级、Ⅱ级、Ⅲ级和Ⅳ级响应。

① Ⅳ级响应。发生一般食品安全事故，由事发地区（县）级人民政府批准并启动Ⅳ级响应，组织、指挥、协调、调度相关应急力量和资源实施应急处置。各有关部门要按照各自职责和分工，密切配合，共同实施应急处置，并及时将处置情况向本级政府和上级主管部门报告。

② Ⅲ级响应。发生较大食品安全事故，由事发地地（市）级人民政府批准并启动Ⅲ级应急响应，成立应急处置指挥部，参照预案开展组织应急处置，及时将处置情况向本级政府和上级主管部门报告。

③ Ⅱ级应急响应。发生重大食品安全事故，由事发地省级人民政府批准并启动Ⅱ级应急响应，成立应急处置指挥部，负责统一组织、指挥、协调、调度相关应急力量和资源实施应急处置等工作。

④ Ⅰ级应急响应。发生特别重大食品安全事故，由国务院批准并宣布启动Ⅰ级响应，成立应急指挥部启动国家重大食品安全事故应急预案，指挥部办公室及有关专业应急救援机构按照预案组织相关应急救援力量，配合地方政府组织实施应急救援。其中重大食物中毒应急响应与处置依照《国家突发公共卫生事件应急预案》实施。

7. 应急处置

根据事故性质、特点和危害程度，应急指挥部组织有关部门，依照有关规定采取下列应急处置措施，以最大限度减轻事故危害。

（1）医疗救治。卫生行政部门有效利用医疗资源，组织指导医疗机构对食品安全事故导致伤害的人员进行诊断治疗。包括对就诊人员进行筛查，确定发病人数；根据需要及时、安全地将重症患者转运到有条件的医疗机构加强救治；视情增派医疗卫生专家和卫生应急队伍，调配急需医药物资，支持事发地医学救援工作；提出保护公众身体健康的措施建议，做好患者的心理援助等。

救治食品安全事故病人的诊断及救治可参阅《卫生计生基层机构食品安全工作指南》附录相关文件执行。

（2）流行病学调查与卫生处理。食品安全监管部门通知疾病预防控制机构对与事故有关的因素开展流行病学调查；及时组织检验机构开展抽样检验，尽快查找食品安全事故发生的原因。

疾控机构按照同级卫生计生行政部门指派，开展食品安全事故流行病学调查及卫生处理，与有关食品安全监管部门对事故的调查处理工作同步进行、相互配合。按照属地管理、分级负责、依法有序、科学循证、多方协作的原则，开展针对食品安全事故的监测、数据分析和流行病学调查工作。疾病预防控制机构在完成流行病学调查后，应当在24h内向卫生行政部门提交初步流行病学调查报告，并及时通报同级食品安全监管部门，7日内或在事故调查终结后提交最终调查报告。

① 流行病学调查。根据《食品安全法》，疾控机构承担食物中毒流行病学调查、标本采集和检测、现场卫生学处置等工作，配合有关机构查明食品污染的来源及污染原因，提出预防和控制食物中毒措施的建议，及时在食源性疾病暴发监测系统中报告事件信息。必要时，参与中毒患者抢救和治疗。疾病预防控制机构食物安全事故调查处置工作内容及要求见表

3-21，食品安全事故流行病学调查工作流程见图 3-2。

表 3-21　疾病预防控制机构食品安全事故调查处置工作内容及要求

内容	主要工作要点
流行病学调查	核实诊断、确定病例定义、开展病例搜索、开展个案调查、描述性流行病学分析。根据调查需要，开展分析性流行病学研究
食品卫生学调查	访谈相关人员、查阅资料，针对可疑食品污染来源、途径及其影响因素等进行现场勘查，对可疑食品采购、运输、储藏、加工和制作过程等各个环节开展卫生学调查，调查危害环节和危害因素，初步分析污染原因和途径，验证现场流行病学调查结果，为查明事故原因、采取预防控制措施提供依据
实验室检测	采集食品标本、生物标本和环境样本，确定检验项目、送检，完成检验任务，出具检验报告，确定可疑的病原体、毒素和化学物质
资料分析和结论报告	综合分析现场流行病学调查、食品卫生学调查和实验室检验三方面结果基础上做出调查结论，提出防控措施建议，撰写调查报告，对不能做出调查结论的事项应当说明原因。对暴露有害食品的人员进行医学观察，对现场工作进行总结并开展事件处置效果评估

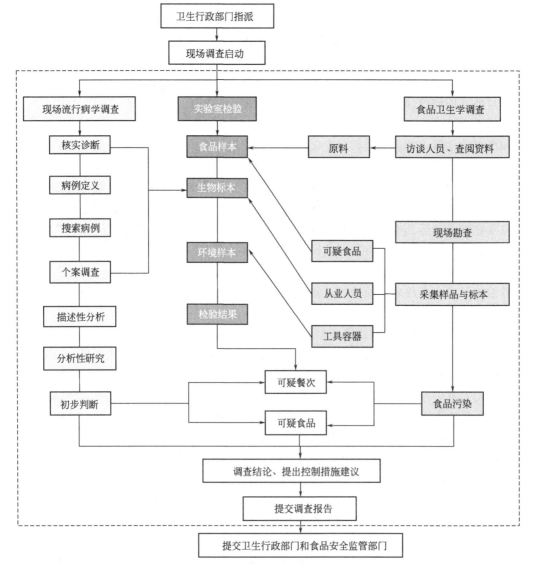

图 3-2　食品安全事故流行病学调查工作流程

② 卫生处理。疾病预防控制机构应根据现场调查的结果,针对致病因子的可疑食物载体和环境,采取针对性的处理措施,卫生处理要点见表 3-22。

表 3-22 疾病预防控制机构卫生处理要点

内容	主要工作要点
致病微生物(含致病菌、病毒)污染食物的卫生处理	重点关注可疑食物是否煮熟煮透、交叉污染及厨工带菌这三种情况。如果怀疑食物未煮熟煮透,要加强宣传教育;如果怀疑交叉污染引起:炊具、食具、抹布和食品容器、加工冷藏设备和工具等可煮沸 15～30min,也可以用氯制剂等消毒剂消毒;如果怀疑厨工带菌污染引起暴发,建议调离接触食品的工作岗位
化学物污染/有毒动植物性食物的卫生处理	建议监管部门将剩余的中毒食品作无害化处理或深埋,不得做其他利用;将有毒物质可能污染的食品容器、设备、工具和包装物等要进行彻底地清洗消毒
其他	涉及传染性致病因子,按传染病防控相关规程处理。对疑似投毒事件交由公安部门处理

a. 接收食品安全事故病人的医疗机构,在做好患者救治工作的同时,按要求配合疾控机构的流行病学调查和现场卫生处理工作。包括提供调查所需的患者信息和诊疗档案信息;统计事故相关的临床诊断病例人数;采集患者相关临床标本;对与具有传染性的食源性疾病病人共同聚餐的其他未发病人群在指定场所进行医学观察和采取其他必要的预防措施等。

b. 流行病学调查以及卫生处理工作可参阅原国家卫生计生委食品司《卫生计生基层机构食品安全工作指南》、原卫生部办公厅《食品安全事故流行病学调查技术指南》有关规定及附表、附录等执行。

c. 对涉嫌犯罪的,公安机关及时介入,开展相关违法犯罪行为侦破工作。

d. 食品安全监管、农业行政等有关部门依法强制性就地或异地封存事故相关食品及原料和被污染的食品用工具及用具,待查明导致食品安全事故的原因后,责令食品生产经营者彻底清洗消毒被污染的食品用工具及用具,消除污染。

e. 对确认受到有毒有害物质污染的相关食品及原料,食品安全监管、农业行政等有关部门依法责令生产经营者召回、停止经营及进出口并销毁。检验后确认未被污染的应当予以解封。

f. 食品安全监管部门及时组织研判事故发展态势,并向事故可能蔓延到的地方人民政府通报信息,提醒做好应对准备。事故可能影响到国(境)外时,及时协调有关涉外部门做好相关通报工作。

8. 应急检测、分析评估及紧急处置

应急处置专业技术机构应当对引发食品安全事故的相关危险因素及时进行检测,专家组对检测数据进行综合分析和评估,分析事故发展趋势、预测事故后果,为制定事故调查和现场处置方案提供参考。有关部门负责对食品安全事故相关危险因素消除或控制,事故中伤病人员救治,现场、受污染食品控制,食品与环境,次生、衍生事故隐患消除等情况进行分析评估。

食品安全事故现场处置主要依靠事故发生所在地行政区域内的应急处置力量。重大食品安全事故发生后,发生事故的单位和当地人民政府按照应急预案迅速采取措施。事态出现急剧恶化的情况时,现场应急救援指挥部应当在充分考虑专家和有关方面意见的基础上,及时制定紧急处置方案,依法采取紧急处置措施。

9. 响应级别调整及终止

食品安全事故处置过程中,应当遵循事故发生发展的客观规律,结合实际情况和防控工作需要，根据评估结果，及时调整应急响应级别，直至响应终止。响应级别调整及终止条件见表 3-23。

表 3-23　响应级别调整及终止条件

调整类别	调整条件	
级别提升	当事故的影响和危害进一步扩大，并有蔓延趋势，情况复杂难以控制时，应当及时提升响应级别	
	当学校或托幼机构、全国性或区域性重要活动期间发生食品安全事故时，可相应提高响应级别，加大应急处置力度，确保迅速、有效控制食品安全事故，维护社会稳定	
级别降低	事故危害得到有效控制，且经研判认为事故危害降低到原级别评估标准以下或无进一步扩散趋势的，可降低应急响应级别	
响应终止	当食品安全事故得到控制，并达到以下两项要求，经分析评估认为可解除响应的，应当及时终止响应	食品安全事故伤病员全部得到救治，患者病情稳定 24h 以上，且无新的急性病症患者出现，食源性感染性疾病在末例患者后经过最长潜伏期无新病例出现
		现场、受污染食品得以有效控制，食品与环境污染得到有效清理并符合相关标准，次生、衍生事故隐患消除

应急指挥部负责组织对事故进行分析评估论证。评估认为符合级别调整条件的，指挥部提出调整预警和应急响应级别建议，报同级人民政府批准后实施。应急响应级别调整后，事故相关地区人民政府应当结合调整后级别采取相应措施。当食品安全事故随时间发展进一步加重，食品安全事故危害特别严重，并有蔓延扩大的趋势，情况复杂难以控制时，应当上报应急指挥部审定，及时提升预警和反应级别；对事故危害已迅速消除，并不会进一步扩散的，应当上报应急指挥部审定，相应降低反应级别或者撤销预警。当评估认为符合响应终止条件，包括食品安全事故隐患或相关危险因素已得到消除，食品安全事故应急救援已终结、应急救援队伍已撤离现场等情况时，经应急指挥部组织专家进行分析论证，并经现场检测评价确无危害和风险后，提出终止应急响应的建议，报同级人民批准后宣布应急响应结束。

上级人民政府有关部门应当根据下级人民政府有关部门的请求，及时组织专家为食品安全事故响应级别调整和终止的分析论证提供技术支持与指导。

10. 信息发布

（1）新闻发布。事故信息发布由指挥部或其办公室统一组织，采取召开新闻发布会、发布新闻通稿等多种形式向社会发布，做好宣传报道和舆论引导。

Ⅲ级、Ⅳ级食品安全事故信息，在政府新闻办指导下，由食品安全监管部门或事发地所在政府按照有关规定进行发布。

Ⅰ级、Ⅱ级食品安全事故信息，在市有关部门、单位或事发地所在区政府的配合下，由市政府按照有关规定发布。信息发布要及时、准确、客观、全面。

（2）宣传报道和舆论引导。通过政府授权发布、发布新闻通稿、接受记者采访、举行新闻发布会、组织专家解读等方式，借助广播、电视、报纸、互联网等多种途径，运用微博、微信、手机客户端等新媒体平台，主动、及时、准确、客观向社会发布食品安全事故应对工作信息，回应社会关切，澄清不实信息，正确引导社会舆论。各有关部门要严格按照信息归口、统一对外发布的原则，对媒体发布的信息，应当经指挥部同意后向社会发布。

11. 后期处置

（1）善后处置。事发地食品安全监管部门会同相关部门及时制定产品抽样及检验、污染物收集、清理与处理等善后工作方案并组织实施。保险机构及时开展相关理赔工作。需要政府救助的，民政部门按照有关规定办理。造成食品安全事故的责任单位和责任人应当按照有关规定对受害人给予赔偿，承担受害人的后续治疗及保障等相关费用。

（2）奖惩与责任追究。食品安全事故应急处置实行行政领导负责制和责任追究制。对在食品安全事故应急管理和处置工作中做出突出贡献的先进集体和个人，按照国家和本地有关规定给予表彰。

对迟报、谎报、瞒报和漏报食品安全事故重要情况或者应急管理工作中有其他履行职责不力、失职失责等行为的，依照《食品安全法》《食品安全法实施条例》等规定追究有关责任单位或责任人的责任；构成犯罪的，依法追究其刑事责任。

对违反食品安全法律法规及标准等规定，造成食品安全事故发生的食品生产经营单位，由食品安全监管部门依法做出行政处罚，构成犯罪的，依法追究责任人刑事责任。

12. 总结评估

（1）评估的组织与目的。食品安全事故处置工作结束后，食品安全监管部门组织有关单位及时对食品安全事故应急处置工作进行评估，总结经验教训，分析事件原因和影响因素，提出对类似事件的防范和处置建议，完成总结评估报告，向本级人民政府报告并采取适当方式向有关部门和社会通报。

（2）评估的内容。食品安全事故应急处置评估内容见表 3-24。

表 3-24 食品安全事故应急处置评估内容

评估对象	评 估 内 容	
对事故单位的评估	应急响应情况	包括事故基本情况、信息报送情况等
	先期处置情况	包括救治情况、控制危险源情况、防范次生灾害发生情况
	应急管理规章制度的落实和执行情况	
	风险评估和应急资源调查情况	
对事发地人民政府的评估	应急响应情况	包括事故发生后信息接收、流转与报送情况、相关职能部门协调联动情况
	指挥救援情况	包括应急救援队伍和装备资源调动情况、应急处置方案制定情况
	应急处置措施执行情况	包括现场应急救援队伍工作情况、应急资源保障情况、防范次生衍生及事故扩大采取的措施情况、应急处置措施执行情况
	现场管理和信息发布情况	

（3）评估组应当向事故调查组提交应急处置评估报告。评估报告包括以下内容：①事故应急处置基本情况；②事故单位应急处置责任落实情况；③地方人民政府应急处置责任落实情况；④评估结论；⑤经验教训；⑥相关工作建议。

事故调查组应当将应急处置评估内容纳入事故调查报告。

三、应急保障

食品安全应急保障，是推动我国食品安全从"被动应对"向"主动保障"转变，确保群众"舌尖上的安全"和推动食品相关产业健康、快速发展的重要技术支撑。食品安全突发事件时间紧、任务重、影响大，归纳起来，应急保障主要涉及人力、物资、应急技术和医疗后勤、宣传教育培训以及平战结合化的演习演练等。一般情况下，需要从应急机制、应急快检、应急演练、应急决策、应急处置和应急供应等领域提供全方位保障。

1. 人力保障

（1）应急指挥人员。应急指挥人员是应急处置的人力资源核心，指挥者必须具备良好的科学决策、统筹协调能力。面对突发食品安全事件，时间紧迫，形势严峻，指挥部对突发事件的判断是否准确直接影响应急处置的及时性；能否统筹协调各方力量，提供快速全面优质的物资保障，直接影响到应急处置的有序开展、处置效率及效果。食品安全事故发生的紧迫性，不允许通过严格、复杂的正规程序去选人用人，必要时需打破常规，跨部门直接选拔调任，为应急处置工作选派所需不同层级的指挥者和执行者。

（2）应急队伍人员。食品安全事故发生后，在各级政府及有关部门的统一指挥调度下，除了职能部门设立的突发事件应急处置队伍外，还应当动员全民参与，调动一切可以利用的人力资源，充实应急处置队伍力量，确保处置工作机制健全无漏洞。同时也便于处置过程中，充分动员、组织力量进行信息收集、现场核查、后续处理、物资调配等，包括组织物业、居民、志愿者、社区工作者、相关社会团体等共同参与，通过适当方式协助开展应急救援、事故调查、人员疏导等工作，形成全面动员、人人参与的处置氛围。

（3）应急技术专家。各类应急处置专业技术机构要结合本机构职责，开展专业技术人员食品安全事故应急处置能力培训，加强应急处置能力建设，提高快速应对能力和技术水平。同时，要健全专家队伍，为事故核实、级别核定、事故隐患预警及应急响应等相关技术工作提供人才保障。有关部门要加强食品安全事故监测、预警、预防和应急处置等技术研发，促进国内外交流与合作，不断开发和升级应急指挥决策支持系统的软件和硬件技术，在信息集成、综合评估的基础上，实现智能化和数据化，确保决策的科学性，为食品安全事故应急处置提供技术保障。

（4）医疗救助人员。应急状态下，最大限度地开发利用医疗人力资源，是应对各类突发公共事件挑战的重要保障。医生、护士人力资源是应急处置救援的排头兵，如何快速启动激励动员机制，迅速、合理、有序地重组医护人力资源，最大限度让医生、护士参与到应急救治工作中，是应急处置有序开展的关键。由于突发事件事发单位及环境的复杂性、不确定性，一线救治人员工作重、风险大，易产生恐慌、畏惧心理，生理和心理处于一种应激状态，因而科学合理地做好专业培训，提供心理和精神、物资上的支持，是应急处置人力资源开发的重要手段。

（5）应急检验人员。食品安全事故的技术检测、评估、鉴定应当由有资质的机构承担。发生食品安全事故时，有资质的机构受指挥部委托，立即采集样本，按照标准要求实施检测，为食品安全事故定性提供科学依据。

2. 物资保障

各级政府要保障食品安全事故应急处置所需设施、设备和物资的储备与调用，使用储备物资后需及时补充。同时，要保障应急资金，将食品安全事故应急处置、产品抽样及检验等所需经费列入年度财政预算。根据食品安全事故应急处置的需要，还应动员和组织社会力量协助参与应急处置，必要时依法调用企业及个人物资。在动用社会力量或企业、个人物资进行应急处置后，应当及时归还或给予补偿。

为有效提升我国应急保障工作的规范化、标准化和信息化水平，国家发展和改革委员会于2015年专门组织编制了《应急保障重点物资分类目录（2015年）》，对各类应急处置物资做了详细规定，以满足突发事件应对处置需要，组织开展应急保障重点物资组织协调、资源调查、储备管理等基础性工作。需要补充说明的是，2019 年新冠肺炎疫情暴发后的应急处置工作，凸显出我国在医疗物资供应方面存在医疗物资需求难以预测，医疗物资配置不当；医疗物资供应短缺，市场主导供给机制失灵；供需信息不对称，社会捐赠医疗物资不能及时对接，难以发挥有效作用三大问题。研究发现，重大突发公共卫生事件下，医疗物资储备、转扩产与社会捐赠是政府主导下医疗物资供应的主要方式。精准的医疗物资需求预测是做好医疗物资供应工作的基础；社会捐赠是医疗物资供应的重要补充；通过转扩产支持政策，实现医疗物资生产产能扩大，从而增加医疗物资的供给，是政府应对突发食品安全事件最有效的措施。

3. 交通、信息及通信保障

突发食品安全事故交通保障的内容见表 3-25。

表 3-25　突发食品安全事故交通保障的内容

内容	保障要求程度
路网条件	路网连通性和可达性是否良好
交通管理条件	包括交通诱导、智能控制、信息发布手段等
事发时交通流状况	事发地周边道路交通拥堵情况等
事发时交通环境	主要包括能见度和路面滑溜程度，是否会影响路上行车

信息及通信方面，要求指挥部及有关部门应建立统一的食品安全信息网络体系，包含食品安全监测、事件报告与通报、食品安全事故隐患预警等内容；建立健全医疗救治信息网络，实现信息共享。工信部门负责食品安全信息网络体系的统一管理，包括指导、协调相关部门做好食品安全网上信息的监测和处置工作。各有关部门依职责设立信息报告和举报投诉值班电话，畅通信息报告渠道，确保食品安全事故及时报告与相关信息及时收集。

4. 应急技术和医疗保障

（1）应急检验保障。一是建立食品安全突发事件及重大事件典型污染物的高通量筛查和智能识别系统。二是建立快速诊断产品模块化设计技术及一体化智能检测装备。三是建立食品安全突发事件应急检测成套装备远程控制系统。在对现场快速检测数据采集和分析处理基础上，构建检测装备数据监测管理平台和远程控制系统，实现现场检测数据实时传输至应急决策技术平台，便于现场科学决策和指导。

（2）医疗保障。卫生行政部门建立功能完善、反应灵敏、运转协调、持续发展的医疗救治体系，在食品安全事故造成人员伤害时迅速开展医疗救治。医疗机构食品安全事故病人救治流程见图 3-3。

5. 宣教培训

食品安全应急处置相关责任部门、各级人民政府应当加强对广大消费者食品安全知识的宣传教育力度，提高消费者的风险和责任意识，正确引导消费。要重点开展对农村地区、农民群众的宣传教育，提高农民群众的食品安全意识。

通过公布有关食品安全事故应急预案、举报电话以及电视、广播、报纸、官方网站或微博、微信公众号、宣传单（手册）、短视频等多种形式，对社会公众广泛开展食品安全应急知识的专业教育，宣传科普卫生知识，指导群众以科学的行为和方式对待食品安全事件，提高消费者的风险和责任意识，引导正确消费。食品安全应急处置期间，要引导事件涉及范围内及邻近地区居民予以配合，维护社会稳定，防止事态扩大。

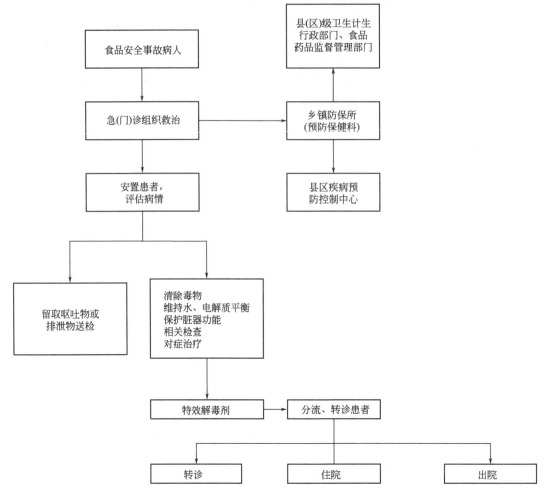

图 3-3　医疗机构食品安全事故病人救治流程

食品安全事故应急处置培训工作采取分级负责的原则，由各级相关部门负责组织实施。有关部门应当加强对食品安全专业人员、食品生产经营者的食品安全培训，促进从业人员掌握食品安全相关工作技能，增强食品生产经营者的责任意识，提高消费者的风险意识和防范能力。

6. 应急演练

食品安全突发事件应急演练作为教学、培训工作的重要方式，在提升我国食品安全突发事件防范和应对能力中的作用越来越明显。食品安全监管部门应当根据工作需要，组织食品安全事故专项应急演练。

（1）基本要求。各级政府及有关部门要按照"统一规划、分类实施、分级负责、突出重点、适应需求"的原则，定期开展食品安全事故相关应急预案的演练，检验提升应急准备和应急处置能力。加强对演练效果的总结评估，优化提升应急预案。在进行食品安全事件应急演练设计时，应当注意结合食品安全突发事件的特点，有针对性地开展演练，并要注意在设计演练的情境时要密切贴近实际，行动上要强调实练，要重视每个环节，真正使演练取得真实效果。

（2）演练类型。根据不同分类方式，食品安全事件应急演练可分为多种类型，具体类别见表 3-26。

表 3-26 食品安全事件应急演练类型

分类方式	类 型		
按组织形式	桌面演练	是指参演人员利用地图、沙盘、流程图、计算机模拟、视频会议等辅助手段，针对事先假定的演练情景，讨论和推演应急决策及现场处置的过程，从而促进相关人员掌握应急预案中所规定的职责和程序，提高指挥决策和协同配合能力。桌面演练通常在室内完成	静态桌面演练（指参演人员围绕一个或几个事先设计好的虚拟场景展开突发事件模拟应对演练）
			动态桌面演练（指针对突发事件及其处置的不断变化的信息展开的突发事件模拟应对演练）
	实战演练		
按内容	单项演练和综合演练		
按目的与作用	检验性演练、示范性演练和研究性演练		

由于桌面演练具有无时间限制、压力低、风险小、成本低、不易受到天气等因素影响等优点，近年来，作为教学、培训、工作等手段逐渐被高校、监管部门、政府所广泛关注和使用。

（3）制订演练计划。演练任务通常由上级部门下达或单位部门委托，接到委托的第一时间成立应急演练演练师团队，在明确要求的前提下，进行充分的调研与沟通。

① 组成演练团队。主演练师负责演练活动组织、领导、指导、协调，审定演练工作方案、演练工作经费、演练评估总结以及其他需要决定的重要事项等。较复杂或规模较大、影响较大的演练可以下设组或人员，分组及职责见图 3-4。

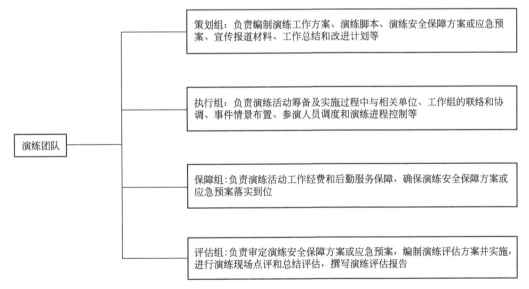

图 3-4 演练团队分组及工作职责

② 确定参演人员。每场演练前，根据食品安全监管部门的委托，确定每场演练的参演人员。对于总指挥、工作组组长的选取可由委托单位确定或盲选。

③ 确定演练目的。通过与食品安全监管部门进行沟通，在全面了解学员需求的基础上，确定演练目的。一是检验预案。应急预案是突发事件应对处置的重要依据，通过对演练中暴露出的问题予以修正完善，提高应急预案的科学性、实用性和可操作性，并推动预案制修订工作的科学化与常态化。二是锻炼队伍，增强其应急处置、沟通协调和媒体应对等能力。应急队伍建设事关食品安全突发事件处置的成败，是食品安全应急体系建设的核心内容。参演人员通过风险交流、现场核查、检验检测、危害评估、拦截式采访、新闻发布会等行动，达到全面锻炼提高应急队伍实战能力的目的。

④ 选择演练类型。除了依照表 3-26 中的单一类型外，不同类型的演练还可相互组合，形成单项桌面演练、综合桌面演练、单项实战演练、综合实战演练、示范性单项演练、示范性综合演练等。

⑤ 确定形式与演练主题。根据演练目的，考虑到既要节约资金，又要保证应急演练的实效性，可以探索采用无脚本桌面推演的方式来进行演练。演练以最有可能发生的或者最多发生的突发事件类别作为主题，突出贴近性和实用性。根据学员特点与需求，并考虑演练难度等多方面的因素来确定演练主题。演练主题一般分为三类：食品污染突发事件应急处置桌面演练、食物中毒事件应急处置桌面演练、传染性食源性疾病应急处置桌面演练。

⑥ 确定指挥部组织架构与演练时长。根据受训方的需求及演练效果的要求，结合《国家食品安全事故应急预案》等规定，演练时指挥部可设 7 个工作组，分别为检测评估组、事件调查组、危害控制组、医疗救治组、维护稳定组、新闻宣传组及专家咨询组。此外，为达到良好的演练效果而特设观摩评估组与媒体组，一般将演练时长确定为 3h。

（4）演练准备。桌面演练通常利用现有的办公与教学条件，根据预案内容以及事先设置的突发事件场景，配以一定的辅助手段开展。为确保桌面演练质量，以《突发事件应对法》《食品安全法》等法律法规为指导，以监测预警和应急处置两条主线业务为抓手，提升"监测预警、快速反应、舆情应对、统筹协调"的应急管理意识为目标，紧密结合食品安全突发事件影响范围大、涉及人群广、社会关注度高等特点进行。演练时可借鉴近年来国内发生的食品安全突发事件典型案例应急处置的经验教训，在此基础上对种养殖、生产、流通、餐饮各环节常见食品安全隐患进行总结梳理，按照品种与事件环节分门别类模拟演练场景，并编写制作包含事件场景、分级标准、处置流程等内容的专用演练手册。为最大限度地再现食品安全突发事件场景，立足真场景、真预案、真情节、真响应，可使用专用的演练装备，安排专业人员录制、编辑演练视频音像资料，从而保障演练的示范性与专业性。同时，为全面评估预案的科学性，认真检验应急响应的及时性与应急联动的有效性，编制与演练配套的质量评估表，安排第三方对每场桌面演练的准备情况与过程进行统一评估，以达到以演促练，通过桌面演练提升应急管理能力的目的。

（5）演练实施。在组织桌面演练过程中，由演练师带领参演者根据事件场景，依据应急预案相关规定成立应急指挥部，根据职能设置相关工作组，各工作组在演练师的引导下，按照相关法律法规、预案等相关文件要求，以事件情景设置和导调信息为线索，为突发事件的发展态势与演化情况进行结构化研讨，在系统思考和反复推敲的基础上，做出应对处置的集体决策。同时，各工作组之间强化协同配合，在做好事件调查、危害控制、检测评估、医疗救治等本组职责的基础上，按照演练进度与专家组进行积极会商，并适时向应急指挥部（领导工作小组）汇报事件进展与决策参考。

为达到人身健康与社会风险双重防范的演练目的，可以结合近年来食品安全领域舆情事件较为集中的背景形势，在桌面演练中强化新闻宣传与信息发布等内容。通过模拟新闻媒体拦截采访、召开新闻通气会与新闻发布会等方式，丰富演练的形式与内容，让每位参演者通过演练进一步熟悉预案实施与突发事件应对处置相关工作程序。

（6）演练评估。所有应急演练活动都应进行演练评估。演练评估是在评估人员全面分析演练记录及相关资料的基础上，对比参演人员表现与演练目标要求，对演练活动及其组织过程做出全面的客观评价。评估内容包括事件应如何处置；应急体系的得失；指挥部（领导小组）会议行为等。每场演练结束后，首先由观摩评估组成员对整个演练从学员的角度进行点评。演练师根据质量评估表的要求以及对演练过程的深入观察，对演练实施情况进行有针对性的总结，带领参演人员对演练中暴露出的不足与缺失进行反思，切实提升各级食品监管系统应急管理实战能力，明确在突发事件应对处置中的任务与职责，直观感受应对处置的全过程，增强应对处置的经验和能力。

主要参考文献

[1] 陈慧．中国食药监系统食品药品安全应急演练与培训项目建设探讨．中国药学杂志，2016，51（22）：1982-1986.
[2] 张秋，陈慧．构建食品药品安全事件应急演练路径研究．中国药师，2016，19（11）：2117-2119.
[3] 熊俊杰，张国梁．一起跨辖区食物中毒调查处置的探讨．中国卫生检验杂志，2018，28（2）：244-249.
[4] 任展宏，蒋洪明，陆雪娣，宋兵兵．一起跨地区食物中毒事件的调查处置与信息发布探讨，中国食品卫生杂志，2015，27（6）：703-706.

（刘颖）

第四章　水污染突发事件与应急处理

第一节　概　　述

随着人类社会的快速发展，水的用途不断扩大，水的用量不断增加。人们在生活、生产、科学试验等诸多方面使用水以后产生了大量污染废水，排入水体。加上一些重大事件的泄漏和灾后清扫，也将大量有毒物质排入水体。一旦污染程度超过了水体的自净能力，水质就要恶化，对人体健康就会造成严重的危害。

一、水污染危害人体健康的特点

(1) 污染源来自多方面，包括生活、医院、工农业生产、交通事故等。水中污染物的种类繁多，有生物性的，如致病微生物、寄生虫；也有化学毒物，如汞、砷；甚至还有放射性物质。这些污染物对人体的危害是多方面的。

(2) 水除了用来直接饮用外，还可用于烹调、加工食品，所以水中污染物还能通过食物进入人体。

(3) 污染食用水生物，例如鱼类、贝类。如果食用了污染的水生物会影响人体健康，导致疾病，例如甲型肝炎。

(4) 水中有些污染物能在某些条件下转化为另一种污染物危害健康，例如亚硝酸盐中毒。

(5) 当水体严重污染的情况下，能喷出有毒气体，例如硫化氢。某些毒物能通过水生物的食物链逐级放大，造成危害。例如水俣病。

(6) 水的流动性很大，能将有些污染物随着水流方向转移到下游，危害下游人群的健康。例如新潟水俣病。

由此可见，水污染引起的危害在各种环境污染引起的危害中占首位。

二、水体种类及其对污染物的影响

根据水体位于地层深浅的不同，水体可分为两大类，即地表水和地下水。

1. 地表水

江河、湖泊、水库、海湾、海洋均是地表水。此类水体位于地层表面，没有覆盖层，很容易受外界污染，是各种污水排放的主要场所。空气中的污染物也都可随降水进入水体。另一方面，由于水面与空气直接接触，空气中的氧气可以直接溶解在水中，形成溶解氧，有利于水质自净。

江、河是开放型水系，从源头开始顺着地势走向流动，流向下游。这类水系的水流速度较快、波浪起伏大，污染物容易被扩散、稀释，但也容易被流向对岸或下游。此外，这类水系中的溶解氧含量充沛，有利于有机污染物的氧化分解。

湖泊、水库、海湾等属于封闭或半封闭型水系。这类水系的水流速度较缓慢、平静，污染物易在排放口附近及周边扩散、稀释、沉降。由于这类水系水流动得比较平缓，所以水中溶解氧消耗后的补充也比较缓慢。

2. 地下水

地下水位于地表以下，上面有覆盖层，不与空气直接接触。根据含水层的深度，可分为以下两大类。

（1）浅层地下水。这层水系位于地表以下的第一层地下水。上面有覆盖层但不够严密，地面的污水虽能被这层覆盖层吸附其中部分较大颗粒的污染物，但很多污染物仍能垂直渗透下来污染这层水系。由于不直接接触空气，所以浅层地下水的溶解氧很少，一旦受到污染不易消除。

（2）深层地下水。这类水系上面的覆盖层是严密的不透水层，上面的污染物不易直接沉降下来。但是深层地下水的补给区（露头部位）如果受到污染，或地层有损坏，污染就可能通过这类薄弱环节进入含水层。

三、水体污染的主要来源

1. 生活污水

主要来自居住区、公共场所、非生产性职业场所、学校及科学研究机构等排出的生活污水。这些污水主要包括粪便、个人清洗废水、环境清扫废水、炊事活动废水等，其中以粪便污染最为严重。这类废水主要含有生物性污染物，包括致病性微生物、寄生虫卵以及多种有机污染物。致病微生物是指能通过消化道引起传染病的病毒和细菌，主要有痢疾杆菌、伤寒杆菌、霍乱弧菌、甲肝病毒、丙肝病毒、脊髓灰质炎病毒、轮状病毒等。寄生虫卵主要有蛔虫卵、血吸虫卵、肝吸虫卵等。

生活污水中有大量有机污染物。这类有机物进入水体后，在水中含有充足的溶解氧的情况下，有机物能逐步分解成简单的无机物，使水体由污染达到净化。这是水体的自净作用。但当水体受到严重污染时，溶解氧大量被消耗，空气中的氧气来不及补充到水里，耗氧量大于复氧量，水体处于缺氧状态。有机物在缺氧的情况下，不能进行有氧分解而形成厌氧分解，产生新的腐败物质，水质变臭，严重恶化，甚至大量水生物死亡。

2. 医院污水

医院是各种疾病集中的地方，因此医院污水中的污染物种类更为复杂。除了生活污水中的污染物外，还有结核杆菌、绿脓杆菌、金黄色葡萄球菌、溶血性链球菌等多种病原微生物、多种寄生虫虫卵等，危害性极大。

3. 工业废水

工业废水的种类非常多，重工业、轻工业、食品加工业等都会排出大量废水。这类废水中的污染物极其复杂，大致可分为几类。

（1）有毒污染物。常见有汞、镉、铬、砷、氰化物、农药、多氯联苯等。这些毒物可以通过污染饮用水、污染水生物等途径进入人体。

（2）强酸强碱废水。有些工业例如电镀工业排出的废水具有强酸性；造纸工业排出的废水具有强碱性。这类强酸强碱废水进入水体后，不仅能使水中原有的化学物质发生化学反应产生新的毒物，还能危害多种水生物。

（3）生物性废弃物。屠宰厂、制糖厂、食品厂、橡胶厂、木材加工厂等在生产过程中排出大量动物性或植物性的下脚料、废渣废水。这类废弃物排入水体后极易发生氧化分解，消耗大量的溶解氧，造成水体严重缺氧。

4. 农业污水

农田灌溉、施肥、施农药，其中的有害物质能随着农田排水污染水体。农村养鸡、养鸭、养猪等各种饲养场产生的牲畜粪便、饲养残渣等都会随着清扫环境的废水排出。农产品的加工厂也会排出多种有机污染物。

5. 意外事故

多见于交通运输发生的事故。运载有害物质的车辆、船只等运输工具发生包装不严密、发生碰撞、倾翻等情况，有害物质就会泄漏甚至全部流出。这些有害物质可以直接流入水体，或渗入地下水。这类事故具有较大的不确定性，而且污染物的种类和危害程度多种多样，所以很难预料。

大型建筑物、大型工业生产厂房尤其是化工生产厂房如果发生火灾，可能产生很多有害物质，在用水灭火的过程中，这些有害物质就会进入消防废水中。如果火灾现场规模较小，消防废水不能就地排放，就会流入附近的水系，污染水系。

6. 自然灾害

洪水的泛滥、地震的破坏可能使饮用水水源受到严重污染，引起消化道传染病的暴发。

7. 其他

有些水利工程例如修水库、建大水坝等，会改变水体原有的理化性状，使得某些寄生虫的中间宿主大量繁殖，促使寄生虫的幼虫大量增殖，污染水体。有些地方水体周边地质的化学成分因受到污染而使水质的理化性状发生改变，也有可能产生新的有害物质。

第二节　水体中的主要污染物

一、生物性污染物

1. 痢疾杆菌

痢疾杆菌是细菌性痢疾的病原菌。该类细菌在环境中生存能力很强，在河水中能存活12~92天，在土壤中能存活20天左右，在蔬菜瓜果上能存活1~2周。痢疾杆菌怕酸、怕热、耐寒，在冰块中能存活96天。痢疾杆菌主要通过饮用水进入人体，也可以通过污染的食物进入人体。

急性痢疾的潜伏期约2~5天，临床表现发烧，有时寒战、腹痛、黏液便，有时脓血便，腹泻次数一天可达十多次。此病如能及时治疗，一周左右能治愈，否则就会转成慢性痢疾。无论是急性痢疾病人或是慢性痢疾病人，他们的粪便中都会排出痢疾杆菌，污染水体。

2. 伤寒杆菌

伤寒杆菌是急性肠道传染病伤寒的病原菌。该病菌随伤寒病人和伤寒带菌者的粪便和生活污水排入水体。在环境中生存能力很强，在河水中能存活4~180天，在自来水中能存活2~93天，在粪便中能存活1~2月。该病菌耐低温，在冰冻环境中可存活数月。不耐热，60℃下1h死亡，65℃下15~20min死亡。伤寒杆菌可通过污染的饮用水、食物、蔬菜瓜果、生活用品等途径进入人体引发伤寒病。伤寒的潜伏期约1~2周。该病起病缓慢，第一周体温逐渐上升到30~40℃，消瘦、畏寒、食欲不振、腹胀、多数患者有便秘、少数患者腹泻。患者表情淡漠、呆板、反应迟钝。部分患者在发病第6天开始出现玫瑰红色皮疹。多发在胸腹部，一周左右消退。部分患者得不到及时治疗可发生肠穿孔。此病如能得到及时彻底治疗，可在第 4 周开始好转，再过一周能彻底恢复。彻底治疗的患者可终身免疫。如果治疗不测底，患者虽然症状消退，自觉好转，能恢复正常活动，但体内的伤寒杆菌并没有彻底消灭，而主要在胆囊中储存，成为伤寒带菌者。伤寒带菌者的传染能力很强，能通过日常生活活动传染给周围人群。

3. 霍乱弧菌

霍乱弧菌是烈性传染病霍乱的病原菌。霍乱是我国甲类传染病。霍乱弧菌在环境中生存力很强，在河水中能存活 0.5～92 天，在自来水中能存活 4～28 天，在鱼虾等水产品中可存活 1～2 周。煮沸 1～2min 即可死亡。霍乱患者的粪便、排泄物污染了水源和水生物，霍乱弧菌就能通过生活饮用水和食用水生物进入人体，引发霍乱病。霍乱的潜伏期很短，大约 1～3 天。该病发病急，如果患者没有其他的发烧炎症同时存在，一般不发烧。症状为剧烈腹痛、米汤样大便，或是血性水样便，每天数十次。继而出现喷射性或连续性呕吐。患者严重脱水，舌头、口腔、皮肤干燥，必须及时补水。通过输液或口服淡盐水可纠正脱水。如果没有及时补水，死亡率很高，可达 60% 以上。

4. 甲型肝炎病毒

甲型肝炎病毒（以下简称甲肝病毒）是甲型肝炎（以下简称甲肝）的病原体。甲肝患者的粪便随着生活活动污染了水源、水生物，也会污染生活用品、食物以及周围物体。甲肝病毒在环境中生存能力强，在污水中和食品中都能存活几个月甚至更长。加热 60℃ 10h 大部能死亡，加热 100℃ 5min 死亡。人们如果饮用了未煮沸的水、食用未煮熟的食物和水产品以及不使用公筷聚餐，都有可能感染甲肝病毒、引发甲肝。甲肝的潜伏期约 15～50 天不等。起初为全身无力、虚弱、食欲不振、厌油、恶心、腹痛，继而巩膜发黄、全身黄疸，大便呈陶土色、肝功能异常、转氨酶升高。此病没有特效药，必须细心护理，休息、对症治疗，合理进食。黄疸于 2～6 周消退。约一个多月恢复正常。有些患者有恶心、厌油、肝区不适等症状，并无黄疸，但转氨酶升高，可以诊断为无黄疸型甲肝。

5. 血吸虫

血吸虫是一种人体寄生虫，在人体内诱发血吸虫病。血吸虫的种类很多，在我国主要是日本血吸虫，主要分布在长江中下游地区。

病人（宿主）体内的成虫产卵后，卵在宿主体内发育成毛蚴，成为成熟卵。部分成熟卵在宿主体内死亡，存活的成熟卵随着宿主粪便排出，污染水体。在水温 20～30℃ 的条件下，毛蚴脱卵鞘进入水体继续发育，随后进入中间宿主（钉螺）继续发育，并增殖出许多尾蚴。一条毛蚴能增殖出数千条尾蚴，一个感染的钉螺能产生数万条尾蚴。尾蚴从钉螺中逸出，在近岸边的浅水面下游动，人们如果在水中游泳、玩水、捕捉鱼虾、洗涤衣物或进行施工作业等活动，尾蚴就能钻进皮肤进入体内。尾蚴随着血液循环移动并进行发育，经过体内大循环最终寄存在肠系膜下静脉，发育成成虫。每条成虫每天可产卵几千甚至上万个。成虫在人体内可存活 2～5 年，甚至更长。人体接触尾蚴，能产生尾蚴性皮炎。

血吸虫病的急性症状主要有发烧、腹痛、腹泻、肝脾肿大、肝区有压迫感、全身无力、消瘦。大便中能检出虫卵。急性期如不及时治愈，就转成慢性期和晚期，可发展成肝硬化、巨脾、腹水，丧失劳动力，甚至发展成肝癌。儿童时期如反复发作可影响生长发育，临床上成为侏儒症。血吸虫也可在多种野生动物和家禽体内寄生。

6. 卫氏并殖吸虫（肺吸虫）

卫氏并殖吸虫是一种人体寄生虫，主要寄生在肺部，由于成虫的口部和腹部各有一个吸盘，故称并殖吸虫。并殖吸虫的种类很多，在我国主要是卫氏并殖吸虫，主要分布在浙江、东北等地。

成虫在宿主肺部产卵随痰液排出或随痰液被吞咽进入消化道从粪便排出，污染水体。虫卵在水中发育成毛蚴，毛蚴进入第一中间宿主（川卷螺）体内发育成尾蚴，尾蚴进入第二中间宿主（溪蟹、蝲蛄）体内发育成囊蚴。人们吃了未煮熟的溪蟹或蝲蛄，即可患上并殖吸虫病，也称肺吸虫病。

感染的溪蟹或蝲蛄在消化液的作用下，囊蚴逸出，沿途发育游走各器官、穿过膈肌，寄生在肺部，发育为成虫并产卵。成虫在人体内能存活5～6年，少数成虫可活20年。肺吸虫病患者主要表现为全身乏力、发烧、畏寒、食欲差、咳嗽、胸痛、痰中带血或痰呈铁锈色或棕褐色，痰中能检出虫卵。如不及时治疗，会发生胸腔积液，胸腔积液呈黄色或血色。

囊蚴也能移行至人体其他部位寄生，主要在皮下、肝脏、心包、脑部、脊髓、眼眶等处。寄生在这些部位的囊虫能引发相应部位的症状，但不能发育成成虫，不能产卵。这些局部相应症状有：皮下包块、肝大、肝功能异常、黄疸、血尿；腹痛腹泻、棕褐色脓血便；头疼、呕吐、反应迟钝、失语、共济失调、偏盲、视力模糊、眼球突出等。肺部及其他部位病变可数年不变，如能及时治疗，预后尚好。但脑、脊髓病变预后较差，严重时甚至可致残废。肺吸虫也可寄生在其他哺乳动物的肺内。

7. 华支睾吸虫（肝吸虫）

华支睾吸虫主要寄生在人体肝脏内，故又名肝吸虫。在我国除西部几个省以外都有分布，主要在广东、河南、辽宁等地比较严重。

虫卵随粪便排出进入水体后，被第一中间宿主（淡水螺）吞入孵出毛蚴，并继续发育并增殖出大量尾蚴。尾蚴逸出螺体，在水中进入第二中间宿主（淡水鱼、虾）体内，发育成囊蚴。人吃了未煮熟的鱼虾，囊蚴就穿透肠壁移行至肝脏发育成成虫。成虫寄生在肝脏并产卵，也可寄生在胆囊。成虫寿命可达20～30年。

肝吸虫病的主要症状有肝区痛、肝脏肿大、腹胀、腹泻、胆囊发炎、肝功能异常，有时出现黄疸。如不及时治疗能转成慢性，发生肝纤维化、肝硬化、腹水。如果合并病毒性肝炎时，后果更为严重甚至死亡。肝吸虫也可在狗、猫、狐狸、狼等多种哺乳动物体内寄生。

除了以上主要生物性污染物外，水体中还有很多种生物性污染物。常见的有致病性大肠杆菌、变形杆菌、副伤寒杆菌、副霍乱弧菌、梭状芽孢杆菌；轮状病毒、脊髓灰质炎病毒、戊肝病毒、钩端螺旋体，蛔虫、隐孢子虫等；变形杆菌、阿米巴原虫、姜片虫等。

二、化学污染物

1. 氰化物

氰化物是指带有氰基（CN）的化合物。通常为人所了解的氰化物都是无机氰化物。氰化物主要来自选矿（尤其是选金矿）、冶炼、炼焦、电镀、化工、染料、制药、合成纤维等产生的工业废水。运送含氰化物的车辆发生交通事故以及消防废水都可能污染水体。在使用含氰的熏蒸剂、杀虫剂、杀鼠剂等排出的废水，也有可能污染水体。

氰化物是剧毒物，其中尤以氰化钾、氰化钠、氰化氢（氢氰酸）的毒性最大。氰化物进入人体内，经代谢分离出氰基进入血液流经全身，与细胞核内的细胞色素氧化酶中的铁结合，使细胞色素氧化酶丧失呼吸功能，导致细胞不能结合氧气而严重缺氧，形成细胞内窒息。由于细胞不能结合氧气，血红蛋白结合的氧气不能被消耗，使得皮肤黏膜呈樱桃红色。

大量口服氰化物可引起"闪电式"死亡，急需立即抢救。非"闪电式"死亡的急性中毒病情也非常严重，分秒必争，也需立即抢救。由于脑细胞和心肌细胞对缺氧最敏感，所以中毒症状出现最早。主要有头痛、头晕、呼吸困难、心率先快后慢、心律不齐、步伐不稳、听力视力减退、意识模糊、昏倒、心跳停止、死亡。病程发展很快，必须分秒必争，立即抢救。

各种氰化物的毒性和毒作用特征，在很大程度上取决于在人体内代谢过程中所析出的游离基的浓度和数量。亚铁氰化物属于低毒性。

在非急性中毒的情况下，人体内的巯基可与氰化物结合成硫氰酸盐，毒性降低，排出体外。

慢性氰化物中毒可有神经衰弱症候群，运动肌酸痛和活动障碍等，抑制甲状腺功能。

2. 汞

汞是一种重金属，相对密度为 13.534。金属汞是呈银白色的液态金属，俗称水银。金属汞在空气中常温下即能蒸发，产生汞蒸气，吸入人体内毒性大。金属汞在平放的物体表面稍受外力即能滚动，并能分散成若干小汞珠，蒸发面积更大，也能聚合成若干更大汞珠。汞珠遇到缝隙即能滚入其中但不能自行滚出。金属汞不溶于水。汞的化合物除了硫化汞较难溶于水外，无论是无机汞或有机汞都溶于水。

汞的用途很广，氯碱工业、电子仪表生产、电池生产、塑料工业、农药生产、医药生产以及多种化工生产中都需要使用汞。农业生产如果使用了含汞农药，那么农田排水中就可能含有汞的化合物。运输含汞货物的交通工具如果发生意外事故，也会造成汞的污染。

汞的化合物蓄积性很强，主要蓄积在肾脏、肝脏、神经系统、毛发等处。误饮汞污染的水，能引起急性汞中毒，恶心、呕吐、腹泻，严重时口腔黏膜糜烂，尿中汞含量极高，急需抢救。慢性汞中毒主要损伤肾脏、肝脏和神经系统，出现记忆力衰退、肌肉震颤、肢体麻木、感觉障碍等症状。发汞、尿汞含量升高。

无机汞排入水体后，在底泥的厌氧环境中，经微生物的作用可转化为甲基汞。甲基汞比无机汞具有更强的脂溶性和蓄积性。很易进入生物体内蓄积，通过水生物的食物链逐级放大（水→浮游生物→小鱼小虾→大鱼、虾、贝类），以致大鱼体内的甲基汞数量可增大几万倍甚至几十万倍。人吃了这类污染的鱼、虾、贝类，会引起甲基汞中毒。

甲基汞易通过血脑屏障侵犯中枢神经系统。主要症状有感觉障碍、共济失调、语言障碍、视野缩小、听力障碍，重者残废。

甲基汞易通过胎盘屏障进入胎儿体内，影响胎儿发育，胎儿出生即患有先天性水俣病。主要症状有共济失调、重症神经迟钝，眼球震颤、语言障碍、发育不良、运动不能、智力障碍，甚至长大后仍然不能自理。此外，母体内的甲基汞可以通过乳汁进入乳儿体内。

3. 砷

砷是一种类金属，蓄积性很强。元素砷在自然界极少，而且几乎无毒。自然界中的砷主要都是与铁、铅、锌、铜、镉、硫等元素共同结合，存在于矿石和地层中。

水体中的砷主要有两个来源。其中一个来源是来自于所在地的地层。某些地区由于地层的演变将含砷的化合物溶于水中，使得当地的地下水中含砷量增高。长期饮用高砷水可引发慢性砷中毒。另一个来源是受到污染。矿石的开采、选矿、冶炼、焙烧等过程中会排放大量含砷的废气、废水、废渣。砷的用途很广，制药、农药、塑料、涂料、玻璃、皮毛、造纸等生产过程中都要使用砷的化合物，都会排出大量含砷废水。使用含砷农药的农田排水中也会有大量砷化物。

砷化物的种类很多，除了含硫的砷化物（雄黄、雌黄）难溶于水而毒性较低以外，其他的砷化物毒性都很大。砷化物中毒性最大的是三氧化二砷（砒霜），其次是五氧化二砷。砷化物可引起毛细血管扩张、管壁肌肉麻痹，尤其是腹腔脏器的毛细血管麻痹更严重，血流滞留在血管中，因而体液渗出进入肠腔，引起腹泻。

急性砷中毒的主要症状有恶心、呕吐、剧烈腹痛腹泻，严重时上吐下泻，出现"水汤样"大便，与霍乱症状相似。如不及时治疗，会很快死亡。摄入极大量砷化物会出现四肢疼痛性痉挛，意识丧失，呼吸中枢麻痹，很快死亡。

慢性砷中毒的主要表现是末梢神经和皮肤色素改变。四肢起初有皮肤蚁走感，继而出现向心性感觉障碍，四肢无力，行走困难。皮肤出现色素斑，青白色、棕色、青色、黑色等不同颜色，这与砷化物的种类有关，尿砷、发砷含量升高。慢性砷中毒可以癌变。

4. 镉

水中镉来自铅锌矿、有色金属冶炼、电镀、使用镉作为原料生产的工厂等。被镉污染的河水或直接使用含镉废水浇灌农田，则农作物中尤其是大米中含镉量高，称为"镉米"。人长期食用"镉米"等含镉农作物，会引发慢性镉中毒。镉主要损伤肾脏和骨骼。镉损害肾功能，影响维生素 D 的活性，使得骨骼生长、代谢受阻，造成严重的骨质疏松。妇女尤其是经产妇骨质疏松更加严重，全身疼痛难忍，极易骨折，甚至咳嗽也会引起胸骨骨折。日本的"痛痛病"就是镉污染稻米引起的公害病。

5. 铬

铬是人体内的必需微量元素，有助于脂代谢和糖代谢。人体缺铬可引起动脉硬化。三价铬是对人体有益的，而六价铬是有毒的。

水中的铬主要来源于电镀、制革、颜料、化工、耐火材料、冶炼等工业排出的废水废渣。六价铬易溶于水，三价铬易在水中被固体物吸附沉于底泥。

人体饮入六价铬含量较高的水，可刺激或腐蚀消化道，产生恶心、呕吐、腹痛、腹泻、便血，严重时脱水。有时伴有头痛、头晕、烦躁、呼吸急促、皮肤和指甲青紫、心率快。六价铬在细胞内可还原成三价铬。六价铬具有致癌作用。

6. 酚

水中酚主要来自炼焦、炼油、钢铁、有机合成、化工、煤气、染料、制药、印染、造纸、制防腐剂等工业的废水。酚的种类很多，尤以挥发性的甲酚、苯酚最为常见。甲酚和苯酚都是消毒剂，甲酚和肥皂配制成的消毒剂就是来苏尔，现已被更有效的消毒剂取代了。

极少量的酚摄入体内能被肝脏解毒。多量的酚进入体内能引起头晕头痛、精神不安、食欲不振、吞咽困难、流涎等症状。极大量摄入酚，具有细胞原浆毒，使细胞变性、凝固。

挥发酚具有难闻的刺激性气味。而且极易与氯结合，当水中酚的浓度在 0.001～0.005mg/L 时，与氯结合即能产生更加难闻的氯酚臭气体。

7. 有机氯农药

有机氯农药主要是 DDT（双对氯苯基三氯乙烷）、六六六（六氯环己烷）、林丹（γ-六氯环己烷）等。这类农药具有挥发性，难溶于水，易溶于脂肪，蓄积性很强，在土壤中很难降解。水中的有机氯农药主要来自农田废水和制农药工厂的废水。水中的农药尤其是 DDT 能进入水生物体内，通过水生物食物链逐级放大，可达几万倍，甚至更多。

有机氯农药通过水生物食物链进入体内，也可通过吸入和皮肤接触进入体内。主要在肝脏、肾脏、心脏等处蓄积。对内分泌、免疫功能都有影响。妇女体内这类农药可损伤卵细胞。乳母体内可通过乳汁影响胎儿。

8. 有机磷农药

有机磷农药种类很多，主要是杀虫剂（敌百虫、敌敌畏），此外也有杀菌剂（稻瘟净、克瘟散）、除莠剂（地散磷、草特磷）等。这类农药易溶于水，除了随农田废水、生产废水流入水体外，还能随降水冲刷地面流入水体。

这类农药是神经毒剂，能使胆碱酯酶失去分解乙酰胆碱的作用，使神经系统传导功能紊乱。对免疫系统和生殖系统也有影响。

急性中毒可引起恶心、呕吐、流涎、呼吸困难、瞳孔缩小、肌肉痉挛、神志不清等症状。慢性中毒可出现血中胆碱酯酶活性显著降低、头痛、头晕、乏力、食欲不振、恶心、气短、胸闷、多汗等。

9. 亚硝酸盐

天然水中亚硝酸盐的含量极微。水中亚硝酸盐的来源主要有两个，一是污染，二是由硝酸盐还原而来。使用亚硝酸盐的工艺过程，例如弹簧厂除锈车间排出的废水中亚硝酸盐含量很高；运送亚硝酸盐的交通工具发生事故，也会污染水体。水中的硝酸盐在密闭等缺氧的条件下，处于适宜的温度，厌氧菌就能将硝酸盐还原成亚硝酸盐。饮用这种水或吃了用这种水做的食物，就会引起亚硝酸盐中毒。

亚硝酸盐进入人体能与血红蛋白中的铁作用，形成高铁血红蛋白，使其失去携带氧气的功能，使人体严重缺氧。

急性亚硝酸盐中毒的主要症状是呼吸困难、缺氧、紫绀、心悸，严重者因呼吸衰竭而死亡。

亚硝酸盐在胃内遇到仲胺类化合物即能合成亚硝胺，亚硝胺是致癌物。

以上是水中常见的主要污染物。有关对这些毒物的抢救和治疗，参见本书第六章化学物品急性中毒。水中的化学毒物除了以上几种外，还有很多，例如多环芳烃、多氯联苯等。

三、耗氧有机物

耗氧有机物的特点是在水中极易氧化分解。这类污染物主要来自屠宰厂、食品加工厂、制糖厂、牲畜饲养场、农田排水、橡胶工业、餐饮业等排出的废水、废渣。这些废水、废渣的主要成分是蛋白质、脂类、糖类、肽类等，在水中受微生物的作用，结合水中溶解氧进行氧化分解。一旦污染量很大，溶解氧的消耗量也增加，当空气中的氧气来不及补充进来，使得耗氧量大于复氧量，水体就严重缺氧。水体缺氧的后果，轻则造成鱼类窒息死亡，重则水质恶化，有机物进行厌氧分解，产生许多具有恶臭的腐败产物，甚至产生大量的臭气，例如硫化氢、氨气等，从水中逸出污染空气。硫化氢具有臭鸡蛋味，极高浓度的硫化氢能麻痹呼吸中枢，以致闻不到气味而死亡。当硫化氢浓度在 $1000\sim1500\mathrm{mg/m^3}$ 时，可引起"闪电式"死亡。

四、燃烧产物

燃烧过程是极为复杂的物理变化过程和化学反应过程，是分解和合成都反复进行的复杂过程。一切含碳的物质在氧气供给充分的情况下，其燃烧最终产物应该是二氧化碳和水。但是在实际情况下，不是所有含碳物质都能得到充分燃烧。当一个物质的表层得到了足够的氧气和高温进行着充分燃烧，产生了二氧化碳和水，但它的下层都是处在氧气不足、温度不高的燃烧条件下，就一定燃烧不充分，就一定会产生燃烧不完全产物。各种燃烧材料的种类不同、各种燃烧条件的不同，其产生燃烧不完全产物的种类和数量多种多样。最常见的燃烧不完全产物有一氧化碳、炭粒、氮氧化物、硫氧化物、氰化物、苯、二噁英、多环芳烃、各种杂环物等。火灾是灾难性的燃烧，尤其是化工厂的燃烧，各种燃烧不完全产物极复杂，而且大多数是水溶性的，都会溶解在灭火的消防水中，一旦消防废水排放量过大，周围容纳不下，就会流入附近地表水，造成水体污染。

这些产物中有的毒性很大，如氰化物；有的有致癌性，如二噁英、多环芳烃中的苯并芘等。

第三节　地表水污染的危害

水污染已成为世界上危害人体健康的第一杀手，其中地表水污染造成的危害更为多见。

一、生物性污染的危害

水中生物性污染主要来自生活污水、医院污水、某些动物性原料或植物性原料生产企业排出的生产废水。这些污水未经净化处理直接排入水中，造成水体严重污染，产生多种严重危害。

1. 突发介水传染病

生物性污染是世界各国都面临的主要问题。无论是发展中国家还是发达国家，水中生物性污染引发的传染病，一直是一个难以控制的公共卫生问题。例如美国在 1983 年就发生了 39 起介水传染病事件，有甲肝、痢疾等，患病人数达 20902 人。印度于 1955 年 12 月～1956 年 1 月不到一个月内由于集中式供水系统的水源受到污染，引起甲肝暴发流行，确诊病例 29300 人，死亡率为 0.9%。

（1）霍乱。在急性消化道传染病中，霍乱是最严重的，是烈性传染病。自从 1817 年印度恒河三角洲地区发生了第一例由水污染引起的霍乱，由此波及全世界。1832 年英国伦敦就有 11000 人发病，死亡率 50%。1832～1834 年美国死于霍乱的人数上千万。1862～1872 年间欧洲 9 个国家死于霍乱 84.1 万人，其中俄国 42 万人，法国 10 万人，德国 11.5 万人，捷克 8 万人，匈牙利 3 万人，荷兰 2 万人，意大利 1.3 万人，英国 1 万人。亚洲的霍乱也很严重，1881～1885 年日本一地就死亡 34 万人，俄国达到 80 万人。20 世纪初全球霍乱在 60 多个国家流行，发病人数达 77 万人。

我国的霍乱是 1820 年传入的，至 1948 年大小已流行达数百次。世界的几次大流行都祸及我国。历史资料记载，1863 年 6 月中旬至 7 月 15 日就死亡数千人。1949 年后，南方地区重视河流管理，霍乱一度绝迹。直至 1961 年 7 月中旬开始，广东沿海几个公社出现呕吐、腹泻的病人。从每天几十人发展至百余人，最多的一天达 182 人。疫情扩大到沿海 10 个省、自治区、直辖市，经大力防治，到 1965 年已全面控制。1966～1976 年受"文化大革命"的影响，实际疫情无从了解。1977～1986 年疫情严重，其中 1980 年发病数高达 40611 例。1987～1992 年发病人数再次减少。1991 年虽然受洪水大灾的影响，全国霍乱发病数仅 211 例。1993～2001 年疫情又出现反弹，1993 年发病数猛增至 11918 例。新疆等内地也出现散发病例，一度波及 25 个省、市、地区。2002～2011 年疫情有所稳定。2008 年仅发病 168 例，2011 年仅发病 24 例。自 2007 年以后的 5 年内无一例死亡病例。

根据多年的发病地区分布，发病率是临海高于近海，近海高于远海，远海高于内陆。发病时间也是先沿海后内陆。由此可见，控制水体污染对于防治霍乱是极为重要的。

（2）痢疾、伤寒。根据1983～1988年进行的全国水质普查，痢疾、伤寒都是发病率高的消化道传染病。其中1959～1984年痢疾发生157起，发病50934例；1958～1984年伤寒发生353起，发病45535例；这都是由于饮用水水源受到严重污染所致。尤其是伤寒更要注意，因为伤寒患者如没有彻底治愈，虽然症状全部消除，恢复了体力，但伤寒杆菌仍能在胆囊内储存，成为伤寒慢性带菌者。伤寒慢性带菌者呈间歇性排菌状态，通过生活接触等方式传染给家人以及周围密切接触者。其中最典型的例子就是"伤寒玛丽"。1901年美国有一名女工玛丽患了伤寒病，痊愈后她继续去雇主家作厨工，使雇主家患上伤寒病；更换一家雇主后又传染给雇主一家，换一家传一家。自1901～1914年的14年间，她一共传染了47人。可见伤寒病的彻底治疗极为重要。

（3）甲肝。甲肝病毒不仅通过污染饮用水传染，还能通过污染水生物传染。1988年上海市暴发了由于生吃了被甲肝病毒污染了的毛蚶而引起的甲肝，全国对此高度重视。其实在1983年上海市已经暴发过一次甲肝，也是生吃毛蚶引发的。与1988年的发病时间一样，也是在1月份发病，高峰时每天有400例病人。1983年1～3月就有病人21000例之多。这次的疫情也是很严重的。1983年和1988年上海市的两次甲肝暴发，毛蚶都是从外地运来的，都是毛蚶产地的近海水域水质受到粪便、生活污水的严重污染所造成的。

2. 介水寄生虫病

通过水污染引发的寄生虫病有多种，例如肝吸虫病、肺吸虫病等。其中危害最严重、历史最长的是血吸虫病。血吸虫的中间宿主是钉螺，当有些水利工程例如修水库、开沟渠、建大坝等工程，使水体流动更平稳，水温更适宜，这就更促使钉螺的大量繁殖，极易暴发血吸虫病。据考古资料证明，血吸虫病在中国已有2000多年历史了。世界上很多国家都发生过血吸虫病大流行。主要在亚洲、非洲、南美洲等广大地区。例如苏丹1924～1944年血吸虫病流行率低于1%，1950年后扩展了灌溉系统，1952年成人的流行率增至21%，儿童为45%。在圣路易丝，1986年8月在塞内加尔河上建一水坝，一年半后出现首例血吸虫感染者，再过一年多时间，发现有71.5%的人感染了血吸虫病。中华人民共和国成立前，血吸虫病流行很广，很严重。到1949年全国血吸虫病患者达1200万人，疫区遍布长江以南12个省。1955年全国大力开展消灭血吸虫病，成绩显著，发病人数逐年下降，但是仍有反复。由于很多地方的水利工程使钉螺扩散明显，使得疫区扩大。例如宣州市的佟公坝是自流灌溉系统，每年4月初开闸放水，9月底关闸停水。由于放水时间与钉螺繁殖、生长时间相符，使得钉螺密度增长。灌区西岸居民的生活、生产均与水密切接触，血吸虫感染率严重。1977～1989年间急性感染就有224例。据专家估计，自2003年起我国血吸虫病人达100万以上，并已发生30多起急性暴发事件。因此，我国在2004年召开了血吸虫防治工作会议，加强控制和消灭血吸虫病的力度。

3. 隐孢子虫病

隐孢子虫病是人畜共患的寄生虫病。1955年隐孢子虫被确定是引起动物腹泻的重要病因。1975年才有人体感染的报道。1988年美国提出此病可介水传播。隐孢子虫是机会性感染的寄生虫。成虫主要寄生在小肠，严重者也可在呼吸道、胆囊等处。成虫宿主体内产卵并发育成卵囊具有感染性。卵囊随宿主粪便排出。卵囊也可通过饮用水、接触物体传播，还可以通过飞沫传播。卵囊进入宿主体内后逐步发育成为成虫。隐孢子虫病症状的严重程度与病程长短取决于宿主的免疫功能状况。一般情况下潜伏期为3～8天，起病急，主要是腹泻、水样便或糊状便，并伴有腹痛、恶心、呕吐，有时伴有低烧。患者的粪便和呕吐物中能查到卵囊。幼儿可出现喷射性水样便。此病在亚洲、欧洲、美洲都有流行，有些暴发很严重。例如 1993 年美国威斯康星州 161 万人的密尔沃基市 40.3 万人感染，50 人死亡。原因是受到屠宰场废水和生活污水污染的水源水在自来水厂经过常规净化消毒处理，不能杀灭隐孢子虫的孢囊，造成暴发。日本、英国、加拿大等国都有暴发。我国 1987 年报道了在南京发生首例隐孢子虫病。此后在安徽、福建、广东、内蒙古等地都有报道。此病是人畜共患的寄生虫病，在牛、羊、猪、犬等哺乳类动物中都可发生流行。牧区发生率高于非牧区。症状尤以腹泻最常见。在初生和幼龄动物中，例如犊牛、羔羊中症状更严重，死亡率高。

隐孢子虫在干燥环境中 1～4 天可失去活性。0℃以下或 65℃灭活 30min 可杀死。常规剂量的氯消毒无效，必须加大剂量。10％福尔马林有效。

4. 蛔虫病

蛔虫病是一种常见的寄生虫病，但主要不是通过水型传播。刚从宿主体内排出的蛔虫卵没有感染性。无感染性的蛔虫卵要在土壤中孵化成感染性虫卵。人通过污染的蔬菜、瓜果等污染食物，感染卵进入人体，就发育成为成虫，引发蛔虫病。但如遇到农田排水或降水等冲刷而排入水体，有可能引起感染。

介水传染病和介水寄生虫病的主要污染来源是粪便和生活污水。不卫生的饮食习惯和生活习惯都是易感的途径。所以，粪便和生活污水的无害化处理，饮用水的严格消毒，不生吃水产品，勤洗手等都是控制介水传染病和介水寄生虫的有力措施。

二、化学污染物的危害

1. 污染饮用水水源

地表水是许多国家的饮用水主要来源，但也是大量未处理的工业废水、废渣、污泥的排放场所。许多有毒的化学污染物会对水源造成污染。尤其是江河等开放型水体，毒物不仅污染了排放口附近的水质，还会随着水的流动影响到下游的地区、邻省、甚至邻国。一旦发生突发事件，危害就很严重。影响很大。此类事故并不少见。例如 2012 年山西某煤化工集团股份有限公司发生一起因输送铁管破裂导致大量苯胺泄漏的事件，苯胺随河水流出山西省进入河北省，使得邯郸等城市长时间停水；2011 年四川省阿坝州的一家电解锰工厂的尾矿渣被洪水卷入涪江，导致沿岸下游直至绵阳江段 50 万居民饮用水受到影响；1991 年一家氮肥厂使用了不合格的硫酸，含砷废水污染了水源，导致 375 人发生急性砷中毒。

当发生污染严重、影响范围大的突发事件时，更要及早通知下游。2016 年 1 月 3 日河南省某发电厂发生柴油泄漏事件，大量的泄漏柴油经黄河的直流伊洛河流入黄河，流向山东省。山东省内包括济南市在内的 9 个沿黄河城市的饮水问题受到威胁。由于信息及时，山东省在污染带前锋尚未入境前，就紧急启动应急措施，立即开展境内黄河水质监测。从入境前的本底水质监测一直到省内各黄河取水口的水质监测，一共采样 69 批次，报出了 450 个监测数据，关闭了 32 个取水口。由于信息通畅、领导重视、应急措施得力，保证了全省沿黄河各市人民群众饮用水的安全。

莱茵河是欧洲三大河流之一，流经瑞士、法国、德国、荷兰等国，注入北海，全长 1000km，北海对岸是英国。1986 年 11 月 1 日零点 19 分，瑞士巴塞尔市的桑多兹化学公司 956 号仓库突发大火，接着装有 1250t 剧毒农药的钢罐爆炸，硫、磷、汞等毒物随着百余吨灭火剂进入下水道，排入莱茵河，形成 70km 长的微红色漂浮物以每小时 4km 的流速向下游流去。警报传向下游瑞士、德国、法国、荷兰四国 538km 的沿岸城市。沿河自来水厂全部关闭，改用汽车向居民送水，德国甚至用消防车送水给沿岸城镇居民。位于莱茵河下游的荷兰立即关闭所有与莱茵河相通的河口，并用井水和储存水供应居民。位于北海对岸的英国早已派出船舶在海上待命，准备随时跟踪和监测有害物质对北海的污染，对北海渔业的影响。

这次莱茵河化学毒品污染突发事故，损失惨重，生态环境受到严重破坏，部分支流也受到影响。但由于警报传出及时，措施落实得力，所以沿岸以莱茵河水为饮用水水源的各国都保证了本国居民的饮水安全。

2. 污染食用水生物

除了生物性污染能污染水生物以外，一些化学物质也能污染食用水生物。尤其是蓄积性强的物质，能通过水生物食物链逐级放大，使得大鱼大虾能浓缩几万倍甚至几十万倍。一些具有特殊气味的毒物例如 DDT 在水生物体内，容易被发现而弃之不食；另一些无特殊气味的毒物在水生物体内则不易发现，容易被人误食。最典型的病例就是日本的水俣病。20 世纪 50 年代初，日本熊本县水俣地区首先出现许多步态不稳的病人，继而发现许多原因不明的大脑神经系统严重病变的病人，包括新生儿或乳儿在内。经过几年的调查研究，终于发现是食用了被甲基汞污染了的鱼、虾、贝类而引起的甲基汞中毒，汞的来源是水俣地区一家氮肥工厂。该工厂于 1949 年正式转为生产乙醛、氯乙烯等。生产中使用无机汞作催化剂，无机汞在催化过程中以及在厌氧环境下转化为甲基汞。工厂的废水底泥都排入水俣湾，以致水俣湾里的鱼、虾、贝类体内富集了大量甲基汞。由于水俣湾周围的渔民、居民都是食用了水俣湾污染的水生物而中毒，故将此类甲基汞中毒称为水俣病。

1965 年 1 月，日本新潟大学发现一例甲基汞中毒患者，同年 4 月和 5 月又各发现一例。这几名患者都是新潟市附近阿贺野河下游沿岸的居民。于是新潟大学立即于当月（5 月 31 日）向地方当局做了报告。厚生省立刻组织力量开展调查。由于有水俣病调查的经验，工作进展比较快。通过临床诊断，发汞测定，流行病学调查，确定自 1964 年以来共诊断出现病人 26 例，死亡 5 例。这些患者都有长期大量食用阿贺野河中鱼的历史，其中 46% 的患者以捕鱼为生。在人发病前后也有猫、狗发狂死亡的现象。经追查污染源，确定是距河口上游 50km 的昭和电工鹿濑工厂。起初该工厂不承认，借口认为厂址距河口太远，可能是农药或地震影响所致。经过多方面的调查研究，排除了农药、地震等影响。根据临床症状，流行病学调查，患者尿汞和发汞的含量，以及鱼体内汞的含量等充分的科学数据，明确了因果关系，厂方终于认可。

所以，封闭和半封闭式的水系受到污染，主要危害附近地区，而开放式水系受到污染可危及下游。

3. 喷出毒气污染空气

（1）地下油管破损，毒气从河面喷出。2006 年 3 月，重庆市开县中石油罗家 2 号井由于井下套管破损，造成天然气泄漏，喷出大量硫化氢，污染大气，而由于井管周围的地质构造复杂，距井场 1km 左右的小河也受到影响。河面上多处喷出的约 15cm 高的油水柱，散发出硫化氢毒气。井管泄漏后立即紧急转移了当地居民 1 万多人，故这次事故无人员中毒。

（2）湖底喷出毒雾。1984 年 8 月 16 日清晨，喀麦隆莫努恩湖的水面上升起 200m 长左右的毒雾，笼罩着湖旁的公路，具有令人恶心的气味。有些人赶快往回退出，有些人来不及退就倒下了。大约十点半，毒雾退去，公路上死亡 37 人，湖旁的鸟兽、树木、野草全部死亡。第二天湖水颜色变成红褐色。经医生检验：死者口、鼻有黏液和淤血，皮肤有明显的灼伤，但衣服没有灼伤的迹象。医生诊断为化学灼伤。

两年后，与莫努恩湖相距不远的尼奥斯湖暴发了更为惨重的事故。1986 年 8 月 21 日深夜，尼奥斯湖喷出大量毒雾，形成雾顺着风势向下风向的谷地倾泻而下，笼罩了最近的村子，使这村的居民几乎全部死亡，仅有少数人从睡梦中警醒逃出。毒雾向下风向刮，所到之处，许多村子都有毒死的人。极少数人往坡上高处逃跑，没有毒死。这次毒雾造成 1746 人死亡，2000 多人中毒，牲畜全部死亡。湖水水位下降了 1m，湖水呈红色，并不断冒气泡。两天后，毒气尚未散尽，救援人员必须头戴防毒面具，身背救生氧气瓶方能进入湖区抢救。为了防止毒气进一步蔓延，居民被撤离到远处安全地方。

中毒者眼、鼻灼伤，剧烈咳嗽，犹如被勒死的窒息。肺部有湿性啰音。胸腹部的皮肤有腐蚀性外伤。中毒者反映未闻到臭鸡蛋味。对 2 名抢救无效死亡的死者尸体进行病理解剖，有肺水肿，说明毒气中有腐蚀性气体。中毒者送医院接受纯氧治疗。

1987 年喀麦隆政府与联合国有关机构联合召开了一次尼奥斯火山湖毒气灾难国际学术讨论会。经过 200 多位科学家的讨论，一致认为毒气的主要成分是二氧化碳。二氧化碳是无色气体，溶于水形成碳酸，弱酸性。高浓度二氧化碳具有麻痹作用，很快致死。

三、对牲畜、水生物的影响

1. 中毒死亡

地表水中有害物质对渔业和牧业影响很大。2004 年 9 月 10 日，拜泉县双泉化工厂由于长期停产，生产过程中的中间产物——氰化物长期滞留在设备中。后来，由于要恢复生产而清理设备，导致氰化物随着清洗水排到厂外的排水沟中。三头奶牛饮水后立即死亡。说明水中含有剧毒物质。经水质化验，水中含有高浓度的氰化物，奶牛胃中也检出氰化物，证明三只奶牛死于氰化物中毒。

1986 年的莱茵河污染的危害更为严重。由于各国行动迅速，例如法国下令牧民不得在河边放牧，避免了损失。但整条河流的渔业损失惨重，仅一周内就有 50 万条鱼毒死。

2. 缺氧死亡

耗氧有机物污染水体后，很容易分解，并消耗水中溶解氧，当氧气不足时，鱼类因缺氧而死。20 世纪 50 年代，嫩江上游一制糖厂以甜菜为原料，大量耗氧有机废水未经处理排入嫩江，使得江水的溶解氧含量极低，造成大批鱼类缺氧死亡。

水中耗氧有机物除了来源于排放的废水外，渔业养殖过程中过量投放饲料也是造成污染的原因之一。四川与重庆交界处有一个人工湖——大洪湖，是当地居民生产生活的水源地。居民还在这里兴起了网箱养鱼和网栏养鱼。为了追求经济效益，当地居民开始向湖中投放鸡粪和化肥，湖水渐渐恶化。某年夏季，四川的临水段发生大面积死鱼，2 万亩（1 亩 = 666.7m²）渔场大量网箱鱼突然死亡，而且还影响到了下游的重庆的长寿段。这次事故估计临水段死鱼约 10t，长寿段也有 500kg 死鱼，损失极大。湖水受到污染呈绿色，较浑浊。从对湖水的水质检验结果看出，这次污染物主要是含磷有机物和含氮有机物。

第四节　地下水污染的危害

一、浅层地下水污染

污染物对浅层地下水的污染途径可从井口直接进入，也可通过地层的渗透进入。

1. 从井口直接进入

农村的许多敞口水井没有正规的防护措施，污染物可从井口直接掉入井内。这类污染物主要是生物性污染。例如在 1988~1989 年一年间，四川安岳县农村中小学发生了四起甲肝暴发事件，都是因为饮用的井水受到了污染。其原因是学校的周围和附近有厕所、污水坑、垃圾堆，遇到降水就把这些污物冲入水井或渗透入水井；另外，甲肝病人直接使用井水也会污染水质。附近如有农药等毒物的使用或泄漏，也会污染井水。

2. 通过地层渗透

浅层地下水的覆盖层是透水层，污染物可以通过这类覆盖层垂直渗透进入含水层。这种渗透方式不一定立即造成污染，往往要经过一段渗透时间方能进入含水层。渗透的时间主要取决于地层结构的疏密程度以及污染物的渗透性和数量。

例如，1993 年某小型选矿厂开工，将含砷废水未经处理直接排出厂外。废水从地表渗入地下，污染了附近工业开发区的水井。两个月左右后，某医院连续接诊 9 名症状类似的病人，于是立即上报市卫生防疫站，次日即开展调查。共有 352 人类似相同症状：恶心、呕吐、腹痛、腹胀、腹泻、全身乏力、头痛、头晕、眼睑浮肿、视力模糊，少数人皮肤瘙痒、低烧。尿砷含量 0.57~2.82mg/L，平均为 1.39mg/L。检测井水中含砷量为 6.07~9.81mg/L，平均 7.86mg/L。诊断这 352 人是急性砷中毒。经对患者对症治疗，同时改换饮用水后，大部分患者在 3~4 天后，自觉症状好转。

又如 1983 年某化工厂将含酚废水排放在河滩上，污染了附近的饮用水井，井水有来苏尔消毒水气味，造成 516 人中毒。主要症状是头痛、头晕、腹痛、腹泻、皮肤瘙痒等症状。后经改换了清洁土壤，排除了污染。

再如某年某地发生一次翻车事故，将含铬的化学物质倾倒在距居民点 150m 的路边。事隔 9 个月后居民点的各户机井的井水含铬量超过《生活饮用水卫生标准》15.2~174 倍，造成 37 人有中毒反应。主要是腹痛、腹泻、皮肤丘疹、瘙痒，尿铬超过正常值上限 2.25~422.75 倍，血铬超过正常值上限 6.14~598.28 倍。

由此可见，查找地下水的污染来源，不仅要调查现况，也往往需要追查到更早的环境资料。

二、深层地下水污染

深层地下水的覆盖层是不透水层，一般情况下不易受到污染。但当遇到钻探等地下工程施工，或遇到强烈的地层震动，或一些特殊的地层结构，污染物也能进入含水层。

例如某厂于 1974 年建一自备水源井，井深 72m。打井时发现在 4~7m 处有一条 3m 宽的破水地带，在 21m 处发现一个熔岩洞，在 30m 处又发现一个熔岩洞，而该井的取水深度就在 30m 处。距水井 15m 远是一条河流。多年来受上游棉纺厂、淀粉厂等未处理的生产废水的污染，河水已变成臭水河，每到夏季发出难闻的臭味。经厂长要求，该厂所在地卫生防疫站于 1989 年 12 月对井水采集水样进行水质检验。结果发现水中氨氮、亚硝酸盐氮、铁、镉等指标均严重超标，同时还检出病原性微生物——阿米巴变形虫。说明是污染的河水通过熔岩洞、地层裂缝污染了该深井水。

又如 20 世纪 90 年代初，辽宁省卫生防疫站曾对盘锦地区 14 口井深 800~1000m 的超深饮用水井进行水质分析。结果指出，氨氮、臭味、铁、锰、挥发酚等指标均严重超标。这些超深井均位于石油、天然气的开发区，说明超深井已受到石油、天然气的污染。

随着各种工程对地层的影响，深层地下水，甚至超深层地下水的污染危害，应提高警惕。应定期进行水质检测。

第五节 生活饮用水污染的危害

生活饮用水主要来自两种不同的渠道，一种是集中式供水，另一种是分散式取水。

一、集中式供水

集中式供水是由自来水厂从水源地集中取水，统一进行水质净化处理和消毒，使水质符合《生活饮用水卫生标准》后通过供水管网送至各用户。在取水到供水的整个过程中有几个环节水质易受到污染。

1. 水源水受到污染

集中式供水的水源主要是江河、湖泊、水库等地表水和深层地下水。地表水极易受到污染，各种污废水的大量排入，导致多种病原性微生物和多种化学毒物污染了水源地，使水源水受到严重污染。尤其是大型化工企业一旦发生火灾，大量的消防废水排入附近地表水。消防废水中含有大量有毒的原料、半成品、成品，还有燃烧中间产物以及流经地面冲刷的污泥、废渣。这些大量的有毒物质冲入水中，给水源地造成了严重威胁。因此，应急措施更应及时。例如 2005 年 11 月 13 日，位于松花江哈尔滨江段上游的中石油吉化公司双苯厂发生爆炸，大量含有苯和硝基苯的污水流入松花江，在松花江上形成了百余米的污染带，对松花江造成严重污染，威胁到沿江取水口。哈尔滨市在接到黑龙江省下达的通知后，立即采取应急措施，在污染带前锋尚未到达之前，在哈尔滨水源地上游 16km 处布设了预警监测断面，并依次共设 9 个监测断面，共采集样品 667 个，准确地监测了污染带的通过情况，为哈尔滨市的水源地取水口的关闭和重新开放提供了准确的时间，保证了水源地水质的安全。哈尔滨市全市停止集中式供水 4 天，水质没有受到污染。

以地下水为水源受污染机会虽然较少，但也时有发生。主要原因是地层的断裂，或是特殊的地质结构，使含水层受到污染。取水井口周围的环境状况，也会受污染。例如 2009 年 7 月，某地发生了强降雨，淹没了当地供水公司的一口水源井，水源井中大肠菌群和细菌总数严重超标。由于未能及时检出，造成 4000 多人发病。所以，即使是地下水作为水源水，也需加强管理。

2. 供水管网中的水受到污染

供水管网中的水受到污染，主要有以下几种情况。

（1）输水管的材料不合格，质量差。这类输水管容易发生渗漏、断裂等情况，使水质受到污染。例如某地由于供水管网断裂，破裂处距 2m 远有化粪池的泄漏，当水压降低时，形成负压，污染物渗入管内，造成 197 人患细菌性痢疾，13 名儿童患甲型肝炎。输水管的材料必须耐压、耐腐蚀。

（2）设计不合理。没有将生活饮用水管网与生产用水管网严格分开，可通过闸门互用，当生产用水受到污染，互用时就污染了生活饮用水。例如某小型弹簧厂使用的亚硝酸盐污染了生产用水和生活饮用水，使得 31 人发生亚硝酸盐中毒。所以生活饮用水管网必须是独立的密闭的输水系统，必须与其他用水管严格分设。

3. 二次供水

高层建筑由于楼层高，自来水厂的送水压力只能送水到一定高度，更高的楼层就需要再加压力，这就是二次供水。根据多年来各地报告二次供水的污染主要是微生物污染。例如

1987 年 8 月锦州市某住宅楼二次供水受到污染，有 523 人发病。1988 年 1 月，当地某学校有 100 人发病，主要症状都是恶心、腹痛、腹泻等消化道症状。这次污染的主要原因是设计不合理和管理不严格。有的储水池或储水箱的底平面低于出水口，使出水口与底平面之间的水不能完全排出使用，形成滞留的死水，加上不及时清理水质易恶化。有的储水箱体积设计过大，出水量大于用水量，导致余氯耗尽、微生物繁殖，而且储水箱四周日久也会附着一些胶体物，形成隐患。有些储水箱、储水池不够严密，易掉进污物。有些设备的材料质量差，储水后能溶出有害物质，如涂料、铁、铅等。总之，高层建筑二次供水的设备类型较多，一旦发生污染，要逐个调查原因。

二、分散式取水

分散式取水就是用户自行前往水源地取水。这类水源主要是浅层地下水和近岸的地表水和沟渠水，都是很容易受污染的水源。土水井的井口经常没有井盖，即使有井盖也经常不严密，污染物很容易掉进去；各用户取水的水桶有的随地乱放，取水时也会带进去污物；有的得了慢性消化道传染病的人自己来取水，也会污染井水。水井的井壁破损、渗漏，也是受污染的原因之一。水井附近的简陋厕所、堆放农药的仓库等污染源一旦发生泄漏或遇到大雨的冲刷，这些有毒有害物就能通过井口和井壁污染井水。这类事故是很多的。例如某地一存放含砷农药的仓库被大雨淋后，含砷农药流入附近的水井，引起多人中毒。有些事故的污染面积很大，影响范围就更广。例如 1983 年某化工厂将含 3-硝基邻二甲苯和 4-硝基邻二甲苯的废水未经严格处理排放而渗入地下水，使该厂附近某村全村 67 口饮用水井中有 58 口水质颜色变黄，并有明显的苦杏仁气味。体检结果显示：饮用者中皮肤划级过敏试验阳性、谷丙转氨酶超标、血红蛋白偏低、血清尿素氮超标等指标均显著高于对照组。

近岸的地表水最易受到污染，尤其是很多地方没有将取水区与用水区严格分开，使得取水和用水都在同一个水区，污染就很严重。河水的用途很多，洗衣、淘米、洗菜，甚至洗刷马桶，这些生活污水都与取水混在一起，这类饮用水的污染程度最严重，最容易受到生物性污染。宁夏地区曾做过调研，对几类水源测定了细菌总数、大肠菌群、耗氧量、三氮（氨氮、亚硝酸盐氮、硝酸盐氮）六项指标，结果是地面水和窖水的六项指标均高、机井和深层地下水的六项指标均低。又如 1980 年安阳市某农村部分村民常年饮用渠水，吃、洗、刷都在同一渠里，水质严重污染，引起伤寒暴发流行，共有 235 人发病。后来经缸水消毒、汽车供给自来水等措施，终于控制住疫情。

第六节　水污染突发事件应急要点

一、生活饮用水污染应急要点

1. 立即停止供水

停止饮用可疑污染饮用水，防止扩散。保护易感人群。集中式供水应关闭供水闸门，改用其他清洁供水，或为各家用户运送清洁水。分散式取水的水源污染后，应立即封闭水源地，改换其他水源，或取水在水缸中进行缸水消毒。

2. 救治病人，尤其是危重病人应立即及时抢救

对于消化道传染病的病人，例如痢疾、伤寒、甲型肝炎等这类传染病人的粪便、呕吐物等排泄物必须使用配制成适用浓度的含氯消毒剂进行消毒后方能排入下水道。这类病人的生

活用具以及能接触到的周围环境，例如门吧、座椅、窗台、文具用品等，也需要用适当浓度的含氯消毒剂进行擦拭。

发现霍乱病人应立即隔离治疗。对接触者应严格检疫5天。必要时要封闭疫区。

化学中毒的病人应立即给予解毒治疗和对症治疗，尤其是剧毒类毒物的急性中毒更应就地立即抢救，分秒必争。对于蓄积性毒物的中毒病人，可测定病人血、尿、毛发中的含量。

3. 病情通报

（1）任何单位或个人如果发现传染病病人或疑似传染病人时，应及时向附近疾病预防控制机构或医疗机构报告。报告内容主要包括发现地点、时间、主要症状、大致人数等。

（2）医疗机构收治了传染病人、疑似传染病病人、群体化学中毒的病人，应依法报告给所在地的疾病预防控制机构。报告内容主要包括疾病诊断、发病人数、发病地点、发病时间、污染物种类和污染物来源等情况。如果一时不能确切诊断，应报告主要症状和体征。

（3）集中式供水单位如发现水质污染、不明原因水质突然恶化，或发现水源性疾病突然暴发时，应以最快速度上报当地疾病预防控制机构，并应立即采取停水等紧急措施。

（4）当地疾病预防控制机构接到报告后应立即开展调查，并逐级上报。报告内容有：事发地点、事发时间、事件发生的详细过程、疾病主要症状和表现、病人数、死亡人数、病人救治情况、饮用水水质情况以及紧急措施等。

4. 事故原因调查

事故原因调查的主要内容是调查疾病原因、饮用水水质和可疑现场情况等方面的情况。

（1）病因的调查和确定

①根据病人的症状、体征、生物材料测定，病人的接触史，既往史等资料，可以对疾病给予诊断，并确定致病的有害因素（致病微生物或致病毒物）。②通过流行病学调查的结果确定可疑有害因素。

（2）水源地调查

①地表水取水口周围及上游有无可疑来源、种类和个数；生产过程使用化学品的种类和数量；中间产物的种类和数量；半成品、成品的种类和数量；"三废"处理和排放情况。②地下水取水口周围和附近有无污染源，有无意外事故污染地面；井口、井壁、井管有无损坏；用户健康情况等。

（3）集中供水调查

①供水管网调查：有无破损、裂缝、接头处有无松动、有无与生产用水管网相通等。②供水用水情况：连续供水还是间断供水、供水有无其他用途等。③二次供水调查：设备设计施工是否合理，有无破损老化，管理情况、二次消毒情况等。

（4）水质检验。对污染的水源水和饮用水进行水质检验，除了检验生活饮用水的常规指标以外，还要根据具体情况增加测定可疑致病微生物或可疑化学品毒物，从中找出异常指标。

5. 事故原因确定

综合分析调查所得所有材料，明确肯定：①污染源排出的污染物与饮水中污染物是相同的；②该污染物的危害与饮水人群产生的危害是相同的。如果符合这两种情况，事故原因就能确定。

在分析过程中要考虑到污染物进入饮用水可能有几种途径：①污染物直接进入饮用水；②污染物在地层扩散进入饮用水；③污染物通过地层渗漏进入饮用水。

所以在因果关系的分析方面，还需考虑到事故迟发的可能性。

6. 控制污染源，切断污染途径

（1）排污单位必须将污水污泥净化处理后达到国家规定的排放标准后方能排放。

（2）管网水污染必须立即切断污染途径，修复管网损坏部位，必要时需更换新管。

（3）浅层地下水受污染必须立即阻断污染途径，堵住污染源的排污口。如果条件许可，可将污染源取消或移往别处。

（4）地面污染渗入地下水应立即消除地面污染物。并尽可能深挖污染土层，必要时可更换清洁土壤。

7. 清洗供水管网、供水设备

清除前必须首先将管网中剩余的污染水完全抽净，然后根据不同污染物种类采用不同的清洗方法。

（1）致病微生物的污染。先用清水冲洗干净，再使用氯化消毒液浸泡管腔，然后用清水将消毒液冲洗干净。氯化消毒液的浓度和作用时间应参考氯化消毒液包装上的使用说明书。

（2）化学品的污染。化学污染物的种类很多，通常都是用大量清水浸泡冲洗。如有特殊污染物，可采用特殊的洗涤剂，最后必须冲洗干净。

无论采用何种清洗方法，最终必须使进入管网后的新水完全符合国家现行的《生活饮用水卫生标准》。

8. 饮水消毒

当发生病原微生物引起水污染的突发事件时，饮用水必须消毒。目前最价廉、简便且有效的消毒方法就是氯化消毒法。此法对于细菌和病毒都有极强的消毒效果，因此使用很广泛。但是必须注意，如果水中存在有机物，消毒剂中的氯就会与有机物反应生成卤代烃类化合物，称为氯化消毒副产物，包括氯仿、一溴二氯甲烷、二氯乙酸等很多种类，取决于有机物的种类。其中有些氯化消毒副产物具有致癌、致突变作用，所以在进行氯化消毒以前应尽量除去有机物。

正规的自来水厂对水质处理是非常严格的，必须经过沉淀、过滤等净化措施，然后进行氯化消毒。所以出厂的自来水是合乎《生活饮用水卫生标准》的。

二次供水如果要进行氯化消毒，要注意储水设备应定期清洗，尽量避免有机物污染，避免产生氯化消毒副产物。

如浅水井受到污染时不能将氯化消毒剂直接倒入井水中进行消毒，这样会严重污染井水。应该将井水取出放入水缸等容器中，沉淀后再加入氯化消毒剂进行消毒。河边取水也应进行缸水消毒。

二、食用水生物污染应急要点

1. 立即禁止食用、出售或捕捞污染的水生物

应立即封存市场上和仓库里全部污染水生物，严防扩散。

2. 救治病人

患消化道传染性疾病的病人（如甲肝患者）其粪便、呕吐物等排泄物必须用浓度适当的氯化消毒剂进行消毒后方可排入下水道。病人的生活用具以及能接触到的周围环境，例如门把手、桌椅、窗台、文具用品等，都必须用浓度适当的氯化消毒剂进行擦拭。

患有肠道寄生虫病的病人，其粪便、痰液等排泄物也需用浓度适当的氯化消毒剂进行消毒后方可排入下水道。对病人除了给予对症治疗以外，还可检查粪便中的虫卵、卵囊等以进

一步确诊。疑似肺吸虫病可检测痰液中的虫卵。

化学中毒需解毒和对症治疗。对于蓄积性强的重金属、类金属中毒的病人，可检测血、尿和毛发中的含量，有助于诊断，例如血汞、尿汞、发汞。某些蓄积性强的毒物对中枢神经系统、肌肉系统造成的损伤是不易彻底治疗的。这类患者即便脱离了毒物很多年后，血、毛发中的含量可能已无异常，但毒物引起的体征是终身存在的。

3. 案情通报

（1）任何单位或个人如发现任何个人、摊位、商店在出售已知禁售的污染水产品，应向当地疾病预防控制机构报告。主要报告内容有：发现地点、时间、出售已知污染水产品的种类、大概数量等。

（2）医疗机构收治了由于食用各种污染水产品发病的病人，应立即向当地疾病预防控制机构报告。主要报告内容有：可疑污染水产品种类、产地、患病人数、主要症状和体征、化验报告、生物材料检测结果等。

（3）医疗机构在短期内收治了一定数量、症状和体征相同但的可疑病人，应向上级医疗卫生机构报告。

4. 污染物的调查与确定

（1）消化道传染病和化学中毒

① 根据病人的症状、体征、化验、生物材料检测、饮食史、接触史等资料以确定可疑污染物和可疑水产品。通过可疑水产品的销售、收购等有关部门追查到产品的来源和产地。

② 测定可疑水产品中的可疑污染物。

③ 养殖地水质调查检测。对可疑水产品的养殖地进行调查，包括养殖方式、养殖水来源、投放饲料种类、其他投放物种类等。测定养殖水中的物理、化学、微生物等指标。

④ 环境调查。对养殖地周围环境现场有无可疑污染物的来源。调查水产品自捕捞出来后直至出售之间的各个环节有无被水冲洗或接触其他污染的可能性。必要时可对这些可疑环节进行检查和测定。

⑤ 综合所有资料确定污染物。

⑥ 当难以确定可疑污染物时，可以进行流行病学调查，收集更多资料有助于确定可疑污染物的种类。当污染物确定后，也可通过流行病学调查，进一步查明污染的范围以及最终受害者人数。

（2）经过消化道感染的寄生虫病，主要都是由于生吃或吃了没有煮熟的中间宿主而感染的，例如蝲蛄、淡水鱼等水产品。因此，通过病人的症状、体征、饮食习惯、排泄物中虫卵检测等资料即能确定污染水产品的种类和寄生虫的种类。

（3）慢性化学中毒

① 病人对症治疗。询问病人的年龄、性别、居住史、职业史、生活史、饮食史、接触史。尤其要了解水生物的种类、来源。通过症状、体征、化验结果，结合以上问诊资料，初步判断可疑污染物。

② 根据病人提供的所在地，在该地区进行流行病学调查以进一步判断可疑污染物。

③ 检测可疑水生物中的可疑污染物。慢性化学中毒的患者主要都是食用附近水域中的鱼类，因此，必须检测当地的这类水生物。当可疑污染物是重金属类毒物，则需检测底层鱼类；当可疑污染物不易沉降，则主要检测中层或表层鱼类。当可疑污染物可以通过食物链逐

级放大，则应检测大鱼。

④ 追查可疑污染物的来源。发病地点如果位于湖泊、海湾、水库等封闭或半封闭水域的附近，可疑污染物的来源可能就在水域周边或附近地区。发病地点如果位于开放性水域附近，就必须追查到水域的上游。在查到可疑排污的单位后，要进一步查明该可疑污染物是直接使用于生产过程中，或是在生产过程中转化而成的，或是随废水排入水体后在底泥中转化而成的，并检测相应的废水和底泥中的可疑污染物，以进一步确定污染物种类。

⑤ 停止捕捞和食用该污染水生物，并进一步查明受危害的地区范围和确定受害者人数，并给予受害者相关的救助措施。

⑥ 重大事故可通过法律追查责任。

三、水体喷发毒雾应急要点

1. 立即报警求救

幸存者或任何发现事故者都应立即向有关机构报警求救。报警内容主要有：事发地点、事发情况、毒雾扩散情况、有无嗅到特殊气味，大致伤亡情况等。

2. 救援

救援人员应穿戴防毒服装，身背救生氧气设备方可进入事发现场进行救援。严重中毒者应立即就地抢救后送往医疗机构继续抢救。所有受害者都应尽快送往医疗机构救治。

毒雾是毒气和水滴的混合物。毒雾中的毒气若是难溶于水的气体，则中毒损伤是该毒气所引起；若该毒气是易溶于水的气体，则损伤部位、损伤范围、损伤程度等需进行进一步的诊断。

3. 转移当地居民

应将当地居民尽快转移到空气清洁地区加以安置。

4. 事发情况调查

对幸存者和当地居民主要调查内容：事发前水体有无异常以及周围环境有无异常情况、事发过程情况、事发后水体及周围环境有无任何变化等。

5. 生物情况调查

主要调查事发后当地的牲畜及野生动物受害情况，树木、农作物等植物有无受到损害等，可进行询问和实地调查。

6. 环境调查检测

主要调查当地的地质情况、水底地质情况。对水质、底泥、岸边土壤进行检测，查找产生该毒气的来源。

7. 针对来源进行治理

已查明的污染源应由排污单位负责治理，若涉及水文地质等方面的环境因素，则应与有关方面共同治理。

有些情况极其复杂的突发事件，污染源的调查难度很大，则需要多种学科联系调研。根据调研结果制定治理方案。

四、水体突发严重污染应急要点

(1) 事发单位应紧急向相关上级领导机构及相应的环境保护机构报警。报警内容主要有：事发单位名称、地点、事发日期时间、事发原因及过程，主要污染物种类及大致数量等。

(2) 相关上级领导机构应向排污口周围地区及下游的所管辖单位发出警报，做出指示，提出处理要求。

（3）特大污染事故应立即向下游各省、市、地区，甚至向下游各个国家如实通报。

（4）立即关闭管辖范围内的集中式供水的取水口，并采用其他各种方式向当地居民提供清洁饮用水。

（5）下令禁止在水体附近放牧。

（6）水质监测

① 污染带前峰到达之前即应开始监测。

② 污染物种类不多的情况下，可以测定全部污染物。如果污染物种类较多且测定条件达不到的情况下，可选择毒性强、数量大的污染物进行测定。

③ 采样点的数量以及采样点之间的相隔距离可根据水体流量、流速、污染带大小等具体情况而定。

④ 由于各种污染物的扩散速度和沉降速度各有不同，所以每个采样点的断面上需酌情分设若干个离岸不同距离以及不同深度的采水点。

⑤ 由于污染物在水体中变化的不一致性，测得的浓度可能有一定的起伏，因此必须测得结果确定水质确实已恢复正常、污染带确实已完全移出，方能重新开启集中式供水的水源取水口。

主要参考文献

[1] 郭新彪主编．环境健康学．北京：北京大学医学出版社，2006.
[2] 黄国伟，姜凡晓主编．突发公共卫生事件应对与处置．北京：北京大学医学出版社，2020.
[3] 第三届全国环境卫生学学术会议论文摘要选．中华预防医学会环境卫生学会编印，1990.
[4] 李国刚主编．突发性环境污染事故应急监测案例．北京：中国环境科学出版社，2011.
[5] 高忠明，刘家发，张险峰主编．突发公共卫生事件案例选评．武汉：湖北长江出版集团，湖北人民出版社，2007.
[6] 钱宇平主编．流行病学研究案例第一卷．北京：人民卫生出版社，1984.
[7] 钱宇平主编．流行病学研究案例第二卷．北京：人民卫生出版社，1991.
[8] 宋俭，王红主编．大劫难——300年来世界重大自然灾害纪实．武汉：武汉大学出版社，2004.
[9] 俞顺章，王霞主编．灾难：突发公共卫生事件回顾．上海：上海辞书出版社，2005.
[10] 魏承毓．新中国霍乱防控实践的半个世纪回顾（1961—2011）．预防医学情报杂志，2012，28（7）：497-504.
[11] 汪天平．人工水库与血吸虫病流行．热带病与寄生虫学，1999，28（2）：121-124.

（刘君卓）

第五章　核与放射突发事件的应急处理

20 世纪被称为原子时代。20 世纪核科学理论和应用技术的杰出成就在促进科学发展和人类文明进步中发挥了巨大作用。但是核科学和核技术的发展带给人类的不仅仅是益处。美国 1945 年在日本的广岛、长崎使用了原子弹，50 年代用重水制造了氢弹；80 年代美苏核军备竞赛步伐加快，苏联发生了切尔诺贝利核事故，这些严酷的事实使世界各国人民在重视核技术应用发展的同时，更加关注核武器对和平的威胁和核技术应用的安全问题。美国 9·11 事件后，核恐怖作为制造恐怖事件的手段之一受到各国的普遍重视。开展对核与放射突发事件应对措施的研究，建立有效应对核与放射突发事件的机制，提高应对能力，不仅是保障人民安全、维护社会安定的需要，也是保证核技术和放射技术应用可持续发展的当务之急。本章首先介绍核与放射的基本知识，然后就核与放射突发事件的类型及其可能产生后果进行分析，并且提出相应的应对防护措施。

第一节　核与放射的基本知识

一、射线的本质

什么是放射性？射线的本质是什么呢？这要从物质的基本结构谈起。

世界上一切物质都是由在化学变化中保持其性质不变的最小单元——原子组成。原子的结构很像太阳系，其中心是带正电的原子核，周围有带负电的电子在不同的轨道上绕核运转。若干轨道形成一个壳层，离核最近的叫 K 壳层，向外依次是 L、M、N、O、P、Q 壳层。处于不同壳层的电子具有不同的能量，也常说处于不同的能级。这里所说的轨道与地球绕太阳运行的轨道不同，在基本粒子高速运动的微观世界里，粒子的具体位置是难以确定的，所说轨道只是指在某位置出现的概率。

原子核由带正电的质子和不带电的中子组成。质子和中子统称为核子，两者的质量几乎相等，都等于一个质量单位，但是一个质子带有一个单位的正电荷，中子不带电。具有相同质子数的原子，绕核运转的电子数也相同，它们具有相同的化学性质，属于同一种元素。但是它们的中子数可以是不同的，具有相同的质子数和不同的中子数的原子互称为同位素，在元素周期表中占据同一个方格，使用同一个原子序数。具有特定的质量数、原子序数和核能态的一类原子称之为核素。所谓放射性是指某些核素自发地衰变放射出阿尔法（α）、贝塔（β）、伽马（γ）等射线的性质。具有放射性的同位素叫做放射性同位素，如钴-60、铀-235、钾-40、氡-222 等都属于放射性同位素。

有些放射性元素衰变时同时放出结合在一起的两个质子和两个中子，即 α 粒子，这就是 α 衰变。原子核内的质子和中子都是可以转化的。质子可以转化为一个中子，同时放出一个正电子和一个中微子。中子可以转化为一个质子，同时放出一个电子和一个反中微子，中子

的这种衰变就是 β 衰变。α 粒子、β 粒子（电子）、中子都是具有质量的基本粒子，所以 α 射线、β 射线、中子射线的本质是这些基本粒子的高速流动现象。

原子核衰变后往往有多余的能量而处于激发态，通常在极短的时间内将多余的能量以电磁波的形式释放出来变为稳定状态。这种从原子核内放射出的电磁波叫做 γ 射线。X 射线也是电磁波，两者区别在于产生方式不同，X 射线是在原子核外产生的。此外，原子核虽然放出了 γ 射线，能态发生了变化，但是核的种类并没有变化。事实上，γ 射线、X 射线的本质与可见光、无线电波、微波、红外线、紫外线一样，都属于电磁波，是能量的传播方式，只不过它们的波长及能量不同而已（图 5-1）。

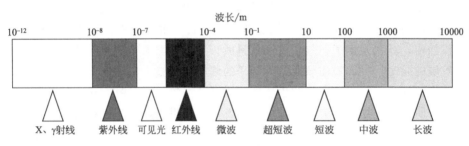

图 5-1　不同辐射的波长

α 射线、β 射线、中子射线等由带电或不带电的粒子组成的射线与本质为电磁波的 γ 射线、X 射线有一个共同的特性，这就是当它们照射物质时可以使物质电离，所以它们被称为致电离辐射，简称电离辐射。与此相反，可见光、无线电波、微波、红外线、紫外线被称为非电离辐射。一般认为，电离辐射对机体的危害比非电离辐射大得多。但是近年来随着电子信息技术的普及和发展，非电离辐射对人的危害也日益受到重视。在放射卫生或放射防护领域所称放射、射线、辐射等术语，如无特别说明，均指电离辐射。

二、术语的定义与说明

在讨论核与放射突发事件时经常使用一些专业术语，这些术语数量众多，其定义在不同的使用场合有时会有所不同。下面列出了国家标准或法规给出的经常使用的部分术语的定义。

1. 放射性

定义：某些核素自发地放出粒子或 γ 射线，或在发生轨道电子俘获之后放出 X 射线，或发生自发裂变的性质。

说明：放射性是指核素（或元素、同位素、物质）放出射线的性质，如钴-60、碘-131、铱-192 都是具有放射性的核素，核材料、核废物是放射性物质。

2. 放射性同位素

定义：某种发生放射性衰变的元素中具有相同原子序数但质量不同的核素。

说明：原子序数相同而质量数不同的各种原子互称为同位素，同位素分为放射性同位素和非放射性同位素，如钴-60、钴-59 都是钴元素的同位素。其中钴-60 是放射性同位素，钴-59 是非放射性同位素。

3. 放射性污染

定义：存在于所考虑的物质中或表面上的不希望有的放射性物质的量超过其天然存在量，并导致技术上的麻烦或危害。

4. 放射源

定义：除研究堆和动力堆核燃料循环范畴的材料以外，永久密封在容器中或者有严密包层并呈固态的放射性材料。

说明：放射源必须由放射性物质制成，没有放射性物质不能称其为放射源。

5. 密封源

定义：一种密封在包壳或紧密覆盖层里的放射源，该包壳或覆盖层应具有足够的强度，使之在设计的使用条件和正常磨损下，不会有放射性物质散失出来。

6. 非密封放射性物质

定义：非永久密封在包壳或紧密地固结在覆盖层里的放射性物质。

7. 辐射源

定义：发射或能发射致电离辐射的装置或物质。

说明：辐射源包括放射源和射线装置，广义的辐射源甚至包括天然辐射，如大气中的氡就是天然辐射源。

8. 射线装置

定义：指 X 射线机、加速器、中子发生器以及含放射源的装置。

三、辐射计量单位

我们日常生活中使用多种多样的计量单位，测量长度有时用米、千米，秤质量常用千克，测量体积一般用升。在放射卫生防护领域原来经常使用的计量单位有居里、拉德、雷姆等，后来被新的国际单位制所代替，但是国际单位制的单位很大，使用不方便，所以有些国家比如美国，仍然沿用老的单位。我国采用的是国际单位制，但是往往同时注明折合老的单位的数值，实际上处于新老单位混用的状态。因此，放射性的计量单位比较复杂，难懂，连有些从事放射工作的医生、技术员也常常用错。这里只介绍经常使用的部分计量单位。

1. 半衰期

放射性核素有三个很重要的特征：一是它能自发地、不受外界影响地放射出射线；二是任何一种放射性核素都有一定的半衰期；三是放射性核素的衰变，即原子核数目的衰减服从指数规律。

所谓半衰期是指一定数量的放射性核素的原子数目衰减到它初始值一半时所需要的时间，通常用 $T_{1/2}$ 表示，单位可以是年、月、天、小时、分、秒等时间单位。

$$T_{1/2} = 0.693/\lambda$$

式中，λ 为衰变常数，其物理意义是单位时间内每个核衰变发生的概率。

2. 放射性活度

放射性活度（A）是表征放射性核素强度特征的物理量。物理意义是在单位时间间隔内核素的原子核发生衰变的数目。国际制单位是贝克（Bq），$1q = 1$ 次衰变/秒；原用单位是居里（Ci），$1Ci = 3.7 \times 10^{10} Bq$。

3. 吸收剂量

吸收剂量（D）是当电离辐射与物质相互作用时，用来表示单位质量的物质吸收辐射能量大小的物理量。其概念适用于任何电离辐射、任何物质。吸收剂量的国际制单位是焦耳每千克（J/kg）；专用名称是戈瑞（Gy），即 $1J/kg = 1Gy$。原来的单位是拉德（rad），$1Gy = 100rad$。

4. 当量剂量与有效剂量

人体组织或器官受到不同种类的射线照射时，即便是吸收剂量相同，也会产生不同的效应。如 α 射线所致效应大于 β 射线，而 β 射线又大于 γ 射线。当量剂量是指组织或器官的平均吸收剂量乘以辐射权重因子所得的积，以便更好地和辐射所引起的有害效应相联系的物理量。

$$H_{T,R} = W_R D_{T,R}$$

式中，$H_{T,R}$ 为 T 组织或器官受到 R 类辐射的当量剂量；W_R 为 R 类辐射的辐射权重因子；$D_{T,R}$ 为 T 组织或器官受到 R 类辐射的平均吸收剂量。

但是，人体不同组织或器官对辐射的敏感性不同，评价人体全身的辐射效应的量是有效剂量。有效剂量是组织或器官的当量剂量按组织权重因子加权的和。

无论是当量剂量还是有效剂量，它们的国际制单位和吸收剂量相同，即焦耳每千克（J/kg）；专用名称是希沃特（Sv）。原来的单位是雷姆（rem），1Sv＝100rem。

不同的放射计量单位用在不同的场合、不同的对象。放射性活度用于放射性同位素等放射性物质放射性强度的计量。比如，放射源和医院核医学科购买的放射性同位素可以用活度，X 射线机、CT 机发出的射线强度就不能用活度单位，X 射线机、CT 机附近空气中某一点的辐射量可以以空气比释动能或空气比释动能率表示，其单位与吸收剂量相同，即戈瑞（Gy）。吸收剂量是指被射线照射的物体、物质或人体所接受的剂量。吸收剂量应用十分广泛，如用于剂量与效应关系的研究、放射事故的剂量估算等。笼统地说，剂量一般是指吸收剂量。有效剂量主要用于评价一个人所接受的剂量是否超过标准规定的剂量限值。我国现行国家标准规定的年剂量限值是：对公众，有效剂量为 1mSv；对放射工作人员，有效剂量为 20mSv（5 年平均）。

四、辐射危害

1. 辐射危害—确定性效应与随机性效应

电离辐射可以造成人体损伤，导致人体患各种放射性疾病。但是电离辐射的危害并不限于放射损伤或放射病，更确切的说法是引起两种效应，即确定性效应和随机性效应。"效应"用通俗的语言来说，就是对健康的影响。

（1）确定性效应。确定性效应指受到较大剂量的照射后肯定要发生的效应，所以也有人翻译成肯定性效应。效应严重程度与剂量大小有关，剂量愈高则效应的严重程度愈大；其特点是有剂量阈值，即剂量超过一定数值时才会发生。剂量阈值有时又称为阈剂量，一般系指至少使 1%～5% 的受照个体发生特异性变化所需的剂量。不同的受照对象，不同的器官组织其剂量阈值不同，一般从十分之几戈瑞至几戈瑞。

（2）随机性效应。随机性效应指发生的概率与剂量大小有关的效应。其特点是效应严重程度与剂量大小无关，没有阈值。从辐射防护的角度来看，任何大小的电离辐射对人都是有害的，都可能导致随机性效应，只不过当剂量很小时效应发生的概率很低。随机性效应的表现是诱发癌症。通过流行病学调查，可以估计出受照人群发病率，但是无法预知效应出现在哪些受照者身上。

2. 辐射危害的机理

（1）辐射效应的影响因素。辐射的生物效应受到各种因素的影响，这些因素包括照射方式和射线种类、照射剂量和剂量率、受照部位和放射敏感性等。

① 照射方式和射线种类。对外照射而言，X 射线和 γ 射线因其穿透力强，可以与体内

物质作用产生次级电子，引起电离效应，造成皮肤和深部组织或器官的损伤。由于多数密封放射源能放出 γ 射线，绝大多数放射事故导致的放射损伤是 γ 射线照射引起的。α 射线、β射线因其穿透力较弱，即便外照射引起损伤，一般在皮肤表面，如敷贴治疗引起的损伤等。α射线、β 射线是内照射中主要应当考虑的射线种类。另外中子射线不带电荷，穿透力也很强，可产生次级电离，可引起严重的生物效应。单从生物效应的作用而言，α 射线和中子大于 β 射线，β 射线大于 X 射线和 γ 射线。此外，同样的照射剂量和射线种类，单次照射的生物效应大于分次照射，多方向照射生物效应大于单一方向的照射。

②照射剂量和剂量率。照射剂量或剂量率是影响生物效应的主要因素。一般情况下照射剂量或剂量率越大，生物效应越显著。在一定的剂量范围内，照射剂量与生物效应呈线形关系。剂量率在部分辐射应用中是一个很重要的指标，如放射治疗要求一定的剂量率，以便缩短照射时间，提高治疗效果。

随着受照剂量的增大，对人体的放射损伤逐渐加重。表 5-1 列出了不同照射剂量的 X 射线、γ 射线对人体损伤的估计。

表 5-1　不同照射剂量的 X 射线、γ 射线对人体损伤的估计

剂量/cGy	对人体损伤的估计	剂量/cGy	对人体损伤的估计
<25	无明显病变	200～600	中度和重度骨髓型急性放射病(部分死亡)
25～50	可恢复的机能变化,可能有血液学变化	600～1000	极重度骨髓型急性放射病(若无适当医护则全部死亡)
50～100	有机能、血液变化,但无临床症状和体征	1000～5000	肠型急性放射病(全部死亡)
100～200	轻度骨髓型急性放射病	>5000	脑型急性放射病(全部死亡)

③受照部位和放射敏感性。全身照射的效应大于局部照射，受照面积愈大效应愈显著。受照部位不同，损伤的严重程度也不同。在相同的剂量和剂量率照射下，腹部损伤最重，依次是盆腔、头颈、胸部和四肢。人体对放射性的敏感性与年龄有关，胎儿最为敏感，幼年、少年、青年、成年依次降低。

人体器官和组织依其对放射性的敏感性可分为四类：高度敏感组织包括淋巴、胸腺、骨髓、胃肠上皮、性腺和胚胎；中度敏感组织包括角膜、晶状体、结膜、内皮细胞、皮肤上皮、唾液腺、肾、肝、肺组织的上皮细胞；轻度敏感组织包括中枢神经系统、内分泌腺、心脏；不敏感组织包括肌肉、软骨和骨组织、结缔组织。

（2）危害作用的机理。辐射引起的生物效应首先从射线作用于组成人体的原子开始，引起电离或激发，使人体中生物大分子（如蛋白质、DNA 和酶）的结构破坏，进一步影响组织或器官的正常功能，严重时导致机体死亡。一般认为细胞内 DNA 损伤是细胞致死的主要原因。射线对生物大分子的作用分为直接作用和间接作用。直接作用是射线作用于蛋白质、核酸等生物大分子，产生电离或激发，或引起化学键断裂，进而导致正常功能和代谢作用的障碍。间接作用是射线作用于体内水分子，引起水分子活化，生成自由基并通过自由基又间接作用于生物大分子，造成辐射损伤。

3. 放射病的种类

放射病是指电离辐射所致的疾病。按照受照剂量和发病时间划分，放射病可以分为急性

放射病与慢性放射病。急性放射病在战争期间核武器爆炸所致的特殊疾病，也是核事故和放射事件发生时，人员受到超剂量照射经常遇到的放射病。

急性放射病因受照剂量的不同又可分为：①骨髓型急性放射病，受照剂量一般为100～1000cGy，主要临床表现为全血细胞减少、感染和出血；②肠型急性放射病，受照剂量一般为1000～5000cGy，主要临床表现为严重腹泻和呕吐，多发生血水便和血性便，水盐代谢紊乱严重，造血损伤已不能自行恢复；③脑型急性放射病，照射剂量在5000cGy以上，主要临床表现为共济失调，定向力障碍，肌张力增强，眼球震颤、抽搐、休克等。按照严重程度划分，急性放射病又可分为轻度、中度、重度和极重度四类。

慢性放射病中有放射性白内障、放射性皮肤损伤、放射性皮肤癌、放射性甲状腺癌和放射性白血病等。

第二节　我国放射卫生的相关法律、法规和标准

我国管理法规将电离辐射的应用分为放射性同位素、射线装置和核设施三大类。放射性同位素既包括天然和人工两类来源的能自发放出射线的各种形态的放射性物质，也包括装有放射性物质或放射源的仪器设备。射线装置是指在通电状态下发出X射线、电子射线或其他射线的装置。

据2018年度统计，全国放射卫生被监管单位共60075个。各类辐射应用中，以医用辐射应用发展最为迅速，有效放射诊疗许可证达60075份。全国个人剂量应监测人数为295739人。

一、放射卫生法律体系

我国的放射卫生防护工作起始于20世纪50年代中期。1956年，国家将同位素应用研究列入十二年科技发展规划。为了保护放射工作从业人员的健康，国务院于1960年批准发布了《放射性工作卫生防护暂行规定》，这是我国第一部放射卫生防护法规。法律、法规和技术标准在内容和形式上有所不同，但是又无法截然分开，技术标准为法律、法规提供技术支撑，将法律、法规规定的要求进一步具体化。1977年，国际放射防护委员会（ICRP）在第26号出版物中提出了较完整的放射防护体系，这就是著名的放射防护三原则：辐射实践的正当性、放射防护的最优化和个人剂量限值。我国采用了ICRP第26号出版物提出的概念和剂量限值，于1984年和1988年分别发布了《放射卫生防护基本标准》（GB 4792—84）和《辐射防护规定》（GB 8703—88），并一直沿用至2003年4月1日。

1989年10月，国务院发布的第44号令《放射性同位素与射线装置放射防护条例》标志着我国的放射卫生防护工作步入了法制化、规范化的轨道。1989～2000年间，原卫生部为了贯彻实施44号令，陆续发布了《非医用加速器放射卫生管理办法》等近30部规章或规范性文件，制定并自行发布或与有关部门联合发布了约60多项技术标准，极大地推动了放射卫生技术管理和研究的深入开展。各级放射卫生防护机构依据法规和标准的要求，对新建、改建、扩建的放射工作场所进行了预防性卫生学评价，对运行中的含辐射源设备进行防护检测，对放射工作人员进行了个人剂量监测等健康监护管理，建立了对辐射源从生产、销售、使用一直到废弃的全过程管理的规章制度，基本保证了全国放射源的安全使用。

1999年以来，随着我国社会主义市场经济的建立和时间的推移，计划经济时代制定的

规章中部分内容已不适应当前卫生体制改革与发展中行政执法的要求。遵照《国务院关于全面推进依法行政的决定》等文件精神，使卫生立法与卫生监督体制改革相结合并满足我国加入世界卫生组织（WTO）的需要，原卫生部从 1999 年开始，着手对放射卫生管理规章进行清理和修订。2001 年发布的《放射工作卫生防护管理办法》《放射事故管理办法》和《放射防护器材与含放射性产品卫生管理办法》就是当时清理修订后发布的放射卫生规章。

2001 年发布的《中华人民共和国职业病防治法》（以下简称《职业病防治法》）规定对放射性物质实行特殊管理，相关条款包括了放射防护条例中涉及职业危害的内容。为了贯彻实施《职业病防治法》，原卫生部组织制定了 10 余部配套法规和规章，并于 2002 年和 2003 年相继发布。

为了防治放射性污染，保护环境，促进核能、核技术的开发与和平利用，《中华人民共和国放射性污染防治法》（以下简称《放射性污染防治法》）由第十届全国人民代表大会常务委员会第三次会议于 2003 年 6 月 28 日通过并公布。

中央机构编制委员会办公室于 2003 年 12 月 8 日在《关于放射源安全监管部门职责分工的通知》（中央编办发［2003］17 号）中重新规定了卫生、环保、公安等部门对放射源的监督管理职责。为了适应部门职责调整的需要，国务院令第 449 号公布了《放射性同位素与射线装置安全和防护条例》，国务院令第 44 号《放射性同位素与射线装置放射防护条例》同时废止。原卫生部于 2006 年 1 月 24 日发布了《放射诊疗管理规定》（原卫生部令第 46 号），《放射工作卫生防护管理办法》同时废止。原卫生部 1997 年发布的《放射工作人员健康管理规定》（原卫生部令第 52 号）经过修订，2007 年 6 月 3 日以《放射工作人员职业健康管理办法》（原卫生部令第 55 号）重新发布，自 2007 年 11 月 1 日起开始施行。除国务院卫生行政部门外，其他行政部门也根据各自管理工作需要制定了与职业健康与生产安全相关的部门规章，其中部分条款也是职业卫生和放射卫生法律体系中的组成部分。

我国的核能利用和核安全及核事故应急的法律法规正在逐步建立和完善。已发布和实施的主要相关法律、法规与规范性文件有：

①《突发事件应对法》，国家主席令第 69 号，2007 年 11 月 1 日公布施行；

②《核电厂核事故应急管理条例》，国务院令第 124 号，1993 年公布施行；

③《突发公共卫生事件应急条例》，国务院令第 376 号，2003 年 5 月 9 日公布施行；

④《核事故医学应急管理规定》，原卫生部令第 38 号，1994 年 10 月 8 日发布施行。

⑤《核应急管理导则-放射源和辐射技术应用应急准备与响应》，原国防科工委、原卫生部文件，科工二司［2003］147 号，2003 年 2 月 21 日印发执行。

⑥《卫生部核事故与放射事故应急预案》，原卫生部文件，卫法监发［2003］53 号，2003 年 3 月 7 日印发实施。

上述新的法律、法规为新形势下的放射卫生管理奠定了法律基础。

二、放射卫生标准

射线和放射性被发现和应用的一百多年，也是放射工作人员受到职业照射的历史。1895 年伦琴发现 X 射线的第二年，英国医学杂志最早登载了初期 X 射线研究人员眼睛疼痛和出现红斑的报告。1902 年出现因接触射线患皮肤癌而死亡的病例。当时有人提出放射线危险限值的概念，即将照相底片照射 7min 未感光作为标准，估计剂量约为每日 100mSv。1921 年英国设立了 X 射线与镭防护委员会，这是世界上最早的放射防护组织。1928 年国际 X 射线与镭防护委员会（IXRPC）成立，该委员会于 1950 年更名为国际放射防护委员会

（ICRP）。半个世纪来 ICRP 依据辐射效应研究的最新成果，提出了辐射防护的基本原则，出版了一系列的建议书或出版物，用于指导各国的放射防护工作。包括我国在内的多数国家已采用 ICRP 的建议书的基本要求，制定了本国的放射防护法规和标准。ICRP 是世界上公认的放射防护方面的权威机构。

ICRP 的部分出版物中明确提出了受照剂量的限值，这些出版物一般被称为主建议书。ICRP 至今已出版的主建议书有：ICRP Publication 1（1958 年），ICRP Publication 6（1959 年，1962 年修订），ICRP Publication 9（1965 年），ICRP Publication 26（1977 年），ICRP Publication 60（1990 年）。其中，第 26 号和第 60 号是最重要并被各国普遍采用的建议书。

1976 年国际原子能机构（IAEA）、联合国粮食与农业组织、国际劳工组织、经济合作与发展组织核能机构、泛美卫生组织和世界卫生组织共同倡议并以国际原子能机构安全丛书第 115 号的形式出版了《国际电离辐射防护与辐射源安全的基本安全标准》（以下称为 IBSS）。该标准主要依据 ICRP 第 60 号建议书制定的，但是包含了对辐射防护与辐射源安全更多的审管要求。

我国的放射卫生标准建设起始于 20 世纪 60 年代。当时的技术标准是和行政法规融为一体并以法规或技术文件的形式发布实施。1960 年国务院发布了《放射性工作卫生防护暂行规定》，原卫生部与原国防科工委根据该规定同时制定并发布了《电离辐射的最大容许量标准》《放射性同位素工作的卫生防护细则》和《放射性工作人员的健康检查须知》三个技术文件。这是我国最初的放射卫生防护法规和技术标准。其后 40 多年来，配合《放射性同位素与射线装置放射防护条例》等法规的贯彻实施，围绕《放射卫生防护基本标准》《辐射防护规定》等基本标准，我国相继制定并发布了近百部涉及职业照射的放射防护、辐射源安全、环境保护和辐射计量等方面的标准，形成了较为完整放射防护标准体系。2001 年《职业病防治法》发布后，卫生部门依法将 43 项涉及职业照射的原放射卫生国家标准及时转化为国家职业卫生标准，并于 2002 年重新发布。

我国的放射防护标准采用了国际上先进标准的基本内容，并结合了本国国情，职业照射的剂量限值与 ICRP 建议书一致。《放射卫生防护基本标准》（GB 4792—84）主要依据 ICRP 第 26 号建议书，1984 年发布时较 ICRP 第 26 号出版物晚了 7 年，2002 年 10 月发布、2003 年 4 月 1 日开始实施的新的基本标准《电离辐射防护与辐射源安全基本标准》（GB 18871—2002）修改采用了国际原子能机构安全丛书第 115 号出版物《国际电离辐射防护与辐射源安全的基本安全标准》的基本内容，其技术内容与上述国际标准等效，但是发布时间较 IBSS 晚了 6 年，较 ICRP 第 60 号出版物晚了 12 年。

2011 年，原卫生部与国家标准委员会联合发布了国家标准《医用 X 射线诊断受检者放射卫生防护标准》（GB 16348—2010）。2014 年，原国家卫生和计划生育委员会发布强制性卫生行业标准《医学与生物学实验室使用非密封放射性物质的放射卫生防护基本要求》（WS 457—2014）以及推荐性卫生行业标准《核和辐射事故医学响应程序》（WS/T 467—2014）。2016 年，原国家卫生和计划生育委员会发布推荐性国家职业卫生标准《核或辐射应急准备与响应通用准则》（GBZ/T 271—2016）。2017 年，原国家卫生和计划生育委员会发布推荐性国家职业卫生标准《核和辐射事故处理应急导则》（GBZ/T 279—2017）。2018 年，国家市场监督管理总局和国家标准化管理委员会共同修订并发布了国家推荐标准《核事故应急情况下公众受照剂量估算的模式和参数》（GB/T 17982—2018）。2020 年，国家卫生健康委员会发布了《放射工作人员健康要求及监护规范》（GBZ 98—2020），代替《放射工作人员健康要求》(GBZ 98—2017) 和《放射工作人员职业健康监护技术规范》(GBZ 235—2011)。同年，国家卫生健康委员会发布了《核医学放射防护要求》(GBZ 120—2020)，代替之前发布的一系列相关标准。

第三节　可能引起核与放射突发事件的源

一、民用放射源

用于致电离辐射的任何量的放射性物质均可称为放射源。放射源一般分为密封源和非密封源两类。所谓密封源是指密封在包壳或紧密覆盖层里的放射源，该包壳或覆盖层通常用不锈钢制作，在设计的使用条件和正常磨损下，一般不会有放射性物质散失出来。不是密封源的放射源都是非密封源。笼统地谈到放射源往往是指密封源。

放射源在工业、农业、医疗卫生等国民经济领域的应用日益广泛。1898 年居里夫人发现天然放射性元素镭之后，首先被应用于治疗癌症。因此，人类用放射源治疗疾病已经有一百多年的历史。今天医疗卫生仍然是放射源应用最活跃、发展最快的领域之一。传统的钴-60 治疗癌症的方法有了新的发展，立体定向和适形调强治疗技术日趋完善；集核技术与计算机技术等高科技为一体的 γ 刀技术使对病变部位的定位精度达到 1mm，使非照射部位的受照剂量大为降低。我国研制的集装箱检测装置及其他安全检查装置已用于反走私、反恐怖的检查中。据报道，使用锎-252 放射源的中子活化分析技术可用于探测地雷。放射源在高新技术领域有着广阔的应用前景。

放射源主要有以下应用方式。

(1) γ 辐照加工。γ 辐照加工装置是装源活度最高的应用方式，一般用于卫生灭菌、农产品保鲜、辐射育种、高分子化合物的接枝交联和改性等。钴-60 是这类应用最常使用的核素。一座装置的装源活度数从 370TBq (10^4Ci) 到 37PBq (10^6Ci) 以上。

(2) γ 射线无损探伤。又称为射线照相术。由于在工业制造行业经常使用，一般又称为工业探伤。常用的放射源多使用铱-192、钴-60、铯-137 等放射性核素。

(3) 放射诊断与治疗。核医学用核素显像的方法诊断疾病。钴-60 治疗机、γ 刀、各类后装治疗机是具有代表性的放射治疗装置，钴-60 治疗机中放射源活度在 37TBq (1000Ci) 以上，目前 γ 刀安装时活度一般在 222～333TBq (6000～9000Ci)。

(4) 放射性计量仪表。俗称核子计，其中包括测量质量的核子秤、测量厚度的厚度计、测量料位高度的料位计、测量水分含量的水分计等。放射性计量仪表种类繁多，使用的核素主要有钴-60、铯-137、锶-90、钷-147 等。放射性计量仪表在化工、煤炭、石油、水泥、造纸等行业应用十分广泛，数量很多，但每种仪表使用的活度较低，一般在 3.7GBq (0.1Ci 以下)。

(5) 油田测井。在石油勘探、开采中，常使用放射源放出的射线测量地质参数，探明原油储量。镅铍中子源是油田测井中最常使用的放射源之一。

二、核电站与其他核设施

截至 2020 年，全世界核电站运行的运行中核反应堆为 463 座，装机总容量达 401837MW。此外，还有大量的生产放射性同位素、进行科学试验或其他用途的核设施。核反应堆是核电厂和核设施的关键部位，也是核辐射安全关注的重点。核反应堆可以按照慢化剂、冷却剂等不同方法进行分类，如以慢化剂分类可分为石墨堆、重水堆、轻水堆（含压水堆和沸水堆）和氢化锆反应堆等种类。

我国在核电事业方面起步较晚，但是发展迅速。自1991年秦山核电站一期工程完工并网发电以来，截至2020年9月，我国共有18个核电站，其中共有47座核反应堆在运行中，另外有13座核反应堆在建设中。

一般情况下，核能发电是最安全和清洁的能源获取途径，我国大亚湾核电站和秦山核电站及世界上绝大多数核电站的运行记录充分证明了这点。但是，1986年4月26日发生在苏联的切尔诺贝利核事故、2001年美国的9·11事件及2011年日本福岛的核泄漏事故使人们重新审视核电与核设施的安全问题。

问题之一是核电站并非绝对安全，它与反应堆类型、使用年限、安全管理水平等诸多因素有关。一旦发生事故，造成的危害是长期的和全球性的。德国宣称在2022年前关闭所有的核电站，发达国家核电发展有放缓的趋势固然与国家政治因素有关，但是公众对核电安全的担忧是第一位的。

问题之二是核电站易成为恐怖袭击的目标。美国的9·11事件后，恐怖分子不止一次声称将袭击核电站，并且已经造成了社会恐慌。美国曾向全国1.8万个州和地方执法机构发出通告，要求加强对美国核电站的安全措施，防止恐怖袭击。一旦发生袭击事件，将不仅仅是人员伤亡和财产损失问题，放射性污染将在短期内难以消除。

问题之三是核电站、核设施所储存的核燃料、核材料的实物保安和核废料的处理问题。核燃料、核材料和高放射性废物有可能成为恐怖分子制造"脏弹"、施放放射性物质的原料。

三、核武器

无论是战略性核武器还是战术核武器都是一个有核国家国防力量的象征，受到国家的严格控制，虽然不能排除被恐怖分子走私、盗窃的可能，但更应受到关注的是小型简易的核爆炸装置。恐怖分子从武器库盗窃核武器后，还有运输、安置、引爆等操作过程，武器库或核武器自身的安全装置会使恐怖分子很难得逞。有报道称，一个非国家的组织能够制造10kt量级的、简陋的核武器，设计这种简陋核武器的最小威力是0.01kt。

四、核与放射突发事件应考虑的重点对象

核电站、核设施和部分民用放射源是核与放射突发事件应考虑的重点对象。

核电站建设中充分考虑了运行的安全，经过严格的概率安全评价。但是事实表明，核电站运行故障时有发生，设备故障或违章操作甚至可以导致重大核事故或核泄漏，发生突发事件的可能性是存在的。另外，袭击核电站要比利用放射源制造核恐怖事件难于实施。能够实施此类恐怖事件的是一些组织严密、武器精良并且具有专业技能的恐怖组织。民用放射源的安全和核材料的实物保安已成为反核恐怖中关注的重点。

据报道，已有数百万个放射源分布在世界各地。虽然数量众多，分布面广，但是因其活度较低，一般不会给人造成严重的辐射损伤，恐怖分子也难以利用此类放射源制造具有广泛影响的恐怖事件。

导致突发事件或用于制造恐怖事件的放射源应当具备两个条件：首先放射源的活度较大，足以给人造成严重的辐射损伤；其次，放射源中放射性核素的半衰期较长，能使辐射损伤长期或在一段时期持续发生作用。国际原子能机构（IAEA）认为以下应用中的放射源从安全和保安的角度值得关注：①工业辐照，即γ辐照加工；②放射治疗；③工业射线照相，即γ射线无损探伤；④热电发生器。

上述应用涉及的重点关注对象有钴-60、铯-137、锶-90和铱-192等放射性核素制成的放射源。此外，油田测井使用的镅铍中子源活度一般在 700GBq（20Ci）左右，并且属长半衰期核素，也应当列入应当关注的对象之内。

第四节　核与放射突发事件的类型及其危害后果

一、核与放射突发事件涉及的术语

核与放射突发事件的应急准备和响应涉及许多专业技术术语。原卫生部等部门 2003 年印发的文件中进一步明确了这些术语的含义。下面仅对部分常用的术语进行解释。

1. 核事故

核电厂或其他核设施中很少发生的严重偏离运行工况的状态；在这种状态下，放射性物质的释放可能或已经失去应有的控制，达到不可接受的水平。

2. 放射事故

放射性同位素丢失、被盗或者射线装置、放射性同位素失控而导致工作人员或者公众受到意外的、非自愿的异常照射。

"放射事故"与"放射事件"都是应急准备和响应中经常使用的术语。两者的意义并无明显的区别。在卫生防护管理的法律、法规和技术标准中多数情况下使用"放射事故"一词；美国 9•11 事件后，我国使用"放射事件"的频度显著增加。在 1995 年原卫生部和公安部联合发布的《放射事故管理规定》中，级别低于一级放射事故者称为"放射事件"；2001 年发布的新《放射事故管理规定》中，改变了原来的分级方法，不再使用"事件"列为一级，仅分为一般、严重和重大共三级事故。

3. 行动水平

用于在异常状态下确定对公众需要采取某种应急防护措施（如控制食物和饮水）的环境介质中放射性物质浓度水平或放射性活度水平或剂量率水平。

4. 干预水平

用于在异常状态下确定对公众需要采取某种应急防护措施（如撤离）的剂量水平。

二、核与放射突发事件的类型

核与放射突发事件是指由于放射性物质或其他放射源造成或可能造成公众健康严重影响或严重损害的突发事件。核与放射突发事件可以分为以下三类：① 核设施（如核电厂、各类核反应堆、核燃料处理厂等）发生的核事故；②放射源意外照射或丢失造成的放射事故，包括人员受到的超剂量照射事故、放射性污染事故和放射源丢失事故；③核与放射恐怖事件，可分为放射性物质散布事件，核装置或核武器爆炸事件，以及攻击破坏核设施事件等。

三、核事故

核事故可以造成大量人员的辐射损伤，甚至导致重大人员伤亡和放射性污染。1986 年苏联发生的切尔诺贝利核电站爆炸事故是目前为止世界上最严重的核事故。切尔诺贝利核电站正在事故现场岗位上的 600 名工作人员中 134 人接受了高剂量（0.7~13.4Gy）并得了放射病。其中，28 人死于最初 3 个月，很快又有另 2 人死亡。此外，在 1986 年和 1987 年，大约有 20 万名从事修复工作的工人，接受的剂量是在 0.01~0.5Gy 之间。切尔诺贝利事故还造成在白俄罗斯、俄罗斯联邦和乌克兰地区广泛的放射性沾染，这些地区曾有数百万人居住。事故发生后到 2000 年的随访资料显示，放射性沾染区域发生的甲状腺癌的数目（大约

1800 人）增加，特别是在儿童时期受照的人员中甲状腺癌的发生率比根据以往知识所得出的预期值大得多。这次事故还使得居住在放射性沾染区域的人员的生活发生长期性的改变，因此必须采取一系列的措施以限止辐射剂量，包括搬迁、食品供应方面的改变以及对个人和家庭活动方面的限制。还有人认为它与苏联的解体有直接关系，至少加速了苏联解体的进程，并对世界的核电发展产生了重大影响。

四、放射事故

国际原子能机构和世界卫生组织曾报告了 1955～1999 年间世界范围发生的有报道的放射事故。45 年间，全世界共发生因放射源导致的放射事故 76 起，死亡 46 人。其中钴-60 造成的放射事故 31 起，死亡 25 人；铱-192 造成的 25 起，死亡 9 人；铯-137 造成的 7 起，死亡 7 人；金-198 等其他核素造成的 13 起，死亡 5 人。可见钴-60、铱-192 和铯-137 是对放射源应用中威胁人身安全的最值得关注的三种核素。

我国对放射事故的认定标准与国际原子能机构不同，放射事故的发生频度难以与国际原子能机构相比较。1995 年原卫生部、公安部联合发布的《放射事故管理规定》将放射事故分为三类：①人员受超剂量照射事故；②放射性物质污染事故；③丢失放射性物质事故。每类事故又根据严重程度分为事件、一级、二级、三级共四个级别。2001 年发布的《放射事故管理规定》将事故级别改为一般、严重和重大事故。1988～1998 年的 11 年间，我国共发生各类放射事故 332 起。受照人员遍及各类放射应用行业，受照总人数达 966 人，受照集体剂量当量为 188 人·Sv，造成 5 人死亡。332 起放射事故中，超剂量照射事故 57 起，占事故总数的 17％；射性物质污染事故 17 起，占事故总数的 5％；丢失放射性物质事故 258 起，占事故总数的 78％。可见，放射源的丢失和被盗是发生频度最高的一类事故，但是丢失和被盗的多数放射源活度较小。

早期的射线探伤设备多采用 X 射线、钴-60、铯-137 等辐射源作为射线发生装置，近期逐渐被半衰期较短、射线能量适中的铱-192 所代替。探伤用铱-192 放射源的初始活度一般为 3.7TBq（100Ci），半衰期为 74 天，其发出的 γ 射线能量为 $672 \times 10^3 \, eV$。放射源放射出的 γ 射线是一种看不见、摸不着、无嗅无味的电磁波，由于活度较高，一旦管理不当或操作失误，极易造成人身伤害事故。据不完全统计，1959～1998 年的 40 年间，我国工业探伤行业共发生放射事故约 60 起，其中不少事故是由于探伤单位疏于管理，放射源丢失、被盗，被人当作普通金属部件随身携带造成的。此外，运输过程中的放射事故也时有发生。

五、恐怖事件

1. 核装置或"脏弹"

（1）特征。恐怖分子实施恐怖活动的一种可能是将放射源与常规炸药混合制成"脏弹"，"脏弹"爆炸后引起区域性放射性污染，部分人受到照射，导致急性放射病，严重时造成人员死亡。非密封源也可以与常规炸药混合制成"脏弹"。即恐怖分子将烈性普通炸药与固体或液体放射性材料混合，制成爆炸装置。放出 γ 射线、中子射线等高贯穿辐射的放射性物质，难以防护，运输、携带、操作过程中可被高灵敏度的探测仪器测量到，恐怖分子自身也将受到辐射，因此这类放射性物质较少可能被采用。可能被采用的是具有低贯穿辐射的放射性物质，这类放射性物质在运输、携带、操作过程中容易逃过监管部门的监视，恐怖分子只要具备一定的专业知识，在并不特别严格的条件下就可以制作爆炸装置并实施恐怖袭击。

（2）危害后果。爆炸后放射性物质将会广泛弥散，微小的粒子黏附于大气飘尘上形成气溶胶，部分颗粒降落到爆炸中心附近区域。影响的范围与放射性物质用量、炸药用量及气象条件有关。如果发生在城市，最可能的情景是附近几个街道部分区域的建筑物和地面受到放射性污染。爆炸可能造成建筑物倒塌，爆炸产生的金属碎片和其他物体及建筑物倒塌是造成人员伤亡的主要原因。放射性物质污染导致的人员受照剂量不会太大，恐怖事件造成的影响往往是社会心理上的。

2. 释放放射源或放射性物质

（1）特征。恐怖分子必须具有一定的专业技术知识，才有可能实施恐怖事件。由于密封源应用广泛，获取相对较容易。工业探伤和放射治疗用的钴-60、铱-192和铯-137放射源有可能是被选用的放射性核素。其中工业探伤用铱-192出厂活度约3.7TBq（100Ci），装在几十千克重的换源器中既便于运输，又可避免作案者自身受照。在各类电厂、化工厂的探伤车间、探伤机仓库或野外作业处，恐怖分子盗窃装有放射源的探伤机或换源器并不十分困难。我国已有盗窃分子偷盗工业探伤用铱-192的案例。废放射源储存库是密封放射源集中放置的场所，一般位于远离市区的偏远山区，安全保卫力量较弱，易于成为恐怖分子盗窃或抢劫放射源的作案目标。

实施恐怖活动的可能之一是将放射源丢弃至人员密集处，被人捡到使携带者及其周围人员受到大剂量照射。恐怖分子将放射性物质投入到食品、饮料中可以使受害群体造成内污染，达到其危害人体、危害社会的目的。恐怖分子也有可能将放射性物质投入到河水、湖水、井水或自来水等水源，造成地区性水源污染。

（2）危害后果。恐怖分子释放的放射源被人捡到可使携带者及其周围人员受到大剂量照射，导致急性放射病乃至死亡。一般人无放射病常识，普通医院的医生往往作为非放射病诊治，造成患者因贻误治疗死亡。多人死亡之后会引起地区性恐慌，影响到该地区社会的安定。恐怖分子在食品、饮料、河水、湖水、井水或自来水中投放放射性物质造成的危害后果，与投放的核素种类、性质、数量有关，一般情况下导致放射性污染，对人体造成随机性效应，即患癌症概率增大。但是由于污染难于在短期内消除，影响范围广，所以往往会引起社会恐慌。

3. 袭击核电站或其他核设施

（1）特征。恐怖组织有可能潜入反应堆用常规爆炸装置实施爆炸，也有可能劫持民用航空器撞击核电站的关键部位。事件发生后，可立即产生高强度的贯穿辐射，从反应堆释放出大量的放射性物质，短期内造成所在地区大面积放射性污染。随后放射性气溶胶随大气扩散到邻近国家或地区，甚至引起全球性放射性污染。

1986年4月26日发生的切尔诺贝利核事故为评价袭击核电站造成的影响提供了基础。切尔诺贝利核事故虽然不是核恐怖事件，但其特征与核恐怖事件相似。

恐怖分子有可能直接对放射性物质储存、应用场所或运输车辆实施恐怖袭击。袭击目标可以是核设施、高放废物储存场，也可以是大型辐照装置、废放射源储存库。大型辐照装置装源活度有时超过37PBq（10⁶Ci），一旦被烈性炸药炸毁，形成几十甚至数百个活度不等的放射源，溅落在人口稠密地区，有可能造成人员受到大剂量照射，甚至导致较多人员伤亡。大型辐照装置一般属民用设施，多数直接向社会开放，恐怖分子进入较容易，单纯依靠设施本身的保卫力量很难抵抗恐怖分子的武装袭击。

（2）危害后果。高强度的贯穿辐射和释放出的大量的放射性物质可使核电站工作人员受到大剂量照射，部分工作人员患急性放射病死亡。除放射性因素外，袭击可引发爆炸和着火，导致人员伤亡。核电站所在地区、临近地区和周边国家的甲状腺癌的发生率有可能上升。核电站恐怖事件的危害后果不仅仅是重大的人员伤亡和财产损失，对发生国的能源政策乃至政治、经济均有不容忽视的影响。

放射性恐怖袭击尽管可能造成人员伤亡和重大财产损失，但是其主要影响仍然是社会心理影响，受到辐射的区域范围是有限的。可造成上千人死亡的报道缺乏科学依据，也是难以实施的。但是，由于放射性恐怖袭击后需要辐射剂量仪表和训练有素的专业人员进行现场检测和性质判定，对人员的救治和污染的清除远比普通恐怖事件复杂得多，处理时间也更长。处理复杂、社会影响大、危害持续时间长是放射性恐怖袭击事件的主要特征。

4. 爆炸核武器

（1）特征。爆炸核武器的主要特征是冲击波、热辐射和核辐射。冲击波又称为爆炸波或高压波，是核武器的主要作用方式之一。冲击波及其伴随的强风使楼房等建筑物瞬间倒塌或物体崩射，造成大量人员伤亡。热辐射是指核武器爆炸后产生的一个温度高达几千万摄氏度的热球。热球产生的热辐射足以点燃各种物质，发出的强光使人暂时或永久失明。核辐射可分为初始核辐射和剩余核辐射。引爆后第一分钟所产生的核辐射称为初始核辐射，其后由于放射衰变产生的辐射称为剩余核辐射。

（2）危害后果。冲击波物体进射主要是指窗户玻璃的进射。通常以 psi（磅力/英寸^2，1psi＝6895Pa，下同）度量冲击波的强度。有人认为当人靠近超压 12psi 的窗户时，玻璃进射的致死概率为 50%；爆炸 0.01kt 的核武器，超压 12psi 的范围的半径为 60m；核武器的威力每增加 10 倍，其作用范围半径增加约 1 倍。0.01kt 的核武器热辐射致死概率为 50% 时的作用范围半径为 60m。对于 0.1kt 的核武器，其半径为 200m。无医疗条件下急性辐射的50% 致死剂量约为 4Gy（体表吸收剂量）；0.01kt 的核武器初始核辐射所致 4Gy 的作用距离约为 250m；对于 0.1kt 的核武器，其作用距离约为 460m。现将核武器爆炸后产生的主要危害后果的范围归纳于表 5-2。表中给出的数据未考虑建筑物或防护设施阻挡及放射性沉降物在地面沉积的复杂条件。可以看出，小威力核武器造成的危害大小取决于核武器的威力，主要危害是核辐射杀伤，威力稍大的核武器造成的危害是多种类型的复合伤害。

表 5-2　核武器爆炸不同效应的影响范围

威力/kt	冲击波 50% 致死范围/m	灼伤 50% 致死范围/m	初始核辐射所致 4Gy 的作用距离/m	爆炸后 1h 落下灰所致 4Gy 的作用距离/m
0.01	60	60	250	1270
0.1	130	200	460	2750
1	275	610	790	5500
10	590	1800	1200	9600

第五节　核与放射突发事件的预防

一、预防的责任

在放射防护与核安全领域，有两个著名的国际组织，一个是国际放射防护委员会（ICRP），另一个是国际原子能机构（IAEA）。半个世纪来 ICRP 依据辐射效应研究的最新成果，提出了放射防护的基本原则，出版了一系列的建议书或出版物，用于指导各国的放射防护工作。包括我国在内的多数国家已采用 ICRP 的建议书的基本要求，制定了本国的放射防护法规和标准。ICRP 是世界上公认的放射防护方面的权威机构。

1976 年国际原子能机构、联合国粮食与农业组织、国际劳工组织、经济合作与发展组织核能机构、泛美卫生组织和世界卫生组织共同倡议并以国际原子能机构安全丛书第 115 号的形式出版了《国际电离辐射防护与辐射源安全的基本安全标准》（以下称为 IBSS）。该标准主要依据 ICRP 第 60 号建议书制定的，但是包含了对辐射防护与辐射源安全更多的审管要求。ICRP 第 60 号出版物、IBSS 和新基本标准均对实施标准的主要责任方和有关各方明确规定了责任。等效采用 IBSS 技术要求的我国新基本标准同时引用了前者对责任的表述内容。对审管部门、注册者、许可证持有者和用人单位以及工作人员提出明确要求，要求各方各司其职、各负其责是基本标准的特色，也是职业照射控制中最基本、最重要的要求。

IBSS 将实施的责任方分为负主要责任的"主要责任方"和承担各自相应责任的"其他有关各方"。主要责任方是指注册者或许可证持有者和用人单位，即辐射源的拥有单位。其他有关各方可以包括工作人员、辐射防护负责人、执业医师、医技人员、合格专家以及由主要责任方委以特定责任的任何其他方。

核与放射突发事件预防的主要责任应当在于辐射源使用单位，关键在于使用单位应当按照法律法规的规定制定并实施各项放射防护规章制度，认真落实防护措施。

辐射源使用单位的主要责任有：①按照法律、法规和相关标准的要求建立防护放射防护规章制度、程序和组织机构；②提供适当而足够的防护与安全设施、设备、装置和监测设备；③对工作人员提供必要的健康监护和服务；④提供适当而足够的人力资源，并根据需要定期培训工作人员。

工作人员的主要责任是：①遵守有关防护与安全规定、规则和程序；②正确使用监测仪表和防护设备与衣具；③接受必要的防护与安全培训和指导；④发现违反或不利于遵守标准的情况，应尽快向使用单位报告。

二、预防制度

《职业病防治法》《放射性污染防治法》《放射性同位素与射线装置放射防护条例》和《放射工作卫生防护管理办法》等涉及核与辐射的法律、法规和规章从不同的角度对放射性同位素与射线装置等辐射源的生产、销售、使用、维修、转让、运输、储存、废弃等过程规定了一系列严格的管理制度，其目的在于预防和控制核与辐射危害，防止核与辐射事件的发生或降低发生的可能性。其中主要的预防制度如下。

1. 建设项目职业危害评价

建设项目评价是国家预防为主、防治结合职业病防治工作方针的体现，也是从源头预防和控制职业危害的一项重要管理措施。核与辐射属于严重的职业病危害因素，凡含有核与辐射应用的建设项目均应遵守《职业病防治法》的以下规定。

① 新建、扩建、改建建设项目和技术改造、技术引进项目（以下统称建设项目）可能产生职业病危害的，建设单位在可行性论证阶段应当向卫生行政部门提交职业病危害预评价报告。卫生行政部门应当自收到职业病危害预评价报告之日起三十日内，做出审核决定并书面通知建设单位。未提交预评价报告或者预评价报告未经卫生行政部门审核同意的，有关部门不得批准该建设项目。

职业病危害预评价报告应当对建设项目可能产生的职业病危害因素及其对工作场所和劳动者健康的影响作出评价，确定危害类别和职业病防护措施。

② 建设项目的职业病防护设施所需费用应当纳入建设项目工程预算，并与主体工程同时设计，同时施工，同时投入生产和使用。

职业病危害严重的建设项目的防护设施设计，应当经卫生行政部门进行卫生审查，符合国家职业卫生标准和卫生要求的，方可施工。

③ 建设项目在竣工验收前，建设单位应当进行职业病危害控制效果评价。建设项目竣工验收时，其职业病防护设施经卫生行政部门验收合格后，方可投入正式生产和使用。

2. 环境影响评价

核与辐射事故一旦发生，将有可能造成环境污染。因此凡含有核与辐射应用的建设项目均应按照《环境影响评价法》的有关规定，由具备评价资质的技术机构进行环境影响评价，并报请环境主管行政部门批准后，方可施工。

3. 许可

《放射性同位素与射线装置安全和防护条例》规定，国家对辐射工作实行许可制度。任何单位从事生产、使用、销售放射性同位素与射线装置前，必须向环境保护部门申请许可，领得许可证后方可从事许可范围内的放射工作。从事放射诊断、放射治疗与核医学诊疗的医疗卫生机构，还必须取得卫生行政部门颁发的《放射诊疗许可证》。

4. 健康管理

《职业病防治法》《放射性同位素与射线装置安全和防护条例》和《放射工作人员职业健康管理办法》对从事放射工作的人员的健康管理做出了规定。健康管理的主要内容如下。

① 放射工作人员上岗前、上岗后和离岗时均应进行健康检查，经健康检查不符合要求的人员应当调离放射工作岗位。

② 放射工作人员上岗前应当经过放射防护与有关法律知识培训，考试合格并取得放射工作人员证后方可上岗。

③ 放射工作人员工作时应当佩带个人剂量计，进行个人剂量监测。

④ 用人单位应当为放射工作人员建立个人健康档案，并将健康检查与个人剂量监测结果等内容记入档案。个人健康档案应当终生保存。

三、预防措施

预防核与辐射事故的关键问题是控制辐射源，建立辐射源从"生"到"死"的严密的监管和控制体系。归纳起来主要有以下几点。

① 控制生产与销售。生产和销售单位应当接受监管部门的管理，并遵守国家有关规定。严格控制放射源的销售去向，不得售给无许可证或准购批件的单位或个人。

② 使用单位应当建立健全放射防护管理责任制。建立放射源台账，做好放射源购入、使用、借出、保管记录；定期检查放射源防护安全状况。

③ 使用单位应当提供安全可靠的防护设施或装置，屏蔽设施应符合相关标准要求，根据需要安装辐射报警装置，对放射源储存场所实行"双人双锁"制度，严防放射源丢失、被盗或处于失控状态。

④ 放射源或装有放射源的仪表、设备、容器外表面应当贴有电离辐射标志；放射源储存场所、放射工作场所或试验场所应当设置电离辐射警示标志。

⑤ 定期对放射源、工作场所进行辐射水平监测。

⑥ 退役及废弃放射源应送交城市废物库处理，不得自行掩埋或处理。

第六节　核与放射突发事件的应急准备

一、组织建设

《突发公共卫生事件应急条例》规定，"突发事件发生后，国务院设立全国突发事件应急处理指挥部，由国务院有关部门和军队有关部门组成，国务院主管领导担任总指挥，负责对全国突发事件应急处理的统一领导、统一指挥。国务院卫生行政部门和其他有关部门，在各自的职责范围内做好突发事件应急处理的有关工作"。该条例对省、自治区、直辖市及县级以上人民政府在突发事件方面的任务与职责，也做出了规定。

为做好核事故应急准备，我国已设立了国家核事故应急协调委员会和核设施所在省（自治区、直辖市）核事故应急委员会以及核设施营运单位核事故应急指挥部三级应急组织，对核事故应急工作实行三级管理，分别负责全国、本地区及本单位的核事故应急管理工作，并在积极兼容的基础上，设置了必要的技术后援单位。

在核与放射事件的医学应急方面，国家核与放射突发事件医学应急领导小组由国家卫生部和有关部委领导组成，负责组织、指挥国家核与放射突发事件的医学应急准备和响应工作。国家核与放射突发事件应急领导小组办公室是国家核与放射突发事件医学应急领导小组的常设办事机构，设在卫生部主管司局，负责国家核与放射突发事件医学应急领导小组的日常工作，组织协调督促检查核与放射突发事件的医学应急处理。

国家核与放射突发事件医学应急专家咨询组由国内放射医学、放射卫生、辐射防护和核安全等方面的专家组成，负责对核与放射突发事件的医学应急提供技术建议与咨询。

卫生部核事故医学应急中心作为国家核与放射突发事件医学应急的技术机构，负责全国核与放射突发事件的医学应急技术工作。

地方核与放射突发事件医学应急组织由地方卫生行政部门、放射卫生专业技术机构和省级卫生行政部门批准的医疗单位组成，承担辖区范围内的核与放射突发事件医学应急准备与响应工作。

二、技术准备

1. 应急预案和程序的制定

各级核与放射突发事件应急组织，按照国家有关规定及本部门承担的应急工作职责，制定本部门组织的核与放射突发事件医学应急预案和响应程序，并按照应急预案和响应程序开展应急准备和响应工作。应急预案和响应程序应根据核与放射突发事件的变化和实施中发现的问题及时进行修订和补充。

根据《突发公共卫生事件应急条例》的规定，核与放射突发事件应急预案包括以下内容：①突发事件应急处理指挥部的组成和相关部门的职责；②突发事件的监测与预警；③突发事件信息的收集、分析、报告、通报制度；④突发事件应急处理技术和监测机构及其任务；⑤突发事件的分级和应急处理工作方案；⑥突发事件预防、现场控制，应急设施、设备、救治药品和医疗器械以及其他物资和技术的储备与调度；⑦应急专业队伍的建立与培训。

2. 应急队伍建设

国家和省分别建立一支核与放射突发事件应急的常备队伍，随时能够处置核与放射突发事件，参与和指导地方应急机构开展核与放射突发事件应急工作。各级应急组织建立相应的核与放射突发事件应急队伍。应急队伍应当与平时的放射卫生工作兼容，平时从事放射卫生防护管理工作，核与放射突发事件发生时参加应急处理与人员救治工作。

3. 通信联络体系建设

国家建立核与放射突发事件医学应急通信联络系统，保持与国家突发事件医学应急指挥部的通信联络畅通，以及与各级核与放射突发事件医学应急组织的通信联络畅通。国家卫生健康委员会核事故医学应急中心负责国家核与放射突发事件医学应急通信联络系统的运行与维护。

4. 技术研究

各级核与放射突发事件应急专业组织负责建立和完善核与放射突发事件应急仪器和设备条件，并使之处于良好的工作状态。研究、建立和完善受照人员的外照射剂量和内照射剂量快速估算方法、快速诊断分类方法、医疗救治技术、饮用水和食品放射性污染快速检测方法及相关技术条件。

5. 应急培训

各级卫生行政部门组织开展核与放射突发事件应急技术培训，对参与核与放射突发事件应急的管理人员和专业技术人员进行相关知识和技能的培训，推广最新知识和先进技术，建立考核制度。核与放射突发事件医学应急的常备队伍每年至少进行一次专门的培训。

6. 应急演习

国家和省级卫生行政部门按照应急预案的要求，组织开展核与放射突发事件应急的演练工作。演练视情况进行整体方案的综合演练，或就现场调查处理、剂量检测、医疗救治、指挥系统等各分系统进行局部演练。演练要有针对性，重点检验信息渠道是否通畅、应急准备是否充分、反应机制的灵敏性和指挥系统的有效性等，提高应急技术水平和整体应急反应能力，发现问题及时对应急预案进行修订。核与放射突发事件应急的常备队伍演练每年至少进行一次。

7. 公众宣传教育

各级卫生行政部门利用电视、广播、报纸、互联网、手册等多种形式，对社会公众广泛开展核与放射突发事件应急科普知识的宣传教育工作。组织编写核与放射突发事件医学应急科普知识和公众心理健康宣传材料，做好公众宣传教育工作，注意心理效应的防治。

三、物资储备和经费保障

各级核与放射突发事件医学应急专业组织储备一定数量的医学应急用药箱（包括稳定性碘片、放射损伤防治药、放射性核素阻吸收药和促排药等）、放射防护装备（包括防护服、防护面罩、防护口罩等）、现场辐射剂量检测仪器（包括数字式个人剂量计、辐射巡测仪和表面污染检测仪等），实验室放射性样品分析测量仪器设备等，并适时更新。

国家和地方政府设立专项资金，保障核与放射突发事件医学应急基础设施项目的建设经费、日常运转经费和医学应急经费；储备一定数量的医学应急经费，确保发生核与放射突发事件时能够快速地启动应急响应行动。所需经费列入本级政府的财政预算。

第七节　核与放射突发事件的应急处理

在突发核与放射事件时，各级应急组织针对发生的事件情况，根据预先制定的应急预案和响应程序实施各种应对措施，对公众和应急人员进行卫生防护，对伤员实施医学救治，使核与放射突发事件造成的生命和财产等损失减少到最低程度。

核与放射事件与其他类型事件不同，有其鲜明的专业特点。不同的核与放射事件，其影响范围及其造成的后果往往差异巨大。如丢失一枚料位计或核子秤上的活度为几十毫居里的放射源，受伤人数和影响范围是极其有限的。但是如果核电厂发生核泄漏或爆炸，影响范围就要大得多。除了核战争外，一般情况下造成大量人员死亡的核与放射事件是少见的，在和平利用核能和放射技术的近百年历史上，切尔诺贝利核电站事故是唯一一次短期造成30人以上死亡的核事故。核与放射事件的主要危害是社会影响和对人的心理影响以及核辐射造成的远后期效应。核与放射事件的另一特点是事故处理复杂、困难。核与放射技术涉及多个专业领域，专业技术人员相对缺乏。应急处理需要相关部门的通力合作，投入大量人力物力，且持续时间较长。因此，核与放射事件的应急处理应当首先将事件按性质、大小分类，分别制定相应的处理方案和措施。

一、应急响应组织

1. 市级应急组织的应急响应

一般突发放射事件发生后，市级卫生行政部门迅速组织力量对报告的突发放射事件进行调查核实、确证，对事件进行科学分析和评估，初步判定突发放射事件的性质和级别，对伤员进行初步医学处理，并及时向当地政府、省级卫生行政部门和卫生部报告调查情况。

2. 省级应急组织的应急响应

省级卫生行政部门在接到市级卫生行政部门的调查报告后，及时组织应急队伍和有关技术人员到达突发放射事件现场，了解情况，掌握突发放射事件的动态，指导督促当地开展突发放射事件的医学应急工作，必要时向卫生部提出技术支持和指导请求。

（1）进行现场调查、剂量检测、人员去污洗消、控制放射源、饮用水和食品控制等措施，判定事件的性质和严重程度，提出现场处理方案，并及时上报省指挥部。

（2）组织开展医疗救治、人员疏散和放射性沾染人员的追踪调查，指导和组织群众进行自身防护。

3. 国家级应急组织的应急响应

根据省级卫生行政部门的请求，对一般突发放射事件的医学应急予以技术支持和指导，参与重大突发放射事件的医学应急。

组织国家级应急队伍和有关专家迅速赶赴现场，进行现场督察与指导，协助调查和处理；组织有放射损伤专科的综合医院收治重度和重度以上的急性放射病、放射复合伤和严重放射性核素内污染伤病员，进一步做出明确的诊断，给予良好的专科治疗；组织专家对突发放射事件进行综合评估，分析突发放射事件的发展趋势，提出应急工作建议，并及时上报国务院。

二、应急响应计划的分类

国际原子能机构在其出版的技术文件 IAEA-TECDOC-953 中，将核与放射突发事件应急响应计划的类型分为以下五类。

第一类，针对可能释放大量放射性物质并且可能对场外居民造成严重的确定性效应的设施。

第二类，针对可能释放放射性物质并且可能在场外产生超过通用干预水平的照射剂量，但很少或不可能产生场外确定性健康效应的设施。

第三类，针对没有明显的场外危险但是有可能发生导致场内确定性健康效应的设施。

第四类，针对难以或不可能事先确定危险地点的事故，这包括放射源丢失或被盗事故、放射性物质运输事故和带有放射性核素动力源的卫星坠落事故等。

第五类，针对可能需要对境外设施的事故实施食物和饮水控制等干预行动的区域。

我国原国防科工委、原卫生部于 2003 年 2 月 21 日印发的《核应急管理导则-放射源和辐射技术应用应急准备与响应》已采用了国际原子能机构对核与放射事件应急计划的上述分类。很明显，第一类和第五类属于重大或特大核事件的应急计划，主要发生在核电站、核设施、核废料处理厂和核装置爆炸现场等场所或区域。第二类、第三类和第四类则是针对放射源和辐射技术应用中发生的放射事件。核事件和放射事件涉及的源项、影响范围、处理方式有所不同，以下将分别加以叙述。

三、放射事件应急处理

1. 放射事件发生的场所、危害估计及应急计划类型

放射源和辐射技术应用场所大体可分为三大类：密封源应用设施，医院等医疗机构，其他生产或应用设施。下面分别介绍三类场所发生的放射事件的可能危害及应急计划类型。

(1) 密封源应用设施。这类应用设施包括咖吗射线辐照加工装置、工业探伤装置、油田测井用放射源、各类核辐射计量仪表（核子秤、料位计等）等，是放射源应用最多、事故发生率最高的一类。人员误入 γ 射线辐照加工装置的照射室，数分钟内即可能造成确定性效应，导致急性放射病甚至造成人员死亡；工业探伤装置的放射源丢失、被盗或造成人员误照，也可以产生类似的严重后果。密封源应用设施的法人单位应当制订第三类或第四类应急计划。

(2) 医院等医疗机构。放射治疗使用的放射源或辐射发生装置，如操作失误或防护不当，可对工作人员或患者造成确定性效应，严重时导致急性放射病甚至造成人员死亡。导致此类严重事故的设备有钴-60 治疗机、伽马刀、后装治疗机、医用加速器等远距离治疗设备和近距离治疗设备。放射治疗使用的放射源丢失、被盗也可以产生类似的严重后果。但是医疗使用的放射性物质的释放不可能导致场外超过通用干预水平。使用放射性药物的工作人员超过年剂量限值的可能性很小。医院等医疗机构应当制订第三类或第四类应急计划。

(3) 其他生产或应用设施。这类设施包括放射性药物生产、小型密封源的制备、科研用设施等。这类设施如操作失误或防护不当，可对工作人员造成确定性效应。放射源丢失、被盗也可以产生类似的严重后果。但是放射性物质的释放导致场外超过通用干预水平的可能性很小。法人单位应当制订第三类或第四类应急计划。

不同场所使用的放射性核素名称、放出的射线及半衰期和源的典型活度列于表 5-3。

表 5-3　放射事件所涉及的放射源的主要物理参数及其典型活度

应用项目	核素	射线种类	半衰期	典型活度
远距离放射治疗	钴-60	γ, β	5.3 年	50～1000TBq
	铯-137	γ, β	30 年	500TBq
血液辐照	铯-137	γ, β	30 年	2～100TBq

续表

应用项目	核素	射线种类	半衰期	典型活度
工业探伤	铱-192	γ,β	74 天	0.1~5TBq
	钴-60	γ,β	5.3 年	0.1~5TBq
	铯-137	γ,β	30 年	
	铥-170	γ,β	129 天	
辐照装置	钴-60	γ,β	5.3 年	0.1~400PBq
	铯-137	γ,β	30 年	0.1~400PBq
后装放射治疗（高剂量率）	钴-60	γ,β	5.3 年	≥10GBq
	铯-137	γ,β	30 年	0.03~10MBq
	铱-192	γ,β	74 天	≈400GBq
后装放射治疗（低剂量率）	铯-137	γ,β	30 年	50~500MBq
	镭-226	γ,α	1600 年	30~300MBq
	钴-60	γ,β	5.3 年	50~500MBq
	锶-90	β	29 年	50~1500MBq
	钯-103	X	17 天	50~1500MBq
油田测井	铯-137	γ,β	30 年	1~100GBq
	镅铍-241	γ,α,中子	432 年	1~800GBq
	锎-252	α,X,中子	2.6 年	50GBq
湿度/密度计（移动或便携式）	镅铍-241	γ,α,中子	432 年	0.1~2GBq
	铯-137	γ,β	30 年	≤400MBq
	镭铍-226	γ,α,中子	1600 年	1500MBq
	锎-252	α,X,中子	2.6 年	3GBq
料位计,测厚仪（移动或便携式）	铯-137	γ,β	30 年	10GBq~1TBq
	钴-60	γ,β	5.3 年	1~10GBq
	镅-241	γ,α	432 年	4GBq
料位计,密度计（固定式）	铯-137	γ,β	30 年	0.1~40GBq
	钴-60	γ,β	5.3 年	0.1~1GBq
测厚仪（固定式）	氪-85	β	10.8 年	0.1~50GBq
	镅-241	γ,α	432 年	1~10TBq
	锶-90	β	29 年	0.1~4GBq
	铊-204	γ,β	3.8 年	40GBq

2. 放射事件的一般处理过程

放射事件的应急处理一般按照以下程序进行：①制订处理计划，确定调查范围与对象，组织处理工作人员并明确各自的职责；②收储或控制辐射源，消除事故源头，防止事件的扩大和蔓延；③救护受伤人员，受伤人员根据受伤程度分别送至经卫生行政部门批准的不同等级的医院；④对事件现场进行辐射监测，确定事件性质、级别、范围、放射性核素种类或射线种类；⑤对有可能受到超剂量照射的受照人员进行剂量估算；⑥对放射性污染事故，应对现场附近有可能受到污染的水源和食品进行分析，超出干预水平应当禁止食用并按照规定进行处理；⑦对放射性污染事故，在事故现场设立放射性污染洗消站，并配备放射性污染监测仪表；受到污染的人员应进行去污处理，然后送医院救治；对被污染的物品进行洗消处理；⑧事故处理结束后应及时写出事故处理报告，报送卫生、公安等有关部门。

四、核事件应急处理

1. 核事件发生的场所、危害估计及应急计划类型

核事件发生的场所主要是核电站、核反应堆、核燃料处理厂等放射事件发生场所以外的场所。核恐怖袭击发生场所、核动力卫星坠毁区域也属于核事件发生场所。核事件的危害因事件性质、影响范围不同而差异很大。小型核事件的危害和放射事件类似，这里不再赘述。下面所指的核事件是性质较严重、影响范围较大的核电站、核反应堆爆炸、重大核泄漏或造成地区性放射性污染的重大事件。

核事件的发生、发展和结束的整个过程呈明显的阶段性，可分为早期、中期和晚期三个阶段。核电站、核反应堆、核燃料处理厂发生的核事件，早期往往是以少量放射性物质释放为征兆，时间一般从 1h 到几天，少量放射性物质释放通常不会对周围人群造成确定性效应影响。但是在早期阶段，最重要的是收集放射性物质释放的资料和气象资料，进行环境放射性水平监测，预测事态的发展变化及可能造成的后果，发出预警信息，以使有关部门和机构进一步做好应对事件的具体工作。

恐怖事件，如核装置爆炸，核电站、核反应堆遭到恐怖袭击往往是在一瞬间发生的，并且以极快的速度发展和蔓延，早期和中期并无明显的界限，而且一开始就会造成人员伤亡和放射性污染。

中期可以持续 1 天到几天。在中期阶段，大量放射性物质释放到大气中或沉降的地面上，不仅外照射可导致人员的伤亡，人体吸入和食入导致的内照射的危害是主要的危害方式。

晚期也称为恢复期。此时短寿命核素已经衰变掉，长寿命核素进入环境和食物链，食入和再悬浮照射途径是最重要的照射。晚期阶段的持续时间因事故性质、放射性物质释放特点、释放量和核素种类而不同，短的几周，长则数月甚至几年。

有可能发生核事件的法人单位应当制订第一类应急计划。

2. 重大核事件的应急防护措施

核事件危害的明显特征在于，人们往往将核事件与核战争、原子弹爆炸相联系，产生心理恐惧。因此，其危害不仅在于人员受照、人员伤亡和财产损失，更重要的是社会危害和政治影响。核事件的应急防护措施应当充分考虑到效益与代价的关系，应该使采取防护措施、减少人员受到照射所得到的效益大于可能付出的代价和风险。

防护措施可分为临时防护措施和长期防护措施。临时防护措施又称为应急防护措施，是指在事故发生后立即采取或实行的决定，包括：隐蔽，撤离，服用稳定性碘，控制进出口通道，临时准备的呼吸道防护，淋浴、洗澡及更换衣服，使用防护服。长期防护措施包括：控制食品和饮水，建筑物和土地消除污染，临时性避迁和永久性重新定居等。

以下防护措施适用于重大核事件发生或有可能发生的情况。

（1）隐蔽。指在核事件发生后，人员进入建筑物、掩体内以减少辐射等危害的一种临时措施。核事件危害的方式之一是贯穿辐射，建筑物、掩体可部分或全部吸收辐射能量，降低其对人体的危害程度。建筑物的体量越大，屏蔽体越厚，屏蔽效果越明显。混凝土结构、砖

墙建筑或大型商业结构，有可能将外照射剂量降低到 1/10 或更多，但轻型建筑的防护效果较差。造成大气放射性污染的核事件中，建筑物、掩体可起到一定的阻挡和隔离作用，可减少人们吸入的放射性物质的数量，降低内照射剂量。

隐蔽作为一种临时性防护措施，时间一般认为不应超过 2 天。不同建筑物或位置对 γ 辐射的屏蔽效果见表 5-4。

表 5-4　不同建筑物或位置对烟羽中 γ 辐射的屏蔽效果（IAEA，1989）

建筑物或位置	屏蔽因子[①]
室外	1.0
车辆	1.0
木结构房子[②]	0.9
木结构房子的地下室	0.6
砖石结构房子	0.6
砖石结构房子地下室	0.4
大的办公楼或工业建筑物	0.2

① 屏蔽因子为在建筑物接受的有效剂量与无建筑物时可能接受的有效剂量之比。
② 具有砖或砖石砌面的木结构房子相当于砖石结构的房子。

（2）服用稳定性碘。其作用是减少甲状腺对吸入和食入的放射性碘的吸收。因此，仅适用于有放射性碘释放的核事件。稳定性碘的服用时间明显影响防护效果，如果在吸入放射性碘的同时服用稳定性碘，防护效率有可能达到 90％。在吸入放射性碘数小时内服用稳定性碘，仍可使甲状腺吸收的放射性碘降低一半左右。稳定性碘的服用量应考虑年龄因素，成年人推荐的服用量一般为 100mg 碘，儿童和婴儿用量应减少。

（3）撤离。指人们从其住所、工作或休息的地方紧急撤走一段有限时间，以避免或减少由事件引起的短期照射。学校、礼堂等公共建筑物往往被选作撤离后的暂住场所。在其他类型如水灾、火灾、地震、泥石流等应急事件中，撤离也是经常采取的防护措施，其关键是撤离的组织和宣传教育，防止发生混乱。撤离时间一般是几天到一周。

（4）个人防护。指防止或减少放射性物质进入呼吸道和体表污染的个人防护措施。一般分为两种方式。其一是使用简易的防护用品（如用手帕、毛巾、口罩等）临时捂住口鼻，减少人体对放射性物质的吸入。这种方式简便易行，对一般人群无风险。另一种方式是对已受到放射性污染的人员进行消除污染操作。包括劝告污染人员脱掉受污染的衣服、鞋帽，手套等穿戴用品，及时用清洁的水淋浴。

（5）避迁和重新定居。为了避免在一段期间内接受不必要的高剂量照射，污染地区的居民可采取临时避迁的措施。避迁时间随事件类型、污染程度、污染核素的半衰期而定，同时应当考虑社会因素和经济承受能力，一般为几周到一年。如果核事件造成大量长寿命放射性核素的污染，而这些长寿命放射性核素在一年或数年内又难以消除或运出，则应考虑在无污染地区永久性重新安置居民。

无论是临时避迁还是永久性重新定居，都会产生重大的社会影响。采取措施前，应对事件造成的辐射危害、剩余剂量对健康的影响进行评价，对避迁和重新定居带来的益处和可能遇到的风险进行充分论证。

（6）消除放射性污染。消除放射性污染包括建筑物、设备、设施和土地的去污和清污。

应尽早切断污染和扩散渠道，减少放射性物质向人体、动物及食品的转移，减少来自地面沉积的外照射，降低放射性物质再悬浮和扩散的可能性。

（7）对食品和水的控制。食品和水是导致内照射的主要渠道。事故时应根据食品和水干预的通用行动水平等有关规定采取控制措施。这些控制措施包括开展对食品和水的污染监测，对部分受到轻微污染的食品通过洗涤、加工去除放射性污染；通过常温或低温保存使短寿命的放射性核素自行衰变，以达到可食用水平；禁止销售和食用放射性污染水平超过规定限值的食品和水。

对食品和水干预的通用行动水平见表5-5。

表 5-5　对食品和水干预的通用行动水平　　　　单位：kBq/kg

放射性核素	一般食品	牛奶、婴儿食品、水
Cs-134,Cs-137,Ru-103,Ru-106,Sr-89	1	1
I-131		0.1
Sr-90	0.1	
Am-241,Pu-238,Pu-239	0.01	0.001

注：1. 不同核素组的准则应独立地应用于每组中放射性核素的总活度。

2. 少量消费的食品（如每人每年少于10kg的香料调味品），因对个人产生的附加照射很小，可以采用比主要食品的行动水平高10倍的行动水平。

五、人员的现场救治和处理

核与放射突发事件发生后，应急指挥中心应在事故现场附近无放射性污染区域或医疗机构设置现场医学处理中心，主要任务是发现和救出伤员，依据有关辐射损伤医学处理规范的要求，对伤员进行初步分类诊断，抢救需紧急处理的伤员。

1. 现场处理的原则

（1）抢救患者生命第一的原则。核与放射突发事件既可以对人群造成精神方面的损害，又能导致人体的严重损伤。人体损伤可分为两类：一类是包括全身外照射损伤、体表放射损伤和体内放射性污染的放射损伤；另一类是烧伤、创伤、冲击伤等非放射性损伤。严重的核与放射突发事件中受伤者往往是既有放射损伤又有烧伤、创伤等非放射性损伤的复合伤患者。现场危及伤者生命的损伤经常是烧伤、创伤、冲击伤等非放射性损伤。现场救治首先应抢救患者生命，处置危及生命的损伤应先于处置放射性污染或照射。

（2）分类处理的原则。人员受照后要根据需要救护的紧急程度进行分类，一般可将受伤人员分为三类。

第一类，受到大剂量照射或可能受到大剂量照射的人员，有危及生命症状的人员。对这类严重的病人需要优先救护。如有烧伤、创伤、大出血、休克等症状要进行紧急医学处理，以维持与挽救生命。

第二类，可能受到外照射的人员、有体表或体内污染的人员或怀疑受到照射需要进一步医学处理的人员。此类人员还可以再分成三个亚类，即全身受照者、局部受照者和受放射性核素污染者。

第三类，可能受到低剂量照射而无其他损伤的人员。

2. 事故现场处理

事故发生时，现场往往无专门的医务人员。在医务人员到达以前，非医务人员可用下列方法进行急救：①有危及生命症状的人员，用常规的急救方法抢救人员生命；②用肥皂和自来水洗除非损伤皮肤表面的沾染物，注意不要使用强的制剂和用力擦洗；③召集经过培训的急救人员进行抢救，要求护理人员和救护车把病人送到现场医学处理中心。

医务人员或专业人员到达后，可在现场确定病人体表或体内受污染情况，也可以在送往医疗的单位途中或在现场医学处理中心进行，这取决于病人的状况。要将病人数目、损伤性质以及是否受到污染等情况通知接收病人的医院。对受到污染的人员应进行隔离，以便在送往医院进行最终治疗之前或运送途中接受初步去污处理。

运送病人的方式必须适合每个病人的具体情况。疏散受照射的病人，一般不需要特别防护。但要避免污染病人可能造成的污染扩散，特别是在核与放射突发事件发生现场没有进行全面辐射监测和消除污染的情况下。有些特殊设备如带有隔离单可隔绝空气的多用途担架、内衬可处理塑料内壁的救护车等，是运送污染人员最理想的设备。

3. 在现场医学处理中心的处理

（1）紧急处理。一旦病人到达事先计划好的现场医学处理中心，经过培训的工作人员就应确定病人的一般情况和复合伤的严重程度，决定是否在普通医院或专门医院治疗。负责放射事件受照人员接收的医疗队伍必须能够进行初步的估价，进行仔细的问诊和损伤分类以及对受照人员的必需的处理。这个医疗队伍应包括内科医生、外科医生、护士以及负责监测和放射性核素沾染评价的辐射防护专家或技术人员。所有血液学、病理学和生物化学实验室的服务都是必要的。

第一步处理有生命危险的损伤（休克、出血、热烧伤、骨折等）。第二步是估计沾染范围和沾染程度，必要时要除沾染。外沾染人员要求特殊的隔离处理。第三步是如果怀疑有内沾染应快速确定沾染的性质和程度，以便尽快采取适当措施减少沾染。

受伤病人的放射性污染一般不会严重到对救援人员产生辐射危害，故不能因去污而延迟紧急的医学处理和外科手术。对于昏迷和出血等病人，不能因去污而影响医学处理，应及时抢救，再做去污处理。对于有手术指征者，尽快做早期外科处理。

要关注人员的体内污染状况。体外污染的伤员其呼吸道没有防护时，要评价其体内的污染状况。伤口和烧伤为污染物进入体内提供了入口，所以在放射性污染环境中形成的伤口必须谨慎清洗和清创。污染评价和处理不能优先于急性损伤的处理。

（2）现场伤员分类。紧急处理后进行详细分类，怀疑受到照射的病人送往具备辐射损伤诊治能力的医疗机构，包括病人的简单病史、基本体检情况、填写损伤记录表等。仔细询问可能的受照人员，尽可能对辐射情景进行全面、详细的描述。

对受照人员的分类主要依据伤员的临床症状、受照剂量和分析化验结果，一般采用以下几种方法。

① 用个人剂量计或辐射监测仪监测结果估计个人受照剂量。物理剂量能够反映均匀照射下群体的剂量，但是在不均匀照射情况下可能错误表达实际受照剂量。

② 通过血相变化等判断受照剂量。早期可采用淋巴细胞绝对值（24～48h）初步判断受照剂量，但是如果病人受到中等剂量的照射或有复合伤存在，淋巴细胞分析则不太可靠。外周血淋巴细胞染色体畸变率分析是常用的生物剂量计。即使在局部照射的情况下，染色体损伤仍然可以作为生物剂量计使用，其可估算的最小照射剂量约为 0.2Gy。

③ 通过辐射损伤临床症状进行分类。表 5-6 可为伤员分类和处理提供参考。

表 5-6　辐射损伤的早期临床症状和处理要点

临床症状		相应的剂量/Gy		处理建议
全身	局部	全身	局部	
无呕吐	无早期红斑	<1	<10	在一般医院门诊观察
呕吐（照后 2～3h）	早期红斑（照后 12～24h）	1～2	8～15	在一般医院住院治疗
呕吐（照后 1～2h）	早期红斑或异常感觉（照后 8～15h）	2～4	15～30	在专科医院住院治疗或转送放射性疾病治疗中心
呕吐（照后 1h）和其他严重症状，如低血压、颜面充血、腮腺肿大等	皮肤和黏膜早期红斑并伴有水肿（照后 3～6h 或更早）	>6	>30	在专科医院住院治疗，尽快转送放射性疾病治疗中心

　　（3）人员去污。人员去污前应当首先进行体表污染监测，确定污染水平和范围，做好洗消等去污准备工作。清洁的水是必不可少的，体表污染洗消剂则应根据污染核素种类、水平合理选择。Pu-239、超铀核素（如 Am-241）和稀土核素可选用 5％DTPA 溶液（pH 值 3～5）和 1％～2％的稀盐酸复合剂；污染核素种类不明或难于去除的局部污染可选用 5％次氯酸钠溶液或 6.5％高锰酸钾溶液浸泡后再用 10％～20％的盐酸羟胺刷洗。

　　简单的去污操作可以在事故现场或送往医疗单位途中进行。将受到污染的外衣、鞋帽脱区，放入有标记的塑料袋内，转移到指定位置。

　　现场医学处理中心或其他人员去污场所应设置淋浴设备，安排仅受到污染而无外伤的人员进行淋浴冲洗，彻底清洗皮肤、头发。对开放型伤口应在去污后包扎，去污过程中随时用探测器测量，尽早清洗污染物，减少放射性物质从伤口吸收或转移的数量。对有伤口污染又复合其他严重外伤的人员，应先行急救，不能因除污染而延误抢救时机或加重病情。伤口除污染可与一般外科处理相结合。主要采用冲洗及外科清创、扩创，据称此法可清除 90％以上的污染。一种较有效的冲洗液组成为：1g CaDTPA，10ml 2％利多卡因加入 100ml 5％葡萄糖液体或生理盐水，这种清洗液可与放射性物质络合而将其清除。

　　人员去污中应注意以下事项：①去污操作应细致、谨慎，尽量避免原来清洁的部位受到污染；②擦拭的废物、流出的放射性废水，要集中收集，检测后进行必要的特殊处理；③去污过程中随时进行检测，辐射水平难以降低时终止去污操作；④去污操作人员应注意自身防护，配带个人剂量仪，操作完成后进行淋浴。

　　4. 剂量估算与评价

　　辐射剂量的监测与评价应当由具备资质的辐射防护人员或医技人员进行，并应根据事故性质、污染核素或射线种类选择相应的监测仪器。现场使用的主要辐射监测仪器见表 5-7。

　　辐射防护人员或医技人员应记录检测人员的姓名、检测时间、日期和地点、所用仪器的型号和监测结果，还应记录伤员的姓名、受到照射的时间、地点等有关资料。

　　个人剂量计或剂量仪测量的数据在事故剂量估算和评价中极为重要。但是多数事故情况下难以取得个人剂量监测数据。需要对场所、环境及设备表面的污染水平进行监测或通过生物学方法，估算出个人受照剂量。也可以进行事故重建。

　　除表 5-7 所列现场使用的辐射监测仪器外，对有人员受到大剂量照射的核事故，在实验室使用电子自旋共振仪（ESR）分析受照人员的牙珐琅质或其他物质，也可用于剂量估算。

在有大剂量中子（特别是热中子）照射时，伤员血液、毛发、指甲以及佩戴的首饰、手表、眼镜等被活化，产生感生放射性，使用 γ 谱仪分析放射性活度，有时也可以推导出受照剂量。这些物质应尽快取样，尽早进行测定分析。

表 5-7　现场使用的主要辐射监测仪器

射线种类	监测仪器	用途
X、γ 射线	X、γ 射线巡测仪（防护水平）	场所 X、γ 射线辐射水平
	X、γ 射线巡测仪（环境水平）	场所 X、γ 射线辐射水平
	放疗剂量仪	钴-60 治疗机、加速器等高剂量场所
	野外 γ 谱仪	放射性核素分析
	X、γ 射线个人剂量计	个人剂量监测
	食品与水放射性测量仪	食品与水放射性快速测量
α、β 射线	表面污染仪	α、β 射线的表面污染
	α、β 射线巡测仪	α、β 射线的表面污染
中子	中子测量装置	场所中子辐射水平

　　如果发现或怀疑有内沾染，可用全身计数器（WBC）做进一步检测。在有些情况下，可使用可移动全身计数器在医院测量。

主要参考文献

[1] 李连波，王金鹏主编. 放射卫生防护. 济南：黄河出版社，1998.

[2] ICRP. ICRP 第 26 号出版物. 李树德译. 北京：原子能出版社，1978.

[3] 国际放射防护委员会著. 国际放射防护委员会第 60 号出版物，国际放射防护委员会 1990 年建议书. 李德平等译. 北京：原子能出版社，1993.

[4] FAO，IAEA，ILO，NEA/OECD，PAHO，WHO. International basic safety standards for protection against ionizing radiation and for the safety of radiation sources (IBSS). Safety Series No. 115. Vienna：IAEA，1996.

[5] 美国国家辐射防护和测量委员会（US-NCRP）著. 涉及放射性物质的恐怖事件管理. 潘自强，陈竹舟等译. 北京：原子能出版社，2002.

[6] IAEA，WHO. Planning the medical response to radiological accidents. Safety Reports Series No.4. Vienna：IAEA，1998.

[7] 范深根，贺青华，侯庆梅，等. 放射性同位素应用中的辐射防护概况与事故分析. 中国辐射卫生. 2000，9（4）：202.

[8] UNSCEAR，Sources，Effect and Risks of Ionizing Radiation，UNSCEAR 2013 Report to the General Assembly，Scientific ANNEXE A，United Nations Publication，New York，2014.

[9] National Research Council，Lessons Learned from the Fukushima Nuclear Accident for Improving Safety of U.S. Nuclear Plants，Washington，DC：The National Academies Press，2014.

（赵兰才　郭新彪）

第六章　化学物品急性中毒

第一节　概述

一、毒物

1. 毒物的定义

凡少量化学物品进入人体后与人体组织发生化学或物理化学作用，并在一定条件下，破坏正常生理机能，引起某些暂时性或永久性的病变的，把这种化学物品称为毒物。

化学物品绝大多数均具有一定的毒性，只是程度不同而已，如安眠药，适量时可以治病，但过量时即可中毒甚至死亡。

生产劳动过程中使用或产生的能造成职工身体受损害的化学物品，称为生产性毒物。是否对人体有害，接触量是关键。所以国家为保护劳动者的身体健康，制定有"工作场所有害因素职业接触限值"即国家职业卫生标准；生活中亦经常接触化学物品，有时亦发生中毒，如药物中毒、食物中毒等，称之为生活性毒物；战争中所用化学武器亦是化学物品，亦可致中毒，将其称之为军用毒剂。

随着国内外科学技术的迅猛发展，化学工业也突飞猛进，目前全世界约有化学物品1500万种。由于化学物品自身特性及生产过程中高温、高压、特殊反应等要求，因此在生产、使用、储运、经营、废弃处理中稍有忽视或处理不当，常易引起泄漏、爆炸、火灾等，而造成中毒事故；甚至制造军用毒剂，残害生命。

据原卫生部通报，2007 年度全国职业卫生情况如下：化学物品中毒是仅次于尘肺的职业病，全国 30 个省、自治区、直辖市共报告各类职业病人 14296 人，在总病例数中，尘肺病 10963 例，占总数的 76.69%；急、慢性职业中毒分别为 600 例和 1638 例，各占诊断职业病病例总数的 4.20% 和 11.46%。

(1) 急性职业中毒。2007 年 28 个省、自治区、直辖市共报告（3 个省零报告）各类急性职业中毒 301 起，涉及中毒 600 人（比 2006 年增加 133 人，增加比例为 28.50%），其中死亡 76 人，急性职业中毒病死率为 12.67%。其中，重大职业中毒事故（同时中毒 10 人以上或死亡 5 人以下）39 起，涉及 188 人中毒，死亡 76 人，重大急性职业中毒事故病死率高达 40.43%。引起急性职业中毒的化学物质多达近 60 种，中毒例数排在前两位的化学物质依次为一氧化碳和硫化氢，分别为 188 例和 68 例。中毒致死例数居首位的化学物质为硫化氢，死亡 27 例，死亡率为 39.71%。在 301 起职业中毒事故中，一半以上发生于非公有经济类型的企业，其中以私有经济类型企业居首，为 135 起，涉及 307 人中毒，占总中毒人数的 51.17%，死亡 45 人，病死率为 14.66%。

(2) 慢性职业中毒。2007 年，共报告慢性职业中毒 1638 例（比 2006 年增加 555 人，增加比例为 51.20%），导致慢性职业中毒人数排在前三位的化学物质分别是铅及其化合物、苯和三硝基甲苯，分别为 849 例、225 例和 181 例，各占慢性职业中毒例数的 51.83%、13.74% 和 11.05%。其中，1262 例慢性职业中毒病例分布在中、小型企业，占 82.97%。

职业中毒呈现行业集中趋势。2007 年全国各季度报告的急性职业中毒仍以一氧化碳中毒最为严重，各季度报告中毒起数和人数均最多，其次为职业性硫化氢中毒。一氧化碳中毒主要分布在冶金、煤炭和有色金属行业，硫化氢中毒主要分布在化工、煤炭和机械行业；慢性职业中毒主要分布在有色金属、轻工、机械、化工和冶金行业，以铅及其化合物和苯中毒较为严重。其实这些数字远不能代表实际情况，除漏报外，非职业中毒意外事故未统计在内。

2. 毒物存在的形式

毒物基本可有下列五种存在形式。

(1) 气体。指常温、常压下呈气态的物质。如氧、硫化氢、二氧化硫等。

(2) 蒸气。由固体升华或液体蒸发而成，前者如碘、硫等；后者如苯、汽油等。凡是沸点低、蒸气压大的液体都易成为蒸气。

(3) 雾。为悬浮于空气中液体的微滴，多系蒸气冷凝或液体喷洒而形成，如铬酸雾、硫酸雾及喷漆时的漆雾等。

(4) 烟。又称烟雾或烟气，为悬浮在空气中直径小于 $0.1\mu m$ 的固体微粒。金属熔融时所产生的蒸气在空气中迅速冷凝及氧化而成，如熔炼铅产生的铅烟；有机物质加热或燃烧也会产生，如塑料热压和农药熏蒸剂燃烧时所产生的烟。

(5) 粉尘。为悬浮在空气中的固体微粒，多在 $0.1\sim10\mu m$。固体物质经机械粉碎、碾磨、搅拌、过筛或运输时均可产生粉尘。

飘浮在空气中的粉尘、烟和雾，统称为气溶胶。

3. 毒物的分类

毒物可按各种方法予以分类。

(1) 按化学结构分类，如金属类、脂肪族环烃类、脂肪胺类毒物等。

(2) 按用途分类，如有机溶剂类、农药类毒物等。

(3) 按毒物的生物作用，又可细分为按其作用的性质和损害器官或系统加以区分。

① 按作用的性质可分为刺激性、腐蚀性、窒息性、麻醉性、溶血性、致敏性、致癌性、致突变性、致畸性毒物等。

② 按损害器官或系统则可分为神经毒性、血液毒性、肝脏毒性、肾脏毒性、全身毒性毒物等。

有的毒物主要具有一种作用，有的具有多种或全身性作用，因此，分类时不是很严格。

4. 毒性的分级

毒性通常是指毒物引起机体损伤的能力，它总是同进入体内的量相联系的。毒性计算所用的单位一般以化学物质引起实验动物某种毒性反应所需要的剂量表示，如为吸入中毒，则用空气中该物质的浓度（LC）表示。其他途径直接进入机体的量则用致死剂量（LD）表示。所需剂量（浓度）愈小，表示毒性愈大。最通用的毒性反应是动物的死亡数。

(1) 常用的指标

① 绝对致死量或浓度（LD_{100} 或 LC_{100}），即全组染毒动物全部死亡的最小剂量或浓度。

② 半数致死量或浓度（LD_{50} 或 LC_{50}），即染毒动物半数死亡的剂量或浓度。

③ 最小致死量或浓度（MLD 或 MLC），即全组染毒动物中个别动物死亡的剂量或浓度。

④ 最大耐受量或浓度（LD_0 或 LC_0），即全组染毒动物全部存活的最大剂量或浓度。

（2）化学物品的急性毒性分级。化学物品的急性毒性分级见表6-1。

表 6-1 化学物品的急性毒性分级

毒性分级	大鼠一次经口 LD_{50}/(mg/kg)	6 只大鼠吸 4h 死亡 2～4 只 的浓度/(mg/L)	兔涂皮时 LD_{50} /(mg/kg)	对人可能致死量	
				/(g/kg)	总量 (60kg 体重)/g
剧毒	<1	<10	<5	<0.05	0.1
高毒	1～50	10～100	5～44	0.05～0.5	3～30
中等毒	50～500	100～1000	44～350	0.5～5	30～250
低毒	500～5000	1000～10000	350～2180	5～15	250～1000
微毒	≥5000	≥10000	≥2180	≥15	≥1000

（3）职业性接触毒物危害程度分级。根据毒物的急性毒性、急性中毒、慢性中毒患病状况等，将其分为极度危害、高度危害、中度危害和轻度危害四级。

5. 毒物的吸收

毒物的吸收主要通过以下途径。

（1）呼吸道。由于肺泡总面积大（50～100m²），空气在肺泡内流速慢、肺泡血流丰富及肺泡壁薄等，都极有利于毒物的吸收，肺泡上皮对脂溶性、非脂溶性分子及离子都具有高度通透性，且人每时每刻无不在进行呼吸，所以呼吸道是毒物进入人体的最重要的途径。

（2）皮肤。毒物经皮吸收要通过表皮屏障到真皮再进入血管，也可通过毛囊与皮脂腺或汗腺直接吸收，速度更快，但它们的总面积仅占表皮面积的 0.1%～1.0%，所以经皮屏障吸收是主要的。毒物能否经表皮屏障吸收要同时具有高度脂溶性和水溶性并且相对分子质量小于 300。

（3）胃肠道。口腔黏膜能够吸收许多毒物，但因大多数停留时间短暂，故经口腔吸收一般并不重要。胃肠道内的酸碱度是影响毒物吸收的重要因素。胃液是酸性，对弱碱性物质可增加其电离，从而减少对其吸收，但到达小肠后，即能转化为非电离的物质而被吸收；而对弱酸性物质，则具有阻止电离的作用，因而增加对其吸收。脂溶性和非电离的物质能透过胃的上皮细胞。胃内的食物、蛋白质和黏液蛋白类等则可以减少毒物的吸收，但在小肠内有不少酶，可使已与毒物结合的蛋白质或脂肪分解，从而释放出游离的毒物而促进其吸收。

经胃肠道吸收的毒物，随血流先抵达肝脏，再进入大循环，比其他途径进入的毒性作用要稍慢和小。

（4）其他途径。有时具有实际意义，如一滴四乙基焦磷酸酯滴入眼中能致大鼠死亡，也很易使人死亡。有些化学物质则可直接作用于皮肤黏膜，致使皮肤黏膜的损伤，如灼伤、溃疡及皮炎等。

6. 毒物的排出

毒物可通过多种途径排出体外，其中最主要的是肾脏，但其他途径对一些特殊的化合物也是非常重要的，如肺排出有毒气体及蒸气，肝及胆排出双对氯苯基三氯乙烷（DDT）和铅、锰等金属，机体各内分泌腺几乎都能排出毒物。

（1）肾脏。肾脏是排出毒物的极有效的器官，排毒的机理包括三种过程：肾小球滤过、肾小管扩张及肾小管分泌。其中以过滤对排泄毒物较有意义，一旦滤出后，毒物可能随尿排泄。尿液中毒物浓度与血液中浓度有密切的相关，因此常测定尿中毒物（或代谢产物）以间接衡量毒物的吸收或体内的负荷。

（2）肝胆。肝脏对排除由胃肠道吸收入血液的毒物极为有利，在肝脏代谢转化，其产物直接排入胆囊而不经肾脏。与血浆蛋白或葡萄糖醛酸、硫酸等结合的毒物（或其代谢产物）即使相对分子质量大于 300 也能排出。铅、锰、镉、砷等均主要从肝脏排至胆汁而随粪便排泄。由于食物内各种金属元素含量相差太大及胃肠道吸收不完全等，故测定粪便中毒物浓度能否表示职业接触量尚待进一步研究。

（3）肺。经呼吸道吸收的气体及挥发性毒物都能通过肺由呼出气排出。

（4）其他途径。毒物可经乳腺由乳汁排出，虽不属主要，但具有重要意义，因毒物可经乳汁传给乳儿；毒物也可经唾液腺、汗腺排出；头发、指甲并不是排泄器官，但有些毒物，如砷、汞、铅、锰等可富集于此，因此也是排出途径。

7. 毒物的代谢与分布

进入体内的毒物，必然与体液或细胞内部的物质发生化学或生物化学反应。这种反应有时使毒物本身结构发生改变，将其称为毒物的代谢转化或生物转化。通过代谢转化可使毒性降低（解毒作用）或增强（致毒作用）。代谢转化的另一个结果是使部分毒物不以原状排出，排出的是其代谢产物。毒物代谢转化研究得较多的是有机化合物，它们在体内的代谢转化反应可归结为氧化、还原、水解、结合（或合成）。往往一种毒物可通过不同的代谢转化途径，每一途径可包括一种或多种反应，最后以结合告终，因此称氧化、还原、水解为第一相反应，称结合为第二相反应。它们有的需要酶的催化，参与外来化合物（药物或毒物）代谢转化的酶通称为药物代谢酶，它们主要存在于肝细胞的微粒体、线粒体内，所以肝脏是体内主要的代谢转化器官。

毒物在全身分布的情况决定于它通过细胞膜的能力及与体内各组织的亲合力。有的通过细胞膜的能力强，分布可能相对均匀，有的通过能力差，分布则有局限性，也可由于结合、亲脂性而相对集中于身体的某些部位（每个毒物都不甚相同），而且不同时期内有所改变。例如铅，吸收后很快在血浆及红细胞之间，随即有部分转移至肝、肾等组织，随时间推移，这些早期"定位"于红细胞、肝、肾中的铅又重新分布，逐步转移定位于骨骼。

在接触毒物时，如果出现吸收速度超过解毒及排泄速度，就会出现毒物在体内逐渐增多的现象，即蓄积作用，此时大多相对集中于某些部位，浓度逐步提高至毒性作用水平，即可发生慢性中毒。

8. 毒物作用方式

（1）局部的刺激、腐蚀作用。强酸、强碱、芥子气等对皮肤和黏膜有强烈刺激和腐蚀作用。

（2）阻止氧的吸收、运输和利用。这可由许多原因造成，如某些惰性气体及某些毒性极低或无毒的气体（如甲烷），在空气中可使氧分压降低引起窒息；刺激性气体引起肺水肿，阻止气体交换；一氧化碳与血红蛋白（Hb）形成碳氧血红蛋白（HbCO），阻止了血红蛋白的带氧能力。

（3）抑制酶系统的活力。毒物在酶系统的各个环节起破坏作用，如氰化物抑制细胞色素氧化酶、有机磷抑制胆碱酯酶。

（4）改变机体免疫功能。毒物对免疫功能的干扰有两个方面。一是兴奋诱导作用，即毒物本身作为半抗原与人体蛋白结合构成完全抗原，可诱发抗原-抗体反应，其结果是发生以变态反应为特征的职业中毒。另一是抑制消退作用，即毒物对某一器官或系统的损害造成正常功能障碍，提高其对某些疾病的易感性，这是毒物的一种非特异性作用。

（5）其他作用。有些毒物可能吸附、溶解或结合于细胞膜而使其通透性有所改变，于是影响细胞的营养与代谢。另外毒物还有致突变、致癌和致畸作用等。

9. 影响毒作用的因素

影响毒物作用的因素是多方面的，主要有以下几个方面。

（1）进入途径。有些毒物经消化道毒性很小，但经呼吸道吸入毒性就强，如金属汞经消化道进入时，几乎无毒性，但金属汞蒸气经呼吸道吸入则毒性就强。有的则皮肤吸收的毒性强，如苯胺、有机磷等。

（2）剂量或浓度。侵入机体的毒物剂量或浓度越大，危害越强。

（3）化学结构。毒物的化学结构决定它在体内可能参与和干扰的生化过程，参与程度和速度决定致毒作用的性质和大小。如碳氢化合物的同系列中，随碳原子的增加其毒性增大，丁醇、戊醇的毒性大于乙醇、丙醇；同分异构体中，直链的毒性比支链大；成环的比不成环的毒性大等。

（4）理化特性。毒物的理化特性，对其在外环境中的稳定性、进入人体的机会及在体内的代谢转化均有重要影响。与毒性作用关系密切的有分子量、相对密度、溶点、沸点、蒸气压、溶解性、分配系数等。

（5）毒物的联合作用。生产环境中，往往同时存在数种以上的毒物，绝大部分表现为相加作用和相乘作用。刺激性气体是相加作用；一氧化碳、硫化氢同时存在可出现相乘作用。相加与相乘作用，统称为协同作用。极少表现是拮抗作用（小于相加的总和）。

（6）环境及劳动强度。环境中温度高，可增大毒物的挥发、促使人体吸收等；劳动强度大能促使呼吸和血循环加快，毒物吸收亦加快。

（7）个体因素。与年龄、性别、健康状态（包括有无遗传性疾病）、营养状况、个人卫生、嗜好等有关。

二、中毒

化学物品中毒有急性、慢性之分，化学物品急性中毒系指较短时间内（几秒乃至数小时）毒物大量侵入人体后突然发生一系列病症。

大部分急性化学物品中毒是由一种或数种化学物品释放的意外事件，在短时期或较长时间内损害人体健康。重大泄漏事故不但可造成大量人群中毒病变，化学损伤，乃至残疾或死亡等，还会严重危害、污染环境，给国家和民众造成重大经济损失和不良社会影响。

化学物品慢性中毒是指较长时间（数月或数年）、较小量的毒物持续或经常侵入人体内逐渐发生一系列病症。生产劳动过程中使用或产生的毒物所引起的中毒大多为慢性中毒。

介于急性与慢性中毒之间的称之为亚急性中毒。但要在急性、亚急性和慢性中毒之间划出一条截然明显的界限，有时也有困难。

第二节　发生化学物品急性中毒的原因

发生化学物品急性中毒的原因是多种的，如由于化学物品自身的特性——自燃性、可爆性、化学反应等；生产加工过程中需要高温、高压等；环境的温度、气压等对在运输储存过程中的化学物品有引起急性中毒的可能性；爆炸、火灾和泄漏造成急性中毒等连锁式反应事故；天灾（地震）人祸（火灾、战争）又是特殊情况下的灾害。由于情况不同，有共性亦有特殊性，分别叙述如下。

一、生产使用化学物品过程中发生急性中毒的原因

（1）突击生产任务。超出常规的生产量，而防护措施却跟不上需要时，易发生急性中毒，常见于易蒸发的有机溶剂的中毒。如某印刷机械厂，印刷机组装完毕后，要进行喷漆，为了赶任务，平时3～4人喷漆的车间，一下子有15人进行喷漆，车间空气中苯浓度升高，15人均发生不同程度的急性苯中毒。

（2）设备检修、更新不及时造成跑、冒、滴、漏。很多化学物品具有腐蚀性，致使管道、阀门及连接用的法兰等被腐蚀，又未能及时检修、更新，造成跑、冒、滴、漏，酿成急性中毒事故。如2007年8月25日吉林某冷冻厂因阀门长期未检修，由于阀门老化造成氨水泄漏，致使2人受伤，百人疏散。

（3）违反操作规程。这是造成急性中毒事故的主要原因。有的用人单位虽有操作规程，但执行不严格。如某化工厂在进入反应釜检修前，应该用氮气置换有毒气体，再用新鲜空气置换氮气，工人方可入内检修。然而仅做了第一步，工人即入反应釜检修，2人窒息，其中1人抢救无效而死亡。

（4）检修过程中的麻痹大意。如某化工厂检修反应塔，检修完毕，要试验是否漏气，应在全体检修人员撤离现场后，输入氮气，可该厂未做仔细检查，即输入氮气，结果反应塔内留有1人，立即死亡。

（5）对使用的原料不了解，盲目进行生产。尤其是合资企业，外方提供原材料，以保密为名，不告之成分而投产，也不采取相应的预防措施，结果投产后即发生急性中毒。如广东珠海某玩具厂所使用的黏合剂中有二氯乙烷，二氯乙烷有两种同分异构体，即1,1-二氯乙烷及1,2-二氯乙烷，1,2-二氯乙烷较1,1-二氯乙烷毒性大，而该厂就是使用了1,2-二氯乙烷，而引起一起急性中毒事故。

（6）意外停水、停电，机械故障，而没有准备自备水源和发电机以及应急处理故障措施。

（7）个人防护缺乏或使用不当。如一氧化碳是不易被活性炭吸附的，而有人误用活性炭口罩，造成中毒。

（8）缺乏自救、互救知识。如北京某污水处理厂，某工程师因特殊需要，进入污水井取样化验时，下井后随即晕倒跌落至井底，其他人员在毫无防护的情况下，纷纷下井救人，结果造成4人死亡。如果说有互救知识，救护人员在什么防护设备都找不到的情况下，腰间系一条绳子下井救人，井上有人监护，有情况时可马上拉上来抢救，即可避免救护人员的死亡。

（9）管理不善、制度不严。如某农药厂将固态磷保存于开放式流动水道中，某工人不慎失足，一脚踩入水中，造成局部磷灼伤，又因缺乏现场处理常识，结果 7 天后死于磷中毒和磷灼伤。

（10）生产环境拥挤、缺乏通风措施。如某化工厂中试生产有机锡，因车间拥挤，将易燃易爆的氯苯、氧气的储罐，放置在反应釜附近，某日反应釜发生爆炸，波及氯苯及氧气瓶，使整个车间发生强烈爆炸和燃烧，7 名工人伤亡。

（11）密闭环境进行具有职业病危害作业。在密闭环境具有易挥发的有机溶剂、窒息性气体等进行作业时，没有采取各种防护措施，如通风、事先的检测等以及佩戴有效个人防护用品，进入密闭环境操作发生中毒事故，中毒后又接二连三的人员在毫无防护措施的情况下去进行抢救，结果发生多人死亡事故。

二、储运过程中发生急性中毒的原因

（1）仓库内未分类储存，易燃易爆物品存放不当，如深圳危险品仓库爆炸事故。

（2）储藏物品包装不严。如某厂仓库内储藏有苯，苯的储罐未盖严，雨季雨水进入库房，储罐倒翻在地，致使苯漏出，浮于水面，大面积蒸发，工人发生苯中毒。又如某厂仓库内存有氰化钾，所用容器既未加锁，也未加盖，大雨后雨水进入仓库，遇水产生氰化氢，致使工人进入仓库时突然死亡。

（3）运输过程超载、超速行驶。如 2007 年 8 月 23 日晚广东茂名一辆载有 20 多吨甲基苯胺槽罐车在 325 国道电白县岭门路段倒车时不慎撞开了阀门，引发槽罐内 20 多吨危险化学品甲基苯胺泄漏；2007 年 9 月 2 日晚，山西省运城市特勤消防中队，开一辆液氯槽罐车，在高速路转弯时，由于车速过快，车侧翻，大量液氯泄漏并引起大火，3 人当场死亡，大火于 9 月 3 日凌晨 2 点才熄灭。

（4）受热易膨胀的化学品，由于装料过满，运输过程中又未加防护措施，由于夏季阳光的直接照射，受热膨胀而爆炸。

（5）运输过程中所用容器未能专用，装了某种化学品后又装其他化学品时，还不清洗，引起化学反应，产生爆炸。如 2001 年 6 月 6 日上午十时许，美国田纳西州一家水处理厂内，一辆满载氯化钠的铁罐车向厂内另一残留有氯化亚铁的罐中卸货时引起爆炸，造成 30 名工人受伤，50 多名工人疏散。

（6）搬运工人防护措施不力。一般搬运工很少配备防护用品，因此在搬运化学物品时，一旦发生泄漏或者包装破损，易发生中毒事故。如 2007 年 8 月 16 日江苏省无锡市某物流公司在搬运硝基苯时，因夏天炎热，工人赤膊上阵，装有硝基苯的口袋破了还照常搬运，导致搬运工 9 人硝基苯中毒。

三、其他原因

（1）误排放化学物品。如某农药厂检修工，将 100ml 液态光气当作"污水"排放，而造成 41 人光气中毒。

（2）偷排污水。如某化工厂白天怕受罚，不敢排污水，夜间偷排污水，造成周围居民中毒。

（3）误食。如北京大兴某村面粉被磷酸三邻甲苯酯（简称 TOCP）污染，误食后近百人中毒，至今留有后遗症。

（4）投毒。如 2002 年南京某早餐配送店，早餐所用面粉被人投入灭鼠药毒鼠强，造成 300 余人急性毒鼠强中毒，死亡 38 人的突发性事件。日本东京地铁沙林中毒事件，亦是因奥姆真理教人员投毒所致。

（5）地震。地震会导致管道、储有化学物品罐破裂，四处溢散，造成大面积污染，致大量人员伤亡。如 2008 年四川汶川县大地震，灾区共发生四起化工厂泄漏事件，即什邡市蓥峰实业有限公司液氨泄漏，宏达化工股份有限公司硫酸泄漏，青川县凯歌肉联厂液氨泄漏，绵竹市汉旺镇丰磷化工有限公司垮塌，黄磷暴露燃烧。

（6）火灾。易燃化学物品可引起火灾，火灾能引起化学物品爆炸、泄漏、大量蒸发，虽原因各不相同，但后果都能造成化学物品急性中毒，增加火灾的危害程度，伤亡更严重。如某化工厂储有大量的苯，工作场所应该是严禁吸烟的，可有人违反纪律，在工作场所吸烟，酿成大火，周围学校的学生、干部、工人、居民，纷纷投入救火队伍，结果造成 1000 余人不同程度的急性苯中毒。又如火灾时一些装饰材料，如聚氯乙烯塑料燃烧可产生氯化氢、一氧化碳；含氮、氰塑料或有机物燃烧可产生氰化氢，造成人员的窒息、中毒。火灾还可能引起化学物品爆炸等，危害更大。

（7）战争。战争时可能使用化学武器，造成化学物品中毒。如第二次世界大战结束时，日本将大量化学武器遗弃在我国，长期埋藏于地下或江河湖泊中，大部分化学炮弹已严重锈蚀，因此在建筑工程施工过程中碰到或处理时由于化学毒剂泄漏而发生中毒事故。日本遗弃的化学毒剂主要有芥子气、路易氏剂、光气、氢氰酸、二苯氰胂、苯氯乙酮、三氯化砷等。

（8）特定情况下的急性化学物品中毒。一般不易引起急性中毒的化学物品，在特定情况下会发生急性、亚急性中毒。如某校学生将汞放在手中玩耍，不慎将 1kg 汞流撒在教室内，结果引起本班及邻班学生汞中毒。

第三节　化学物品急性中毒的临床表现、诊断、抢救与治疗

一、化学物品急性中毒的临床表现

1. 神经系统

（1）中毒性类神经症。一般为功能性改变。轻度急性中毒或急性中毒恢复期经常出现的症状有：①神经衰弱综合征，主要表现是头痛、头晕、烦躁不安、睡眠障碍、抑郁、周身无力、易于疲劳、记忆力减退、精神不振等；②植物神经功能失调，以交感神经亢进为主者，主要表现是心悸、胸闷、心动过速、血压不稳、多汗、易惊、两手震颤、面色苍白、肢端发冷、麻木、腹胀、便秘等；③以迷走神经功能亢进为主者，主要表现是流涎、恶心、呕吐、食欲不振、腹泻便溏、心动过缓、尿频、眩晕或晕厥等，也可兼有交感神经亢进和癔病样表现，如苯、甲苯、四乙基铅等急性中毒时较为多见。

（2）中毒性周围神经病。可分为多发性神经炎型、神经炎型及颅神经型。最常见的是多发性神经炎型，如有机磷、氯丙烯、正己烷、二硫化碳、砷、铊中毒时，患者四肢呈对称性周围感觉或运动障碍，一般下肢重于上肢；神经炎型，如一氧化碳中毒时的正中神经、尺神经或腓神经损害；颅神经型，如三氯乙烯中毒。

（3）中毒性脑病。早期出现恶心、呕吐、周身无力、嗜睡或失眠等；精神障碍主要表现癔病样症候群、意识障碍、抽搐、植物神经症状，如大汗、大小便失禁、高热、瞳孔改变等，中枢神经系统在急性中毒时可缺乏特殊的定位体征。临床表现头痛剧烈、频繁呕吐、躁动不安、意识障碍加重、反复抽搐、双瞳孔缩小、收缩压上升、脉搏呼吸变慢，常提示颅内压增高。眼球结膜水肿或眼球张力增高，也提示有脑水肿的可能。

当接触高浓度的苯、汽油及缺氧为主的毒物中毒时，中毒性脑病立即出现；四乙基铅、有机锡、甲醇、溴甲烷等急性中毒时，可数小时或数日才出现脑病症状，急性一氧化碳中毒亦可在昏迷苏醒后数日或两周的"假愈期"后再次出现精神症状、轻度偏瘫或帕金森氏综合征等。

中毒性脑病的病程特点如下。①潜伏期：有的毒物可立即发病，有的可在经1天至数天潜伏期后发病。②进展期：病程第3～7天左右呈现更多症状、病情进展迅速。③恢复期：经治疗病情控制，逐渐恢复，抢救及时的病人，可完全恢复的较多。

2. 呼吸系统

主要表现为中毒性气管-支气管炎、中毒性支气管肺炎、中毒性咽喉疾病、吸入性肺炎、中毒性肺水肿等。

轻度中毒立即引起急性化学性气管-支气管炎，咳嗽较剧、胸闷、气短，如氨、硫酸二甲酯及氯化苦（硝基三氯甲烷）等中毒，而氮氧化物、光气、双光气等中毒症状轻微，数小时或更长时间才出现较多症状，将这段时间称为潜伏期。要特别注意到该阶段的病情变化及预防肺水肿等用药。中度及重度中毒时，表现为咳嗽频繁，咳大量泡沫样痰、胸闷、气喘，并有紫绀，在胸部听到大量细小或中等的水泡音，胸部X片可见弥漫性点状或片状阴影。极重度病例（如氯气中毒）有时立即死亡，往往多由于声门水肿造成窒息而致。另外甲苯二异氰酸酯（TDI）等可引起中毒性哮喘。

3. 心血管系统

不少化学物质对心肌有直接损害作用，如砷、锑、钡、有机汞等；一些化学物质作用于血液，影响到血液的携氧能力，造成组织缺氧，间接损害心肌，如一氧化碳；一些毒物引起溶血，如砷化氢、硝基苯；一些则形成高铁血红蛋白，如苯胺等，均间接损害心肌。

有机磷农药，抑制胆碱酯酶活性，使乙酰胆碱在组织内蓄积，引起心血管系统一系列紊乱，严重时使心脏停止跳动，甚至造成死亡。刺激性气体，如氯气、光气、氮氧化物等可引起肺水肿，渗出大量血浆，肺循环阻力增加，可出现急性肺心病及心力衰竭。

4. 消化系统

主要表现为口腔炎，如汞、碲等中毒；急性胃肠炎，如三氧化二锑、三氧化二砷、磷化氢及铊等中毒；中毒性肝炎，如四氯化碳、三硝基甲苯等中毒。

5. 血液系统

主要表现为：高铁血红蛋白血症，如苯的氨基、硝基化合物等中毒；溶血，砷化氢为最常见最强烈的溶血性毒物，其他如苯肼、羟胺、异丙醇、苯酚等；出血及再生障碍性贫血，如苯等中毒；其他还可能出现白血病等。

6. 泌尿系统

主要表现为肾功能衰竭，如汞、镉、砷、铊、磷、有机氯等中毒。在急性中毒时，尿量少于400ml/24h，排除尿路阻塞存在时，即应考虑为急性肾功能衰竭。

7. 皮肤

主要表现为皮肤的化学灼伤、烧伤、糜烂、溃疡等，如氢氟酸等中毒。

8. 其他

主要损伤人体免疫功能以及急性中毒事件后的长期影响，致畸、致癌、致突变等，主要有联苯胺、氯乙烯、烷化剂、镉等中毒。

二、化学物品急性中毒的诊断

化学物品急性中毒多由于生产或非生产中发生事故而引起，必须以严肃的科学态度，力求得出正确、及时的诊断。生产环境中化学物品引起的中毒称职业中毒，可按职业病进行诊断。

1. 职业病发病的特点

职业病发病的特点如下：

（1）有明确的职业病危害因素；

（2）职业病危害因素与临床表现之间有明确的因果关系；

（3）有特定的发病范围及人数，称谓群发性；

（4）存在剂量-反应（效应）关系；

（5）预防和控制病因及其危险因素可以有效地降低发病率。

2. 确定职业病必须具备的五个条件

（1）患者必须与用人单位存在实际上的劳动雇佣关系，而用人单位必须有工商营业执照（包括个体经济组织）。

（2）必须是在从事职业活动的过程中产生的。如四川省开县油田井喷事故，二百余名当地居民硫化氢中毒身亡，因不是从事开采油田这项工作，只能认定为意外伤害事故，不能定为职业病。

（3）必须是因接触粉尘、放射性物质和其他有毒有害物质等职业病危害因素而引起的。如某人得了再生障碍性贫血，生产中虽接触到一些粉尘，不能引起再生障碍性贫血，也不能定为职业病。

（4）必须是国家公布的职业病名单内的。

（5）必须符合国家职业病诊断标准。

3. 职业病诊断的依据

（1）接触史。详细询问职业史和接触史，职业史是询问自工作以来的工作经历每变更一次均要有起始年月；接触史是从事接触有害物质生产开始，从事接触有害物质的名称、接触方式或操作特点、工种、起始年月；每日或每月接触时间；连续或间断接触；环境条件及预防措施；有害物质浓度（量）等。急性中毒时，重点了解当时生产情况、事故发生的过程、违反操作规程或防护措施不力等情况，昏迷病人可由护送者提供。

（2）现场调查。深入现场，了解当时生产情况与平时有什么不同，找出中毒原因；要调查所使用的化学物品；环境污染状况调查应包括：以往毒物浓度的检测数据和目前的浓度、污染的范围；最后对毒物能否引起此次急性中毒事故、危害程度等进行卫生学评估。

（3）病史。详细询问所接触化学物品名称、接触后引起的症状、目前主要症状及进展，一一做好记录。病史询问应采取自诉式，不足之处可适当提问，但要避免暗示。同时要询问既往史和家属史等。

（4）体格检查。体检必须认真、全面，重点注意某些特殊体征。如接触二硫化碳、砷、三氯乙烯等，要检查四肢痛觉等。

（5）实验室检查。可分为一般检查及特殊检查。一般检查指内科常做的化验项目。根据化学物品的特性及体检时的阳性体征，做必要的特殊检查，如一氧化碳中毒时，必须检验血中碳氧血红蛋白；接触苯、甲苯、二甲苯时，分别检验尿中酚、马尿酸、甲基马尿酸；接触氰化物时可检验尿中硫氰酸盐含量；有机磷农药中毒，应检验血胆碱酯酶活力是否下降；苯胺可检查血液中的珠蛋白小体；苯的氨基硝基化合物中毒，可检查血中高铁血红蛋白含量是否增加等。

（6）其他检查，包括 X 线、心电图、脑电图、肌电图、脑血流图、肝血流图等。

从以上检查所得资料，加以综合分析，并作为鉴别诊断，以得出正确的结论。如诊断有一定困难时，可请有关部门共同讨论，力求得出客观、正确的结论。

职业中毒或其他化学物品中毒的特点是具有群发性，诊断时必须加以重视。

4. 职业病的诊断机构

职业病的诊断有严格的要求和法律责任，《职业病防治法》第三十九条规定，职业病诊断应当由省级以上人民政府卫生行政部门批准的医疗卫生机构承担；第四十二条中规定，承担职业病诊断的医疗卫生机构在进行职业病诊断时，应当组织三名以上取得职业病诊断资格的执业医师集体诊断。职业病诊断证明书应当由参与诊断的医师共同签署，并经承担职业病诊断的医疗卫生机构审核盖章。非职业中毒如重庆开县特大井喷事件所引起的硫化氢中毒及死亡的居民，可参考此原则进行诊断，但不是职业中毒，作为突发性公共卫生事件处理。

三、抢救与治疗

1. 抢救急性中毒的原则

（1）立即使患者脱离毒物的接触。脱去污染衣物、清洗身体表面污染的毒物，以避免毒物继续进入人体。眼、皮肤、毛发等必须彻底清洗，采用流动水冲洗后，应合理应用中和剂，并使已进入体内的毒物尽快排出，如系口服中毒，需立即引吐、洗胃及导泻，使胃肠道内的毒物尽快排出体外。患者神志清醒，可促其自行引吐，以胶皮管或筷子刺激患者咽部及舌根部，即引起呕吐；淡肥皂水、2%～4%盐水均可催吐；常用引吐剂有吐根糖浆（可口服 10～15ml）和阿扑吗啡（可皮下或肌肉注射 5mg）。呕吐 1～2 次后，给患者饮温水 300～500ml，再引呕吐，直至吐出物系饮入的清水为止。引吐效果不好或患者拒绝引吐时，即进行洗胃。洗胃要使用较粗的洗胃管，可用 1：5000 的高锰酸钾或温水反复洗胃，洗胃完毕后，以 50%硫酸镁溶液 50ml 或 33%硫酸钠溶液 30ml 经洗胃管导入胃内。若 2～3h 后仍无大便，需再给一次硫酸镁或硫酸钠。

经口进入强碱或强酸，一般不宜洗胃，亦不能用强酸或强碱进行中和，不能用小苏打。可以服用蛋清、牛奶等与酸结合。为了中和强酸，可用氧化镁乳剂 100～300ml 或石灰水 200ml；为了中和强碱，可用醋（5%乙酸）100～200ml、柠檬汁 100～200ml、橘汁 100～300ml 或 0.5%盐酸 100～200ml。

（2）尽快消除或中和进入体内毒物的作用（解毒疗法）。

（3）解除毒物在体内已引起的某些症状，减少痛苦，促进机体恢复健康（对症及支持疗法）。

2. 解毒疗法

包括排毒和解毒。排毒剂主要是指络合剂；解毒剂是指能解除毒作用的特效药物，如亚甲基蓝（美蓝）、4-二甲基氨基苯酚（4-DMAP）、硫代硫酸钠、氯解磷定、阿托品等。

（1）特殊排毒剂。金属络合剂是一些能与多种金属离子结合生成稳定络合物的有机化合物，临床上用于一些金属中毒，但急性金属中毒剂量一般比慢性中毒要大 2～3 倍，应注意药物损害肾功能等副作用。排毒剂一般应以静脉点滴或静脉注射为主，以便及时充分发挥药效，尤其是周围循环衰竭时，肌肉注射常不能吸收。在急性中毒临床表现基本控制时可改为肌肉注射。

① 氨羧络合剂

a. 依地酸钠钙（依地酸钙，乙二胺四乙酸二钠钙，$CaNa_2$-EDTA 或 Ca-EDTA）。用药剂量每日 1.0g，静脉滴注或分两次加普鲁卡因肌肉注射，亦可加入 50％葡萄糖液 20～40ml 内静脉注射，3～4 天为一疗程，间隔 3～4 天进行第二疗程。可根据病情，酌用 3～5 个疗程。儿童用量 12.5～25mg/kg 体重，每天最大剂量不超过 1.0g。疗程同上。本药对铅中毒效果最好，对锰、镉也有一定疗效，长期或大剂量［$\geq$50mg/(kg·d)］使用可引起肾小管病变。用药期间应定期化验尿常规，如出现管型、尿蛋白或红、白细胞数超过正常值等应停药。用药后偶有全身不适、寒战、发热、肌痛等。

b. 促排灵［二乙烯三胺五乙酸三钠钙（$CaNa_3$-DTPA）］。本品可络合铅、钴、锌、锰、铁等，促使从体内排出，亦可加速一些放射性元素如钚、钇、镧、铈、钍、钪、锶、镅、锔等的排泄。治疗剂量为每日 0.5～1.0g，溶于生理盐水 250ml 内静脉滴注，每日 1 次，用药 3 天停药 4 天为一疗程，一般为 3～5 个疗程。亦可用 0.5g 溶于 2ml 生理盐水作肌肉注射。副作用与依地酸钠钙相似。

c. 二乙基二硫代氨基甲酸钠（Na-DDC）。主要用于治疗急性羰基镍中毒。在吸入毒物后立即口服 0.5g，每日 4 次，同时服用碳酸氢钠 0.5g，以减少胃部反应。吸入毒物 4～8h 内给药疗效显著，24h 后给药疗效差。

② 巯基络合剂

a. 二巯基丁二酸钠（Na-DMS）。临床上对锑、汞、铅、砷等中毒均有显著效果，对酒石酸锑的排毒效果较二巯基丙醇强 10 倍，且毒性小，但排汞效果不及二巯基丙磺酸钠，对铜、钴、镍等也有效。本品为充氮安瓿内的白色粉末状结晶，临用时配成 10％溶液，静脉缓慢注射，急性中毒每日 3～4g，分次注射，3～5 天后酌减。亦可口服二巯基丁二酸（DM-SA）片剂 1.5g/d。副作用有头晕、恶心及乏力等。Na-DMS 粉末及水溶液呈无色或微红色，溶液久置后毒性增加，故需新鲜配制。水溶液如呈土黄色或混浊时忌用。

b. 二巯基丙磺酸钠（Na-DMPS）。对急性砷、汞中毒有显著疗效。对铅、铬、锌、镉、钴、锑、镍等亦有解毒作用。用 5％的水溶液，肌肉或静脉注射，急性中毒最初 2 天，可用 5mg/(kg·次)，3～4 次/d，以后视病情酌减至 1～2 次/d，可持续一周。

c. 二巯基丙醇（BAL）。急性砷、汞中毒及路易气中毒均有明显疗效。10％油剂，每次 2.5～4.0mg/kg，深部肌注。第 1～2 天，4h 1 次，第 3 天改为 6h 1 次，第 4 天可 12h 1 次。7～10 天为一疗程。本品对肝肾有损害。剂量过大可致痉挛、昏迷。多次注射可引起皮肤过敏。注射本品前可先给予抗组织胺药物。

d. 乙酰青霉胺（二甲基半胱氨酸）。用于治疗汞或甲基汞等中毒。本药能通过血脑屏障及胎盘，剂量为 250mg，每日 4 次，10 天为一疗程。本品和青霉素有交叉反应，青霉素过敏者慎用。长期服用，可引起肾脏病变。

e. β-巯乙胺（半胱胺）。可解除金属对细胞中酶系统的作用，并有抗氧化性能。用于治疗急性四乙基铅及铊中毒。亦可用于预防及治疗 X 射线或镭、铀等放射性元素引起的放射病。治疗用 1％溶液静脉注射，每日 200～400mg 加入 10％葡萄糖液 250～500ml 静脉滴注，亦可作肌肉注射。本品无明显副作用，静脉注射速度宜慢，有肝、肾功能不全者慎用。

（2）特效解毒剂。必须抓紧时机及早应用，当毒物已造成严重器质性病变时，其疗效将明显降低或已出现一些并发症而使特效药物无法发挥解毒作用。此外，应合理掌握剂量。

① 高铁血红蛋白还原剂。主要有亚甲基蓝和苯甲胺蓝。本类药品治疗急性苯胺、硝基

苯中毒时引起的高铁血红蛋白血症。小剂量的亚甲基蓝在体内可传递氢离子，使三价铁的高铁血红蛋白成为二价铁的氧合血红蛋白。

亚甲基蓝用量为 1～2mg/kg，以 1% 溶液 5～10ml 加入 25% 葡萄糖溶液 20～40ml 静脉缓慢注射。如有必要，1～2h 后可重复 1 次。苯甲胺蓝剂量为 5mg/kg，静脉注射。

② 氰化物中毒解毒剂

a. 亚硝酸钠-硫代硫酸钠。解毒机理为先给高铁血红蛋白形成剂，进一步供应硫源，使氰基转化为低毒的硫氰酸盐排出体外。急救方法为：（a）立即用亚硝酸异戊酯 0.2～0.4ml 用纱布压碎由鼻腔吸入；（b）3% 亚硝酸钠 5～15ml 静脉缓慢注射；（c）用同一针头以相同速度注入 25%～50% 硫代硫酸钠 15～50ml。

b. 4-二甲基氨基苯酚（4-DMAP）。本品为抗氰新药，效价高，作用快，副作用小。在急性氰化物中毒时可用 10% 的 4-DMAP，2ml/支，肌肉注射，然后即用 50% 硫代硫酸钠 20ml 静脉注射。必要时，在 1h 后可再重复半量。轻度中毒时，可口服 4-DMAP（180mg/片）和对氨基苯丙酮（PAPP，90mg/片），防止形成高铁血红蛋白过度症（紫绀症）。

③ 有机磷农药中毒（包括沙林、塔崩、梭曼）解毒剂。常用胆碱酯酶复能剂和抗胆碱剂。

a. 胆碱酯酶复能剂。是肟类化合物，能使被抑制的胆碱酯酶恢复活性，使神经-肌肉传导阻滞作用得到改善，并解除肌纤维颤动、抽搐等症状。常用的复能剂为氯解磷定、解磷定、双复磷等，而以氯解磷定最常应用。

（a）氯解磷定（吡啶-2-甲醛肟氯甲烷，2-PAM-Cl）此药一般与阿托品并用。急性重度中毒，先 1g 静脉注射，继之静脉滴注，每小时 0.25g，必要时可加量。也可肌肉注射。

（b）解磷定（吡啶-2-甲醛肟碘甲烷，2-PAM）急性重度中毒 0.8～1.2g 静脉注射或滴注。用量与用法同氯解磷定。

（c）双复磷（双 4,4′-吡啶甲醛肟-N,N′-二氯化甲醚，DMO-4）复活酶作用强，较易透过血脑屏障，且具有阿托品样作用。0.25～0.5g 缓慢静脉注射，重度中毒时，0.5～0.75g 静脉缓慢注射，2h 后给维持量 0.25g，可酌情 2～3 次，以后视病情减量或停药，但对心脏的副作用较大，现已少用。

b. 抗胆碱剂。主要为抗胆碱能药物，能拮抗乙酰胆碱对副交感神经和中枢神经系统的作用，对消除或减轻毒蕈碱样症状最有效。对烟碱样症状无效，也无恢复胆碱酯酶活性的作用。最常用的是阿托品，此外尚有 654-2 及氯溴酸山莨菪碱等。

阿托品可皮下注射、肌肉注射和静脉注射或静脉滴注，根据病情轻重用不同剂量。轻度中毒首次剂量可用 1～2mg；必要时 1～2h 后再用 0.5～1.0mg；中度中毒首剂 2～4mg 肌内注射或静脉滴注，以后每 10～20min 1～2mg；症状缓解可减少用量，延长用药间隔。重度中毒首剂 5～10mg 以后每 5～10min 重复 3～5mg；阿托品化后减量，并延长间隔时间。中、重度中毒一般与胆碱酯酶复能剂合用。抢救时，阿托品应早期、足量、静脉反复给药，直至出现阿托品化后，逐渐减量或停药（敌百虫、敌敌畏、乐果和马拉硫磷等中毒，复能剂效果不明显，治疗上以阿托品为主）。

④ 氟乙酸钠（1080）、氟乙酰胺中毒解毒剂

a. 甘油乙酸酯乙酰胺（醋精）。是一种细胞渗透性很高、毒性小、无蓄积作用的常用药物。在体内能释放活性的乙酸，与毒性大的氟乙酸竞争，形成多量的乙酰辅酶 A，防止生成氟乙酰辅酶 A，即阻断体内氟乙酸的毒作用"致死性合成"，而起解毒作用。

急性中毒剂量为 60％甘油乙酸酯 0.1～0.5mg/kg，肌肉注射或用注射用水稀释 5 倍后静脉注射，必要时间隔 30min 重复 1 次。轻度中毒者可用本药 100ml，加入 500ml 水中口服。

b. 乙酰胺。治疗机理同上，一般用量为 50％乙酰胺 5ml 肌肉注射，每 6～8h 重复 1 次。

必要时可采用其他排毒方法，如透析疗法、输液、利尿、给氧；严重患者，有条件时也可换血等。

3. 对症治疗

（1）中毒性脑水肿的治疗原则

① 脱水药物的应用。可使水肿的脑组织脱水，降低颅内压，避免形成脑疝。可使用晶体脱水剂、胶体脱水剂以及利尿剂。晶体脱水剂如 20％甘露醇、25％山梨醇、30％尿素以及 50％葡萄糖等，其中以甘露醇较为常用。胶体脱水剂如干血浆、25％人体白蛋白等。利尿剂如利尿合剂及速尿等。治疗中要限制液体入量，注意电解质平衡，待颅压增高症状消失，可考虑减少剂量及停药。

② 降温和冬眠。低温可降低脑细胞代谢，减少氧消耗，降低颅内压，保护脑细胞。降温可采用冰帽、冰袋置于人体表大血管处，使体温降至 33～37℃（肛温）。冬眠药物能减少寒战反应，并有助于降温，常用异丙嗪及氯普吗嗪静脉滴入。

③ 肾上腺皮质激素。早期大量使用可减少毛细血管渗出，增加脱水效果。常用地塞米松及去氢可的松静脉滴注。

④ 高压氧。可促进毒物的解离与排泄（如一氧化碳中毒）以及增加血液中物理状态溶解的氧量，以改善脑细胞的缺氧状态。使用高压氧舱时，一般用 202.65kPa，吸收纯氧，每次 60～80min，中间间隙 10min 吸空气，每天可进行 1～2 次，疗程视病情而定，早期效果较好。

⑤ 保护脑细胞功能。常采用一些药物，如 γ-氨酪酸、三磷酸腺苷、辅酶 A、细胞色素 C 等。

（2）化学性肺水肿的治疗原则。为了增加肺泡气体交换，减少肺泡间毛细血管渗出，去除泡沫，纠正缺氧，应及早给氧。可采用面罩、气管插管或气管切开加压给氧；可同时吸入泡沫剂——二甲硅油气雾剂等。其他治疗如肾上腺皮质激素、冬眠药物、气管解痉药物、抗感染药物、脱水药物的使用都很重要，注意处理并发症如脱水、休克、酸中毒、电解质紊乱、纵隔气肿、气胸、心肌损伤等。

（3）中毒性急性肾功能衰竭的处理原则

① 因急性溶血而发生肾衰竭者，可静脉滴注低分子右旋糖酐以保护红细胞，减少凝集，并可用碳酸氢钠碱化尿液，减少血红蛋白在肾小管内的沉积。解除血管痉挛，增加肾血流量可采用肾区理疗、肾封闭等。

② 利尿。解除肾血管痉挛与肾水肿。

a. 利尿合剂。配方：普鲁卡因 1g，氨茶碱 0.25～0.5g，苯甲酸钠咖啡因 0.25～0.5g，维生素 C 3g，罂粟碱 30mg，混于 10％葡萄糖液 250～500ml 内静脉滴注，每日 1～2 次。亦可在利尿合剂中加入甘露醇 25～30g，疗效更佳。

b. 脱水剂的应用。20％甘露醇 50～100ml 静脉快速注射。

c. 利尿剂的应用。速尿 20～40mg，溶于 10％～25％葡萄糖液 20ml 内静脉注射，每日 1～2 次。

d. 冬眠药物的应用。异丙嗪或氯丙嗪 50mg，肌肉注射，每 6～8h 一次，持续 2～4 天。

③ 激素。可用氢化可的松 100～300mg 或地塞米松 10～30mg，每日 2～3 次静脉滴注，以减轻溶血抑制免疫反应和改善循环。

④ 对症治疗

a. 控制液体入量，一般按前一日 24h 尿量加 400～500ml 计算。

b. 纠正电解质平衡失调及酸中毒。

c. 氮质血症的尿毒症治疗。

（a）氮质血症。控制蛋白质的分解，少于 0.5g/(kg·d) 为佳。丙酸睾丸素或苯丙酸诺龙 25mg，肌肉注射，每周 1 次或 2 次，以促进蛋白合成。

（b）尿毒症。重点是加速非蛋白氮的排出。治疗急性肾功能衰竭最有效的方法是透析疗法，可根据病情采用腹膜透析或血液透析（人工肾）治疗。

（c）控制感染。应根据细菌培养和药物敏感试验，给予抗生素，禁用或慎用肾毒性药物。

（4）中毒性肝脏损害

① 基本治疗

a. 给高糖、高蛋白、低脂肪饮食。每日总热量不超过 2500cal（1cal＝4.8J），防止脂肪积聚。

b. 保肝。能量合剂加入 10％葡萄糖液 500ml 静脉滴注；葡萄糖醛酸内酯（肝太乐）0.1～0.2g，每日 3 次口服，或 0.1～0.2g 每日 1 次肌肉注射；或 0.5～1.0g 加入 10％葡萄糖液静脉滴注；大量补充 B 族维生素和维生素 C，亦可应用 GIK 溶液。

② 特殊治疗

a. 病因治疗。治疗原发中毒应用有效解毒或排毒剂。

b. 激素治疗。地塞米松 10～20mg 或氢化可的松 200～400mg 加入 10％葡萄糖液 500ml 静脉滴注。

③ 对症治疗

a. 肝昏迷。用谷氨酸钠 17.25～23.00g 加入 5％葡萄糖液 500～1000ml 中静脉缓滴；左旋多巴 5g 加入生理盐水 100ml 中，鼻饲、口服或灌肠。

b. 纠正电解质紊乱及酸碱中毒。

c. 抗感染。给肠道杀菌剂，如新霉素 0.5～1.0g，每 4h 1 次，口服。

d. 减少吸收。给予生理盐水清洁灌肠，每日 1 次，禁用肥皂水灌肠，防止氨吸收。

（5）中毒性心肌损害

① 基本治疗

a. 镇静以减少耗氧，常可用安定、利眠宁、眠尔通等。

b. 进食易消化高蛋白、高维生素类饮食，避免饱餐。

② 特殊治疗

a. 重金属类中毒。给予特效排毒剂，钡中毒用硫酸钠治疗。低钾时及时补钾。

b. 有机磷农药中毒。应用解磷定、氯解磷定和阿托品等。氟乙酰胺中毒用解氟灵治疗。

c. 激素疗法。激素可抑制心肌的炎性病变和变态反应，改善心肌代谢而使心律失常及心力衰竭得以纠正。急性期每日常用氢化可的松 200～300mg 或地塞米松 10～25mg，静脉滴注。等病情好转后改为强的松 20～40mg/d，口服逐渐减量。

③ 对症治疗

a. 改善心肌代谢，可选用下列药物。

（a）细胞色素 C，30～60mg 静脉滴注（用药前需做皮肤过敏试验）。

（b）三磷酸腺苷，20～40mg 静脉滴注（用药前需做皮肤过敏试验）。

（c）辅酶 A，100～200 单位/d；辅酶Ⅰ，5mg/d 肌肉或静脉注射。

（d）3′,5′-环化腺苷酸（CAMP），20～40mg/d 肌肉或静脉滴注。

（e）双丁酰环化腺苷酸（DBC），200mg/d，用法同上。

（f）肌苷，100～200mg/d，用法同上。

（g）维生素 C，3～5g 加入 10％葡萄糖溶液 250～500ml 中静脉滴注。

b. 抗心律失常可选用下列药物。

（a）窦性心动过速，用 β-受体阻滞剂，如美多心安 25～50mg，每日 2 次或钠多洛 20mg，每日一次。

（b）窦性心动过缓，阿托品 0.5～1.0mg 皮下或静脉注射。

（c）频发性早搏，乙胺碘呋酮 200mg 每日 2～3 次，异搏定 40mg 每日 2～3 次；常山乙素 200mg，一日 2 次或 3 次。普罗帕酮 100mg，一日 2～4 次。

c. 扩张冠状血管，增加心肌血氧供应，可选用下列药物。

（a）丹参注射液 8～12ml 加入 10％葡萄糖液 250～500ml 静脉滴注。

（b）心酮胺 8mg，口服，每日 3 次，或心脉舒通 30～60mg，口服，每日 3 次。

（c）中药，如苏冰滴丸、麝香保心丸等芳香开窍、理气止痛药物。

第四节　化学物品急性中毒的预防措施

"预防为主"是我国的卫生方针，接触有毒化学物品并不可怕，可怕的是麻痹大意，不重视预防。下面介绍几种不同状况下的化学物品急性中毒预防措施。

一、生产与使用中的预防措施

（1）做好职业病危害预评价及控制效果评价。加强新建、改建、扩建、技术改造和技术引进项目的卫生防护设施，必须与主体工程同时设计、同时施工、同时验收使用，并符合国家卫生标准。尤其是生产使用易燃、易爆、剧毒物质时要严格按国务院 2002 年 3 月 5 日施行的《危险化学品安全管理条例》要求办理，并应有防止意外事故的措施。建设单位在可行性论证阶段应向卫生行政部门提交职业病危害预评价报告；建设项目在竣工验收前应进行职业病危害控制效果评价，经卫生行政部门验收合格后，方可投入正式生产和使用。

（2）无毒、低毒代替高毒。尽可能采用无毒、低毒物质为原料，如用甲苯、二甲苯代替苯。

（3）远距离操作。生产过程的机械化、密闭化和自动化，可使操作人员远离化学毒物，减少危害。

（4）通风排毒。密度比空气大的化学物品，宜采用下、对侧排风；密度比空气小或有热源时，宜采用上吸式排风；所需通风面积比较宽，如电镀槽槽宽大于 1～1.5m 时，可采用一侧送风，对侧吸风，加强其通风效果。另外在设计通风排毒罩时，要注意到罩口与毒源的距离，罩口风速以及操作人员的位置等。

在通风不良条件下进行有毒作业时，用鼓风机向操作地点送风。在通风不良处仍有中毒者时，也可用此法。

（5）有毒作业与无毒作业分开。作业场所与生活场所分开，作业场所不能住人；有毒作业与无毒作业尽量分开；高毒作业场所与其他作业场所隔离。减少接触毒物的人员，也便于采取通风等防护措施。

（6）加强维修。应有操作规程和防护设备的维修管理制度，并严格执行。易燃、易爆物品、储气罐等储藏设备一定要加固。

（7）个人防护设备的配备。一般情况下配备防护服、防护眼镜。防止从呼吸道吸入发生急性中毒的工作场所应配备应急防护设备，如氧气呼吸器、正压式呼吸器、送风式头盔及过滤式防毒器具等。

若采用过滤式防毒器具时，要注意滤料是否对所用化学物品有效。现介绍几种毒物的滤料，如有机溶剂可用活性炭颗粒；氢氰酸可用苛性钠颗粒；氨可用硫酸铜颗粒；一氧化碳可用：①二氧化锰50%、氧化铜30%、氧化钴15%、氧化银5%的颗粒；②二氧化锰60%、氧化铜40%的颗粒；③氯化钙颗粒；④苛性钠颗粒；酸雾可用苏打、石灰颗粒等。

应急防护设备不能锁在铁柜中，应放在玻璃柜中。急用时随时可取。

各种毒物的防护器应有鲜明标记，应急时防止错拿。如果一氧化碳中毒，用活性炭过滤器则根本无效。目前常用的滤毒罐、盒的种类及防毒性能分别见表6-2、表6-3。

表6-2　目前常用滤毒罐类别及防毒性能

滤毒罐编号	标色	防毒类型	防护对象（举例）
1L	绿＋白道	综合防毒	氢氰酸、氯化氰、砷化氢、光气、双光气、氯化苦、苯、溴甲烷、二氯甲烷、路易氏气、芥子气、毒烟、毒物等
1	绿	综合防毒	氢氰酸、氯化氰、砷化氢、光气、双光气、氯化苦、苯、溴甲烷、二氯甲烷、路易氏气、芥子气
2L	橘红＋白道	综合防毒、防一氧化碳	一氧化碳、各种有机蒸气、氢氰酸及其衍生物、毒烟、毒物等
3L	褐＋白道	防有机气体	有机气体与蒸气：苯、氯气、丙酮、醇类、苯胺类、二硫化碳、四氯化碳、三氯甲烷、溴甲烷、氯甲烷、硝基烷、氯化苦、毒烟、毒物等
3	褐	防有机气体	有机气体与蒸气：苯、氯气、丙酮、醇类、苯胺类、二硫化碳、四氯化碳、三氯甲烷、溴甲烷、氯甲烷、硝基烷、氯化苦
4L	灰＋白道	防氨、硫化氢	氨、硫化氢、毒烟、毒物等
4	灰	防氨、硫化氢	氨、硫化氢
5	白	防一氧化碳	一氧化碳
6	黑	防汞蒸气	汞蒸气
7L	黄＋白道	防酸性气体	酸性气体和蒸气：二氧化硫、氯气、硫化氢、氮的氧化物、光气、磷和含氯有机农药、毒烟、毒物等
7	黄	防酸性气体	酸性气体和蒸气：二氧化硫、氯气、硫化氢、氮的氧化物、光气、磷和含氯有机农药
8L	蓝＋白道	防硫化氢	硫化氢、毒烟
8	蓝	防硫化氢	硫化氢

表 6-3　目前常用滤毒盒类别及防毒性能

滤毒盒编号	标色	防毒类型	防护对象（举例）
3	褐	防有机气体	有机蒸气：苯及其同系物、汽油、丙酮、二硫化碳、醚等
4	灰	防氨、硫化氢	氨、硫化氢
6	黑	防汞蒸气	汞蒸气
7	黄	防酸性气体	酸性气体：氯气、二氧化硫、硫化氢、氮氧化物

（8）加强管理。要设专、兼职人员；制定各种管理制度，并经常检查落实情况等。日常管理好，遇到意外才能有条不紊。

（9）加强培训。通过经常不断的教育，让工人知道工作岗位所接触的有毒物质的毒性，应该如何防护，这样工人会有自我保护意识，真正做到知、信、行。

（10）设置应急救援措施，制定中毒事故应急救援预案。

可能突然泄漏大量化学物品或者易造成急性中毒的作业场所，应当设置报警装置，配置现场急救用品、冲洗设备、应急撤离通道和必要的泄险区、应急池、备用储罐、事故通风设施等；泄险区、应急池、备用储罐，均为一旦泄漏时在现场存放处理用，这时处理所用措施简单、节省，污染面可大大缩小。如 2008 年 5 月 12 日汶川大地震时，青川县凯歌肉联厂液氨罐震裂，氨水泄漏，及时用水喷淋稀释，紧急导入应急池，未产生大影响。准备好一旦泄漏时的洗消用品，及时使用，可大大减少损失。如 2008 年 6 月 7 日云南省文山富宁载有 33 多吨粗酚的油罐车侧翻到沟内，污染桑河 30km 左右。随即封闭了衡昆高速公路，并在桑河上建起 12 道石灰、活性炭大坝，净化水质，取得很好的效果。2005 年 11 月 13 日中石油下属吉林石化公司双苯厂爆炸，导致松花江发生重大污染事件（主要污染物有苯、苯胺、硝基苯等），造成位于其下游的哈尔滨市停水，污染长达俄罗斯境内，在国内外造成严重不良影响，二者有着鲜明的对比。

对职业病防护设备、应急救援设施和个人使用的职业病防护用品，应当进行经常性的维护、检修，定期检测其性能和效果，确保其处于正常状态，不得擅自拆除或停止使用。要配备应急救援人员和必要的应急救援器材、设备，制定应急救援预案（见第六节）并定期组织演练，记录报有关部门备案。职业中毒危害防护设备、应急救援设施和通信报警装置处于不正常状态时，用人单位应立即停止使用有毒物品作业；恢复正常状态后，方可重新作业。

二、储运过程中的预防措施

（1）分类储藏。化学物品的存放必须分类储存，易燃、易爆、剧毒化学物品应有专用储藏室或专用柜，实行双人、双锁管理。

（2）选择符合要求的地点。遇火、遇潮等容易燃烧、爆炸或产生有毒气体的化学危险品，不得在露天、潮湿、漏雨和低洼容易积水的地点存放。

（3）包装严密。入库时应检查包装是否严密，然后登记入库，入库后应定期检查。搬运时也要检查包装是否严密，以免搬运工发生中毒事故。如 2003 年 11 月 29 日广东芳村及番禺地区搬运苯胺时因苯胺泄漏致使 10 名搬运工苯胺中毒。

（4）容器专用。运输、包装容器应专用。应严格检查容器是否严密、有无渗漏等，换化学品种时，必须彻底清洗，未清洗可能引起强烈的化学反应而造成严重后果。

（5）轻拿轻放。运输、装卸化学物品必须做到轻拿轻放；运输车辆不超载及超速行驶；

防止撞击、拖拉和倾倒。

（6）隔热、隔潮。遇热、遇潮等易引起燃烧、爆炸的化学物品装运时应当采取隔热、防潮措施。

（7）不宜过量。遇热膨胀的化学物品，不能装料过量，要留有膨胀的空间，避免遇热膨胀，发生爆炸事故。

（8）运输车辆要慢行。载有易燃、易爆、剧毒化学物品的车辆，一定要慢行、在人员稀少的马路行驶或夜间行驶等。

三、特殊情况下的化学物品中毒的预防措施

这里是指有较大的泄漏事故、恐怖事件或使用军用毒剂等。

1. 及时发现有泄漏或施放毒物迹象

（1）观察异常状况

①气团、烟或雾顺风吹来；②战时发现敌机尾部有云雾带，在经过的地面、植物上可有液滴；③一般毒剂弹爆炸声低沉、弹坑不大不深，弹坑附近有油状液体，爆炸处有烟雾或气团出现，如沙林毒剂弹，爆炸后出现青灰色烟云，消逝较慢；④发现车辆走过的道路上，有液体、油状液体或斑痕；⑤发现有成批死亡的动物或昆虫；水面有飘浮的油膜及死亡的鱼、虾，树叶及青草变色或枯萎；⑥地震发生后，应迅速赶至化工企业或储有大量化学物品企业，实施应急救援。

（2）有可疑中毒感觉。嗅到特殊的可疑气味；眼、鼻、喉有刺激感；胸部紧迫、呼吸困难，或瞳孔缩小、视觉模糊，或有肌肉挛缩、大汗、嗜睡等。

2. 尽快撤离污染区

要尽快往上风向、高处撤离。如2007年11月28日13:30左右，北京顺义区木林镇陈各庄村某油田化学科技开发中心助剂厂由于管道老化，输送三氧化硫的管道迸裂，100多千克三氧化硫泄漏，某中学1000多名学生及村民被紧急疏散，往上风向跑，直至跑到味小处才停下来，未造成人员伤亡。

3. 实行警戒管理

污染区要设鲜明的警戒标志，实行管制。

4. 配带防护器材

为防止突发事故和突然袭击，必须做好各种防化器材的准备工作，如防毒面具、皮肤防护器材、防毒掩蔽部、消毒剂。当听到"毒气"警报或有下列征象之一时，立即穿戴防毒面具和皮肤防护器材，或用防毒口罩、雨衣、雨布、雨鞋等简便器材，防止毒剂吸入中毒以及眼和皮肤的污染，糜烂性毒剂要加强皮肤的保护，戴胶质防护手套、穿防护服等。

防护器材不可随意脱去。待观察事故情况，指挥部发令才能脱去，条件许可时，脱下的染毒服装需要进行消毒，或留在门外的下风向。

5. 洗消处理

及时进行洗消处理，主要是对神经性毒剂和糜烂性毒剂染毒的人员、服装、水、粮食、地面、医疗卫生器材等各种物资进行消毒处理。次氯酸钙、三合二 [$3Ca(ClO)_2 \cdot 2Ca(OH)_2$]、漂白粉、二氯胺和六氯胺等可用来对糜烂性毒剂和Ｖ类神经毒的消毒。碱性物质如氢氧化钙、氢氧化钠、碳酸钠、氨水和甲酚钠等可用来对Ｖ类神经毒的消毒，强碱还可破坏路易氏气。用二乙烯三胺70%、甲基溶纤剂28%再加氢氧化钠2%作为催化剂，对维埃克斯、沙林和芥子气等消毒均有效。如果公共场所、周围环境以及物体表面有蓖麻毒素，可用0.1%

的次氯酸盐或 1∶10 的漂白粉溶液，进行喷洒或刷洗。如果人的皮肤被污染，可用 0.1％的次氯酸盐或肥皂水清洗处理。

医疗卫生器材的消毒。染毒的敷料、绷带可用 2％碳酸钠溶液煮沸 30～60min 后，作辅助材料使用。器械、金属、玻璃制品等，先用有机溶剂（汽油、酒精）擦洗，然后用 1％～2％碳酸钠溶液煮沸 5～10min。

地面、道路的消毒。对持久性毒剂染毒的地面、道路，应使用消毒剂或采用铲除、掩埋、火烧等方法处理。消毒剂漂白粉的用量，粉状为 0.4～0.5kg/m²，消毒作用时间需 30min 以上；混悬液 [（1∶5）～（1∶4）] 用量为 1～2L/m²，消毒时间 10min 以上。消毒剂三合二应用 1∶8 的混悬液，次氯酸钙应用 1∶10 的混悬液。

6. 遵守染毒区的行动规则

在染毒区的行动规则有：

（1）通过染毒区时，无指挥人员命令不能脱去防护器材；

（2）不准随意坐下或卧倒；

（3）避免在杂草或丛林中行动；

（4）禁止进食、饮水或吸烟；

7. 严格执行解禁条件

待全体人员离开染毒区后，应组织人员消毒。化验结果合格后才能解除警戒。

8. 火灾时的防毒措施

由于种种原因的火灾，含碳物质燃烧，在缺氧时将产生大量一氧化碳；泡沫塑料等含氰、氮化合物，燃烧时会产生大量氰化氢；由于燃烧需大量氧而造成缺氧；因此，火灾时一氧化碳造成缺氧是潜在的致死因素。由于一氧化碳的密度比空气小，一般热空气也是往上升的，处于火场中的人员应处于低位往外撤离比较安全；没有防毒口罩，也可用湿毛巾捂在鼻部，既可用于一时性的防毒，也可防脸面烧伤。

抢救人员应首先做好自身应急防护。有条件者应佩戴好输气式防毒面具或滤毒式口罩，系好安全带或绳索。无条件者也要戴简易防毒口罩，但一定要系好安全带或绳索，场外设监护人员，一旦发现情况即可将其拉救出来。

第五节 化学物品急性中毒事故的调查

一、目的和意义

为了挽救更多的生命财产，把危害减小到最低程度，应及时准确掌握化学物品中毒的品种和原因，积极开展有效防范措施及防止其蔓延；并为中毒病人的急救治疗提供可靠正确的依据，对已采取的急救治疗措施给予补充或纠正。事故的调查必须及时、快速、准确、科学、规范地进行。

二、调查处理的程序

（1）接报告人要详细询问并记录。

（2）接报告人要告之报告人除及时抢救病人外，要保护现场，保留可疑化学物品等。

（3）接报告人要立即按规定向有关部门及领导报告。

（4）组成调查组，做调查前的准备工作（包括人员、采样物品、交通工具、调查记录表及相机、录像设备等）。

(5) 现场调查。

(6) 现场、实验室检测。

(7) 依法采取临时控制和应急救援措施，指导现场处理工作。

(8) 根据现场调查、检验结果得出结论。

(9) 告之抢救病人的医院，可对原定的急救治疗措施给予补充或纠正。

(10) 及时按规定向有关部门及领导报告事故调查情况及结果。

(11) 写出调查处理报告，并结案存档。由监督部门依法查处。

三、调查处理的内容

1. 接报告人详细询问、记录的内容

应包括化学物品中毒的详细地点；单位名称及负责人姓名、电话；报告人的身份、姓名、电话；联系人的姓名、电话；化学物品中毒的发生时间；报告人认为是哪种化学物品中毒或现场发现的详细情况（包括嗅到的味、观察到的颜色等种种迹象）；中毒人数和程度；住院情况（医院名称、住院人数、病情、主要临床表现等）；目前现场的详细情况（毒物是否继续在散发、人员是否撤离等）。总之，询问越详细越好，对现场事故的调查能及时、快速、准确是极为有利的。

2. 接报告人要立即按规定向有关部门及领导报告

如果接报告人是卫生技术服务机构人员，除向本单位领导报告，开展调查工作外，应按照《急性中毒事故的调查处理办法》规定进行事故报告。

(1) 事故的分类。按一次事故所造成的危害后果严重程度，将事故分为三类。

① 一般事故：发生 10 人以下急性中毒的。

② 重大事故：发生 1 至 4 人死亡，或者发生 10～49 人急性中毒。

③ 特大事故：发生 5 人以上死亡，或者发生 50 人以上急性中毒。

(2) 事故的报告人及时限。无论事故的大小用人单位（或首先发现者）应当立即以最短的时间、最快的方式向所在地县级卫生行政部门和有关部门报告。

县级卫生行政部门接到急性中毒危害事故报告后，应当实施紧急报告：①对于特大或重大事故，应当以最短的时间、最快的方式分别上报同级人民政府、省级卫生行政部门和卫生部；②对于一般事故，应当于 6h 内上报同级人民政府和上级卫生行政部门；③首诊医疗卫生机构，接收遭受或者可能遭受急性中毒危害事故的患者时，应当及时向所在地卫生行政部门报告。

(3) 报告内容。急性中毒危害事故报告的内容包括事故发生的地点、时间、发病情况、死亡人数、可能发生原因、已采取措施和发展趋势等。

3. 现场调查

(1) 组织调查。按照事故的等级，县级以上卫生行政部门应当及时组织有关单位主管部门、公安、安全生产部门、工会等有关部门组成化学物品中毒危害事故调查组，进行事故调查。

(2) 事故调查组成员应当符合下列条件：①具有事故调查所需要的某一方面的专长；②与所发生事故没有直接利害关系。

(3) 急性中毒危害事故调查组的职责。包括：①进行现场勘察和调查取证，查明危害事故发生的经过、原因、人员伤亡情况和危害程度；②分析事故责任；③提出对事故责任人的处罚意见；④提出防范事故再次发生所应采取的措施的意见；⑤形成事故调查处理报告。

（4）事故调查的内容

① 询问有关事故发生的原因。了解生产工艺过程；所用原料、产品、中间体；生产使用的装置、压力、温度、湿度；操作步骤；防护措施使用情况；以上内容事故发生时与正常生产有何差异，以及事故发生经过的各个环节（包括时间、地点、人物、过程）等。

② 调查病人发病情况。包括：发病人数、主要症状、中毒程度、病人诊治情况；病人的抢救是否落实，都在哪些医院等；最好能找病人询问当时发病的经过、主要症状、可能是接触了什么化学物品等。

③ 调查管理工作情况。有无管理机构和专兼职人员管理职业卫生和安全工作；有无管理制度和操作规程；是否提供必须的防护设施和个人防护用品；生产和防护设施是否定期维修；个人防护用品是否定期更换、是否失效；工人上岗前是否接受职业卫生知识的培训；有无应急预案和应急措施；是否有培训和演练等。

④ 亲自到现场进行勘察。对现场发生中毒事故的化学物品的气味、颜色、状态进行感官调查。

⑤ 个案调查。访问幸存中毒病人（或访问同工种现场操作人员），内容应包括：中毒病人的姓名、性别、年龄、本作业工龄；当时操作情况、劳动条件；事故发生于上班后多长时间；事故发生时的感觉和印象；主要症状、体征；接受职业卫生安全教育的程度等。最后请被访问者签字。

4. 现场检测

急性中毒事故的现场医学救援中，迅速查明中毒原因至关重要，应急检测及常用方法如下。

（1）检气管法。检气管分为比色型和比长型两种。它适用于检验空气中的气态和蒸气态物质。检气管法具有在现场使用简便、快速、便于携带和灵敏等优点。但有的检气管准确度较差，抗干扰物性能较差。有些国家检气管的品种较多，如日本理光公司约有200～300种，我国约有几十种，常用的有一氧化碳、二氧化碳、二氧化硫、氮氧化物、氨、氰化氢、苯及其化合物、汽油、磷化氢、丙烯腈等。

（2）试纸法。通常分为两种。一种是使被测空气通过试剂浸渍的滤纸，根据被测物与试剂在纸上发生化学反应所产生的颜色变化加以测定，如浸渍了乙酸铅的滤纸，有硫化氢时滤纸即变黑，因其生成硫化铅的缘故，它适合于能与试剂迅速反应的气态和蒸气态的毒物。另一种是将被测空气通过未浸渍试剂的滤纸，使有毒物质吸附或阻留在滤纸上，然后往纸上滴加试剂，以产生颜色的深浅变化测定其浓度，它适用于气溶胶形态的有毒物质。试纸法具有操作简便、快速、测定范围广等特点，但测定误差大，可作为定性或半定量的方法。用此类方法可检测氯、光气、硫化氢、硫酸雾、砷化氢、磷化氢、氰化氢、臭氧、苯胺、脂肪胺（如三甲胺）等。

（3）溶液法。是将吸收液作为显色剂，当被测空气通过吸收液时，立即显色，根据颜色的深浅与标准系列比较，在现场即可测出其浓度。它具有采样量小、灵敏度高和准确度好等优点，适用于气态、蒸气态有毒物质的测定。常用于硫化氢、二氧化硫、氯化氢、光气、氨、苯乙烯、丙酮等。

（4）仪器法。是利用有毒物质的热学、光学和电化学原理设计的特殊仪器，这类仪器灵敏度和准确度都比较高，有可带到现场的和放置实验室的两种。目前带到现场测定的仪器，测定范围尚不够广，数据亦不十分正确，但是快速、方便。放置实验室的仪器，测定范围非常广，但必须采样后送实验室进行检测，需要一定的时间。

应急检测所需的是定性或半定量，确定中毒物质的性质，能更快、更迅速、更正确地抢救患者。目前常见的急性中毒事故最好用仪器法进行测定。

5. 依法采取临时控制和应急救援措施

依照《职业病防治法》《使用有毒物品作业场所劳动保护条例》及《突发公共卫生事件应急条例》，依法采取临时控制和应急救援措施，指导现场处理工作。

（1）用人单位的职责。立即采取的应急措施包括：①停止导致危害事故的作业，及时控制危害源，限制人员进入，必要时及时报警；②疏通应急撤离通道，组织疏散；③保护事故现场，保留导致危害事故的材料、设备和工具等；④处理事故的同时向县级以上卫生行政部门对遭受或者可能遭受急性中毒危害的人员，及时组织救治，进行健康检查和医学观察；⑤处理事故的同时向县级以上卫生行政部门按照规定进行事故报告；⑥配合卫生行政部门进行调查，按照卫生行政部门的要求如实提供事故发生情况、有关材料和样品；⑦落实卫生行政部门要求采取的其他措施。

（2）卫生部门的职责。卫生部门接报告到达现场后，立即开展以下工作：①检查用人单位所采取的应急措施，发现不足之处，应提出措施并予以落实；②对事故现场进行检测；③患者的救治，重症患者及时送医院救治，如已经送医院的，应将检测结果确定的有毒物品告知医院，院方可采用对应的治疗措施；④详细调查事故的发生发展过程，尽可能访问到事故发生时的见证人；⑤2h 内应向卫生行政部门汇报事故处理的状况等；⑥撰写调查报告。

6. 撰写调查报告及其内容

根据现场调查及检测结果，进行综合判断，撰写调查报告，应包括以下内容。

（1）中毒发生的单位、时间、地点、中毒发生的经过（包括毒物侵入的途径）及现场处理情况。

（2）引起急性中毒的毒物名称和理化特性、中毒原因分析。

（3）临床资料分析：中毒人数（最好能分别写出轻、中、重的人数）和死亡人数、同时接触人数、年龄、性别的统计分析、主要症状和体征、化验结果、治疗过程及效果、预后状况。

（4）环境检测结果与评价。

（5）模拟试验或动物实验结果。

（6）结论。

（7）改进意见及要求。

第六节　化学物品急性中毒应急救援预案的制定

当前，国际、国内各类突发事件、意外事故、恐怖事件屡见不鲜，由于化学物品引发的一系列事件、事故和导致的后果，告诫我们一定要做好化学物品突发事件和灾害事故的预防工作。鉴于化学物品中毒事故的突发性、灾害性、紧迫性、危险性、复杂性的特点，加深对化学品急性中毒应急救援工作的认识，精心组织制定应急救援预案尤其显得重要。

一、制定应急救援预案的目的

（1）尽可能地排除紧急情况，如不能排除，则使其危害不扩大。

（2）尽量减少紧急事件对人、财、环境等的不利影响。

二、制定化学物品急性中毒事故应急救援预案的依据

2003年国务院第7次常务会议通过的第376号国务院令，公布了《突发公共卫生事件应急条例》，该条例所称突发公共卫生事件（以下简称突发事件），是指突然发生，造成或者可能造成社会公众健康严重损害的重大传染病疫情、群体性不明原因疾病、重大食物和职业中毒以及其他严重影响公众健康的事件。因此，化学物品急性中毒事故理应包括在内。

三、制定化学物品急性中毒事故应急救援预案的指导思想

突发事件应急工作，应当遵循预防为主、常备不懈的方针，贯彻统一领导、分级负责、反应及时、措施果断、依靠科学、加强合作的原则。

四、制定应急救援预案的前期准备及其内容

在调查研究的基础上，首先应建立区域或本单位易引起急性中毒的化学物品的档案，包括种类及其理化性质、毒性、中毒临床表现与救治方法；危险源方位、生产、储存数量范围及状况，特殊状况下可能影响的范围；周围建筑情况、出入路径、水电气布局走向；周围居民分布、数量、距离、居住条件、文化，以及气象资料等，并定期通过核查进行修改补充，以形成一个动态的数据资料库。同时亦应掌握当前军用毒剂研制的进展。

根据上述掌握的重点目标，制定具体的监控措施和预防对策。

（1）建立化学物品中毒事故检测分析体系，建立相应的检验方法，检验方法应尽力做到快速、准确。

（2）由于化学物品中毒事故具有发生突然、扩散迅速、作用范围广的特点，一定要根据本地区本单位化学物品种类及其特性、生产、储存数量范围、状况、地形特点、各季节的主导风向、预计有毒气体泄漏扩散伤害的区域，预设撤离距离（可参考《危险化学品应急救援指南》第六部分首次隔离和防护距离）；毒物对人群反应的强弱呈剂量反应关系，伤害分区的主要依据是人的伤亡。根据历次有毒气体泄漏事故中人员伤亡情况，可将事故范围划分成致死区、重伤区、轻伤区和吸入反应区。根据平时调查，在重大危险源周围划出危险区，禁止在此区域内建住宅、市场和公共娱乐场所等人口密集的设施等。亦可据此确定撤离、疏散的方向和距离。

（3）根据本地区本单位化学物品种类及其特性、生产、储存数量范围，可能发生事故的各种情况，制定事故处理的各种对策与步骤，一旦发生要尽快、尽可能地使事故处理到影响范围及损失最小。如重庆开县的特大井喷事故的教训。同时也要准备事故后处理问题，如洗消方法及其物资的储备。后处理的准备要考虑防止次生灾害的发生，如吉林化工厂发生事故后用大量水冲洗，致使毒物大量排入松花江，扩大了危害面，甚至流至俄罗斯境内，造成不良的国际影响。

（4）建立医学救援系统和网络。急性化学物品中毒的急救，时间就是生命，必须争分夺秒地做好现场的应急救援。有关主管部门应与各区、县医疗单位建立紧密的工作网络，开展经常性的业务交流和培训，各有关医疗单位应建立"急性化学物品中毒事故应急救援"专业队伍，并针对性地配备急救器材和药品，一旦发生化学事故，均有应急救援措施。具体急救医疗服务体系分为院前急救（现场急救）、医疗急救中心和重症监护（ICU）三部分，其中以院前急救为主，是挽救病员生命的关键，应争分夺秒地阻止毒物继续侵入体内；组织受害者撤离事故现场至新鲜空气之上风向；建立畅通无阻、不间断的通信、联络，迅速鉴定化学物品的种类和毒性；急救调度中心起指挥和协调作用，将伤病员进行鉴别分类处理；组织现场群众互救、自救和医护人员急救的现场救援；清除毒物及污物，减低毒物的毒性，做好预防性治疗；配备安全、迅速运送伤员的运输工具；尽快得到医疗急救中心或重症监护的医疗救援，积极获得有效的对抗毒物的各种急救措施，防止病变加重，防治并发症和后遗症等。

（5）建立包括职业卫生、职业病临床、化学分析、卫生工程和相关临床学科专家在内的专家库，为解决急性化学物品中毒应急处理中的疑难问题提供咨询服务。

五、应急救援预案的主要内容

（1）突发事件应急处理指挥部的组成和相关部门的职责；

（2）突发事件的监测与预警；

（3）突发事件信息的收集、分析、报告、通报制度；

（4）突发事件应急处理技术和监测机构及其任务；

（5）突发事件的分级和应急处理工作方案；

（6）突发事件预防、现场控制，应急设施、设备、救治药品和医疗器械以及其他物资和技术的储备与调度；

（7）突发事件应急处理专业队伍的建设和培训。

六、应急救援程序

（1）控制化学毒物来源。这是控制化学物质继续扩散的首要任务，只有及时控制住化学物质的来源，才能及时、有效地进行救援。特别对发生在城市或人口稠密地区时，显得尤为重要。

（2）抢救中毒人员。抢救中毒人员是实施事故应急处理预案的重要任务。在救援行动中，有序、高效、迅速地进行现场急救与安全转送伤员是降低伤亡率、减少事故损失的关键。

（3）指导和组织群众防护与撤离。由于化学物品急性中毒事故发生突然、扩散迅速、涉及范围广、危害大，所以应及时指导和组织群众采取各种措施进行自身防护，并向上风方向迅速撤离出危险区或可能受到危害的区域。在撤离过程中应积极组织群众开展自救和互救工作。

（4）做好现场环境检测评价与污染的清除，消除危害后果。

（5）查找事故原因，估算危害程度。事故发生后应及时调查事故的发生原因和事故性质，估算出事故的危害波及范围和危险程度，查明人员伤亡情况，做好事故调查处理工作。

七、化学物品急性中毒事故应急救援队伍的建设与培训

1. 专业队伍的建设

层层都要有专业队伍，但重点在基层，如具有易发生急性化学物品中毒事故物质的单位、单位所在地的社区。

2. 单位应设的专业机构及其职责

（1）现场控制组（亦可称工程控制组）。主要任务是：一旦事故发生时，立即进入现场，尽快切断毒物源，同时要保护现场，防止扩散；迅速修复或更换已破损的设备、仪器仪表等装置；火灾扑救、化学物品的洗消和处理等。

（2）医疗卫生救护组。主要任务是负责现场中毒伤员的抢救、搜寻、转运等以及现场环境污染的检测评价等工作。

（3）安全保卫组。应由公安、交警、巡警、治安等部门组成。负责交通、治安、火种管

制及安全等。

（4）专家技术组。包括从事消防、安全、卫生、环保、化工、防化等的部门和院校专家。主要是对专业人员进行培训和咨询、建立有关数据库等，对化学中毒事故进行评价和建议。

3.地区性化学物品急性中毒应设的组织机构与职责

采取统一指挥与属地指挥相结合的原则，下设相应的现场控制、安全保卫、专家技术、医疗卫生救护等专业组，开展应急救援工作。

（1）现场控制组。应由消防、防化、人防、水电气、急救等有关部门有经验的单位组成。主要是立即进入事故现场，尽快切断毒物源，同时要采取措施保护现场，防止扩散；迅速修复或更换已破损的设备、仪表等装置；火灾扑救、化学物质的洗消和处理等。

（2）安全保卫组。应由公安、交警、巡警、治安等部门组成。负责交通、治安、火种管制及安全等。

（3）专家技术组。包括从事消防、安全、卫生、环保、化工、防化等的部门和院校专家。主要是对专业人员进行培训和咨询、建立有关数据库等，对化学中毒事故进行评价和建议。

（4）医疗卫生救护组。主要负责现场中毒的伤员的抢救和搜寻、转运等，以及现场环境污染的检测评价等工作。

4.专业队伍的培训

首先是专业知识及操作技术的培训，并应经常进行演练，不断熟练和提高技术水平。在演练过程也是对应急预案的科学、合理、实用性的进一步验证，发现问题可做进一步的修改。

八、群众队伍的培训

《突发公共卫生事件应急条例》明确规定县级以上各级人民政府卫生行政主管部门和其他有关部门，应当对公众开展突发事件应急知识的专门教育，增强全社会对突发事件的防范意识和应对能力。

九、各级各部门的职责

国务院设立全国突发公共卫生事件应急处理指挥部，由国务院有关部门和军队有关部门组成，国务院主管领导人担任总指挥，负责对全国突发公共卫生事件应急处理的统一领导、统一指挥。

国务院卫生行政主管部门和其他有关部门，在各自的职责范围内做好突发事件应急处理的有关工作。

突发事件发生后，省、自治区、直辖市人民政府成立地方突发事件应急处理指挥部，省、自治区、直辖市人民政府主要领导人担任总指挥，负责领导、指挥本行政区域内突发事件应急处理工作。县级以上地方人民政府卫生行政主管部门，具体负责组织突发事件的调查、控制和医疗救治工作。

第七节　日常易发生急性中毒的化学物品

化学物品急性中毒是指一种或数种化学物品释放的意外事件，在短时期或较长时间内损害人体健康或危害环境，使机体引起中毒病变、化学损伤乃至残疾或死亡；常造成群体发病和环境污染，给国家和民众造成重大经济损失和不良社会影响。据某市卫生部门统计，1990～1996年间该市共发生402起急性中毒事故，其中造成伤亡事故的234起，受伤1068人；生产性农药中毒人数2859例和农药甲胺磷中毒1483例。化学物品急性中毒事故在1990～1995年六年间，每年以20%～30%速度增长，引起化学物品急性中毒事故的毒物有40余种，主要是氯气、硫化氢、氨、光气、氮氧化物。

一、窒息性气体

1. 窒息性气体的特性与种类

顾名思义，窒息性气体是导致人体缺氧而窒息的气体。根据它对人体的作用不同，可以分为两类。一类称为单纯性窒息性气体，其本身无毒，但由于它们的存在而造成缺氧，人在缺氧的环境中造成窒息。如氮气、甲烷属于这一类。另一类称为化学性窒息性气体，其主要危害是对血液或组织产生特殊的化学作用，使氧的运送和组织利用氧的功能发生障碍造成组织缺氧，如一氧化碳、氰化物和硫化氢。

2. 一氧化碳

(1) 理化特性。一氧化碳为无色、无味、无臭的气体。相对密度为0.97。与水、酸、碱等不起反应；不溶于水，易溶于氨水，只能被活性炭少量吸收；易燃、易爆，爆炸极限为12.5%～74.0%。

(2) 接触机会。凡含碳有机物不完全燃烧时均能产生一氧化碳。由于含碳燃料的广泛应用，接触机会亦广泛。无论在生产场所还是在生活场所均有机会接触。生产场所，如冶金工业的炼钢、炼焦、炼铁；矿井下的爆破、瓦斯爆炸；铸造，尤其是用"七〇"砂（石灰石砂）铸造模具时；石油工业的炼油、石油化工；化学工业的合成氨、烃、丙酮、光气、甲醇等。

(3) 中毒机理。一氧化碳随呼吸进入肺泡，经肺泡进入血液，进入血液中的一氧化碳与血红蛋白（Hb）结合形成碳氧血红蛋白（HbCO），HbCO为可逆的复合体，但一氧化碳和Hb具有很强的亲合力，即一氧化碳与Hb亲合力比氧与Hb结合所产生HbO_2的亲合力大300倍；而HbCO的解离速度却是HbO_2的1/3600，因此造成组织缺氧；另一方面一氧化碳能直接作用于呼吸酶，与细胞色素氧化酶中的二价铁结合，抑制细胞呼吸酶的氧化作用，阻断组织呼吸，引起内窒息。

(4) 临床表现。主要表现在中枢神经、心血管及血液系统三个方面。根据临床表现，将急性中毒分为三种。

① 轻度中毒。表现为头晕、眼花、剧烈头痛、耳鸣、颞部压迫感和搏动感；还有恶心、呕吐、心悸、四肢无力。但无昏迷，脱离中毒现场，吸入新鲜空气或进行适当治疗，症状可迅速消失。

② 中度中毒。除上述症状外，表现为初期多汗、烦躁、步态不稳；皮肤、黏膜苍白，并随中毒加重而出现樱桃红色，以面颊、前胸、大腿内侧为明显；意识朦胧，甚至昏迷。如能及时抢救，可很快苏醒，一般无明显并发症和续发症。

③ 重度中毒。除具有一部分或全部中度中毒的症状外，患者可迅速进入不同程度的昏迷状态，时间可持续数小时至几昼夜，往往出现牙关紧闭、强直性全身痉挛、大小便失禁和病理反射；常伴有中毒性脑病、心肌炎、吸入性肺炎、肺水肿及电解质紊乱等。另外，可出现间脑损伤的一系列体征，如体温升高、出汗、白细胞增多、血糖升高、糖尿、蛋白尿等。

有的重症患者在苏醒后，经过一段"清醒期"又出现一系列神经系统严重受损的表现，称其为"急性一氧化碳中毒迟发性脑病"，主要表现如下。

a. 精神及意识障碍，出现不同程度的逆行性遗忘、计算能力显著下降、记忆力减退、思维困难，出现儿童性格，少数可发展为痴呆。

b. 锥体外系症状。在缺氧后不久或经过一段时间可发生震颤麻痹综合征。锥体外系障碍表现有震颤、肌张力增高、主动运动减少等帕金森氏综合征表现；锥体系损害表现为偏瘫、大小便失禁；大脑皮层局灶性功能障碍则表现为失语、失明、继发性癫痫发作等。

c. 锥体系神经障碍，如瘫痪、病理反射阳性或大小便失禁等。

d. 大脑皮层局灶性功能障碍，如失语、失明、继发性癫痫等。

（5）急救处理。对急性中毒患者，应立即转移至新鲜空气处，轻度中毒者无需特殊治疗。中度中毒患者一般对症处理后可逐步恢复。对重度患者，应及时抢救，如呼吸停止就立即行苏醒术，包括口对口的人工呼吸、体外心脏按压、吸氧等。切勿轻易放弃苏醒术抢救。应采取综合措施，积极预防和治疗急性中毒性脑病。具体措施如下。

① 给氧。吸氧可加速 HbCO 的解离及一氧化碳的排出。必要时行气管插管或切开术，以保持呼吸道通畅。其次，可采用鼻罩吸入纯氧，对有意识障碍而呼吸正常的患者，除通过鼻罩给氧（20 次/min）之外，最好用人工苏醒器或高压氧舱治疗。

② 脱水疗法及肾上腺皮质激素的应用。目的是防止脑水肿。用 20%甘露醇（或 25%山梨醇）250ml，在 20～30min 内静脉滴注完毕，8～12h 可重复一次，两次用药之间交替使用 50%葡萄糖，以维持脱水效果。病程较长时，应配合使用快速利尿剂，如速尿、利尿酸钠等。

肾上腺皮质激素能增强全身应激能力，降低血管通透性，减轻脑水肿；常与脱水剂配合使用。应早期短期内大剂量使用。氢化可的松 200～400mg/d 静脉注射或地塞米松 5mg/次静脉注射，每 6h 一次，必要时，可用至 50～60mg/d。要逐渐减量，用药一周后停药，脱水过程中，应防止继发感染及发生电解质紊乱。

③ 人工冬眠及降温。适用于频繁抽搐、极度兴奋或合并高热及有脑水肿征象患者，可使机体处于保护性抑制状态，降低脑组织代谢，有助于对缺氧的耐受；一般用亚冬眠疗法即可。根据病情，及早应用冰帽作为局部降温或配合全身性体表降温。

④改善脑组织代谢。为促进神经细胞的恢复，常用三磷酸腺苷 20～40mg/d、细胞色素 C 15～30mg/d、辅酶 A 等。

3. 硫化氢

（1）理化特性。硫化氢为无色，具有臭鸡蛋味的可燃性气体。燃点 292℃，易溶于水、乙醇和石油。与空气混合达到爆炸极限时，可发生强烈爆炸，爆炸极限为 43%～45%。

（2）接触机会

① 生产性接触

a. 用硫化氢生产各种无机和有机硫化物，如噻吩、硫醇等。

b. 含硫物质的开采、使用和生产过程所产生的副产品或废气。如从含硫矿石中提炼铜、镍、钴等金属；含硫石油的开采及加工；人造纤维、合成橡胶、硫化染料的生产等。

c. 含硫有机物腐败可产生硫化氢。如以动植物作原料的生产过程（制糖、酿酒、造纸、亚麻浸泡、肉类加工）、污水沟、阴沟、污水处理等。

② 生活性接触。如农村及农家沼气池的换料、掏蓄粪池等。

③ 特殊情况下接触。平时由于教育培训不够，造成事故，往往一人中毒，连续多人在毫无防护措施下进行抢救，致抢救人员死亡；特殊情况下的储罐破裂等。

（3）临床表现

① 轻度急性中毒。眼、上呼吸道黏膜刺激症状，如羞明、咳呛等，之后感到头昏、头胀、眩晕、窒息感，可当场昏倒。

② 中度急性中毒。可出现头痛、头晕、无力、呕吐、共济失调、意识障碍等神经系统症状。同时伴有眼、上呼吸道刺激的炎症以及消化道症状。发现此类中毒，一般空气中浓度在 $200\sim300mg/m^3$ 以上。

③ 重度急性中毒。先出现头晕、心悸、呼吸困难，继之谵妄、抽搐、昏迷，最后因呼吸麻痹而死亡。此类中毒，一般空气中浓度在 $700mg/m^3$ 以上。

吸入 $1000mg/m^3$ 以上高浓度气体时，可致"闪电式"死亡。

（4）急救处理

① 应迅速将患者转移至新鲜空气处，保持呼吸道通畅，立即吸氧，重症者可给予高压氧治疗。

② 呼吸抑制时给予呼吸兴奋剂，心跳及呼吸停止者，应立即施行人工呼吸（切忌口对口人工呼吸，宜采用胸廓挤压式人工呼吸）和体外心脏按压术，直至送达医院。

③ 药物治疗。可使用大剂量谷胱甘肽、半胱氨酸或胱氨酸等，以加强细胞的生物氧化能力，加速对硫化氢的解毒作用。同时给予改善细胞代谢的药物，如细胞色素C、三磷酸腺苷、辅酶 Q_{10} 等。其他如眼的冲洗、对症治疗等。

4. 氰化物

氰化物均属于高毒类，在体内能迅速解离出氰基（—CN）而起致毒作用。常见的氰化物有氰化钾、氰化钠、氢氰酸、氯化氰、溴化氰、亚铁氰化物等；有机腈化合物如丙烯腈、肼类、氰酸酯及异氰酸酯等。

（1）理化特性。氰化氢溶于水即称氢氰酸，具有苦杏仁味的特殊气味的无色液体。氰化钠、氰化钾为白色结晶，溶于水、酒精、乙醚等。

（2）接触机会

① 生产性接触。制药、合成纤维、塑料、电镀、钢的淬火、提炼金属、熏蒸剂、杀虫剂、制造氰化物和草酸、活性染料、摄影等。

② 生活性接触。某些植物的果实或根部中含有氰化物，如苦杏仁、枇杷仁、桃仁、木薯、白果等。进食过量（尤其是儿童），可致中毒，甚至死亡。

③ 特殊情况下接触。值得注意的是在仓库中储有氰化钾、氰化钠时，若进水可产生氰化氢，人进入仓库即可致突然中毒。有机氰的不完全燃烧、军用毒剂、雷汞爆炸、投毒等均可产生氰化物中毒。

（3）临床表现

① 前驱期。此期一般较短暂。主要表现有眼及呼吸道黏膜的刺激症状。重者可头痛、耳鸣、恶心、呕吐、胸闷、心悸等。

② 呼吸困难期。表现为极度呼吸困难和节律失调，其频率随中毒深度而变化，胸部压迫感。血压升高，脉搏加快，心慌，心律不齐，传导阻滞。患者有恐怖感，听、视力减退，意识模糊以至昏迷，痉挛，皮肤黏膜呈樱桃红色。

③ 痉挛期。意识丧失，出现强直性和阵发性惊厥，甚至角弓反张，血压骤降，大小便

第六章 化学物品急性中毒 157

失禁、紫绀。大汗，体温降低。常并发肺水肿和呼吸衰竭。

④ 麻痹期。全身肌肉松弛，感觉和反射消失，呼吸浅、慢以至停止。心跳减慢，随后心跳停止而死亡。尿中硫氰酸盐增加。

（4）急救处理。一旦发生中毒，将患者迅速移至新鲜空气处，保温给氧。呼吸停止者，给洛贝林、可拉明及咖啡因等兴奋呼吸中枢或施行人工呼吸。严重中毒患者立即吸入亚硝酸异戊酯，视病情可反复吸入 2～3 次；随即以 3％亚硝酸钠溶液 10～20ml 缓慢静脉注射。接着用同一针头注入 25％～50％硫代硫酸钠 25～50ml。然后静脉注射 50％硫代硫酸钠 25～50ml。或者用依地酸二钴（Co_2EDTA）的 3％溶液 5～15mg/kg 溶于 50％葡萄糖 40～60ml 中缓慢静脉注射。葡萄糖有解毒作用，可作为辅助解毒剂。痉挛严重者，可注射解痉药。4-DMAP 有特效。

二、刺激性气体

1. 刺激性气体的特性与种类

刺激性气体的共同点是对人体皮肤黏膜具有刺激作用。根据其水溶性大小可分成两类。一类为水溶性大的刺激性气体，如氨、氯、氯化氢、二氧化硫、三氧化硫等。其对人体作用的特点是：一接触到较湿润的眼结膜及上呼吸道黏膜，立即出现局部刺激症状，即流泪、畏光、结膜充血、流涕、喷嚏、咽痛、呛咳等。如果突然吸入高浓度气体时，可引起喉痉挛、水肿，气管和支气管炎，甚至肺炎、肺水肿。另一类水溶性小的刺激性气体，如氮氧化物、光气等。其对上呼吸道刺激性小，吸入后往往不易被发现。进入呼吸道深部后逐渐与水分作用而对肺产生刺激、腐蚀作用，常引起肺水肿。

2. 氯

氯与呼吸道黏膜水作用可生成次氯酸和盐酸，次氯酸又可分解为盐酸及新生态的氧。盐酸对黏膜有较强的刺激烧伤作用和腐蚀作用，引起炎性水肿、充血和坏死。新生态的氧对组织有强烈的氧化作用，并可能形成臭氧，对细胞产生原浆毒作用。

（1）理化特性。氯气是黄绿色、具有异臭和强烈刺激性的气体，易溶于水、碱溶液、二硫化碳和四氯化碳等有机溶剂，相对密度 2.49。沸点－34.6℃，易液化为深黄色的液体，液体相对密度 1.56。遇水时首先生成次氯酸和盐酸，次氯酸又可分解为盐酸和新生态的氧，与二氧化碳接触能形成光气。

（2）接触机会。一是生产性的，如用食盐电解产生氯气；制造含氯化合物，如盐酸、漂白粉、光气、氯苯、鞣皮等；二是生活性的，如过量使用含氯消毒剂，但极为少见；三是特殊情况下的，如氯气运输过程中泄漏或使用氯的企业不规范的排放、钢瓶破裂、爆炸等。

（3）临床表现。接触低浓度的氯主要表现眼及上呼吸道黏膜的刺激症状，如流泪、咽痛、干咳等。吸入高浓度的氯，可立即引起持续性呛咳、胸部紧迫感及呼吸不畅，可发展为肺水肿，也可引起昏迷和休克，严重者可引起喉头、支气管痉挛和水肿，造成窒息。极高浓度的氯可引起反射性呼吸抑制，甚至发生反射性心跳停止，出现"电击样"死亡。

长期接触低浓度的氯气，可引起呼吸道、眼结膜及皮肤的刺激症状，慢性支气管炎、哮喘的发病率较高，并可引起牙酸蚀症等。

（4）急救处理

① 在进行救护前，必须采取适当的防护措施，以保护急救人员的安全。如佩戴合适的

防护器具，两人同行或专人监护。

② 使患者脱离污染区，移至空气新鲜处，如呼吸停止，立即进行人工呼吸；如心搏停止，立即施行心肺复苏术；如呼吸困难，解开衣扣和腰带，给氧。

③ 眼和皮肤接触立即用流动温水冲洗。

④ 多人中毒事故发生时，应成立抢救小组，把患者分轻、中、重，做好现场处置，后送医院抢救。肺水肿的治疗原则如下。a. 迅速纠正缺氧，一般给氧效果可能差。因肺水肿时有肺泡不张、功能残气少等，因此必要时应用高压氧。b. 降低毛细血管通透性，改善微循环，及早使用糖皮质激素。c. 保持呼吸道通畅。d. 积极治疗并发症。

3. 光气

（1）理化特性。光气又名为碳酰氯（$COCl_2$），常温下为无色气体，有腐草气味。相对密度1.08。沸点8.3℃。熔点−104℃。微溶于水，并水解成二氧化碳和氯化氢，易溶于乙酸、氯仿、苯和甲苯等。

（2）接触机会。光气主要用于有机合成，制造染料、塑料和其他中间体（如异氰酸酯的制造），制造农药和制药。曾用作军用毒剂。

（3）临床表现。光气是一种易挥发、溶解度低的强烈刺激性毒气；毒性为氯气的16.5倍，吸入后可引起中毒，对上呼吸道仅有轻微刺激，其毒作用在于水解后产生盐酸刺激呼吸道深部，可引起肺水肿。

光气中毒临床上分三级。

① 轻度光气中毒。潜伏期8～10h，症状轻微，头痛、乏力、咳嗽，呼吸困难，轻度恶心、呕吐，低烧，数日内可好转。

② 中度光气中毒。潜伏期5～6h，前述症状加重，呼吸困难和紫绀，肺部有干、湿性啰音。除有中毒性气管炎外，还可有范围不大的肺水肿。10天左右可好转。

③ 重度光气中毒。吸入高浓度光气后，立即呛咳、胸闷，呼吸加快，畏光、流泪，结膜充血等刺激症状。有头痛、头晕、恶心、呕吐。经数十分钟后，上述症状减轻或消失。但经1～3h潜伏期后，病情可继续进展。症状突然或逐渐加重，表现剧咳、呼吸困难、不能平卧、两肺布满啰音、咯出大量粉红色泡沫样痰、紫绀加重等肺水肿的症状和体征。X线检查可见两肺有散在的片状阴影。缺氧状况渐渐加重，紫绀更为明显，意识模糊，躁动不安，出现呼吸衰竭、循环衰竭，表现脉细、速、不整，血压下降，皮肤苍白而湿冷，陷入昏迷。如及时积极治疗，可逐渐康复。但少数患者可合并肺炎，也可发生慢性支气管炎、支气管扩张或肺气肿等后遗症。

（4）急救及处理

① 立即让患者脱离污染区，移至空气新鲜处，脱去被污染衣物，用清水彻底冲洗污染的皮肤。

② 患者有刺激反应时应密切观察24～48h，绝对卧床。如呼吸停止，应立即进行人工呼吸；如心搏停止，立即施行心肺复苏术；如呼吸困难，应解开衣扣和腰带，给氧。

③ 防治化学性肺水肿，早期、足量、短程应用糖皮质激素及消泡剂二甲硅油。具体参考本章第三节。

三、中枢神经性毒物

1. 中枢神经性毒物的特点

化学毒物中毒是急性或慢性中毒时，损及中枢神经系统，引起脑部严重器质性和机能性改变，其主要临床表现为中毒性脑病，可分两类。

（1）直接影响中枢神经组织的细胞代谢的毒物

① 金属及其化合物，如四乙基铅、有机汞等。

② 类金属及其化合物，如砷及其化合物、磷化氢等。

③ 溶剂，如汽油、苯、甲苯、二硫化碳、三氯乙烯、甲醇、乙醇、氯乙醇、四氯化碳、乙酸丁酯、二氯乙烷等。

④ 农药，如有机磷、溴甲烷、碘甲烷、氯乙烷、氟乙酰胺等。

（2）导致脑组织缺氧的毒物：如甲烷、二氧化碳、一氧化碳、亚硝酸盐、苯的氨基硝基化合物、硫化氢、氰化物、光气等。

2. 苯

（1）理化特性。苯（C_6H_6）是芳香族碳氢化合物，具有特殊芳香味的无色透明液体，相对分子质量 78.11，沸点 80.1℃。在常温下挥发甚速，易燃、易爆，蒸气相对密度 2.7 微溶于水，易溶于乙醇、乙醚、丙酮和二硫化碳等有机溶剂。

（2）接触机会。苯、甲苯、二甲苯的生产；用苯作为原料的生产，如生产酚、氯苯、硝基苯、香料、药物（磺胺、非那西丁）农药、合成纤维、合成橡胶、合成染料、合成洗涤剂等；黏合剂，制鞋、箱包等行业生产中使用黏合剂，曾发生过很多起严重中毒事故；油漆、涂料的生产中，用苯作为稀释剂，在通风不良状态下，常发生中毒及死亡事故。因其易燃、易爆，很易发生储罐爆炸、破裂、火灾等造成重大急性中毒事故。

（3）临床表现

① 急性苯中毒。主要表现为中枢神经系统症状。轻者起初有黏膜刺激症状，随后出现兴奋或酒醉状态，如头痛、头晕、恶心、呕吐等。重症时还可出现阵发性或强直性抽搐、脉细，呼吸浅表，血压下降、昏迷、谵妄等，甚至发生呼吸或循环衰竭而死亡。急性期血清谷丙转氨酶活性增高，白细胞计数轻度增加，血苯、尿酚升高。

② 慢性苯中毒。在神经系统，最常见的表现是神经衰弱综合征，主要有头痛、头晕，记忆力减退，失眠、乏力等，有的可出现植物神经功能紊乱现象，如心动过速或过缓，皮肤划痕反应阳性，个别晚期病例可有四肢末端麻木和痛觉减退的现象。造血系统的异常表现是慢性苯中毒的主要特征，以白细胞减少最常见，主要为中性粒细胞减少，而淋巴细胞相对增多（实际绝对数也减少）。白细胞数低于 $4.0 \times 10^9/L$ 始有意义，若中性粒细胞中出现中毒性颗粒或空泡，则提示有退行性变化。与此同时或稍晚血小板也降低，皮下黏膜有出血倾向。中毒晚期可出现全血细胞减少，即所谓再生障碍性贫血。慢性苯中毒性白血病（以粒细胞型为多）。

③ 局部作用。皮肤经常接触苯，可因脱脂而变为干燥、脱屑以至皲裂，有的可发生过敏性湿疹。

（4）急救治疗。按一般急性中毒处理原则处理外，可给氧、注射高渗葡萄糖、维生素C、葡萄糖醛酸（2ml，每日 1～2 次肌肉注射）。

3. 二氯乙烷

（1）理化特性。二氯乙烷（$C_2H_4Cl_2$）又名氯化乙烯，有两种异构体：1,2-二氯乙烷为对称性（CH_2ClCH_2Cl），属高毒类；1,1-二氯乙烷是不对称性（CH_2CHCl_2），属低毒类。均为无色液体，易挥发，具有氯仿味。微溶于水，易溶于乙醇、乙醚及汽油等有机溶剂。加热分解可产生光气。相对分子质量 98.97。沸点：1,2-二氯乙烷是 83.5℃，1,1-二氯乙烷是 57.3℃。

（2）接触机会。1,2-二氯乙烷主要用于脂肪、蜡、橡胶等溶剂，大量用于制造氯乙烷，并用作杀虫剂；1,1-二氯乙烷是化学合成的中间体。

（3）临床表现。1,2-二氯乙烷对黏膜有刺激作用，可引起肺水肿；并可抑制中枢神经系统，刺激胃肠道，引起肝、肾和肾上腺损害；皮肤接触可引起皮炎。1,1-二氯乙烷吸入一定浓度可致肾脏损害。反复吸入也可造成肝脏损害。1,1-二氯乙烷进入体内经代谢，一部分可从乳汁排出。

（4）中毒类型。1,2-二氯乙烷急性中毒有两种类型：一种是头痛、恶心、兴奋、激动，严重者很快发生中枢神经抑制而死亡；另一种类型以胃肠道症状为主，表现为呕吐、腹泻、腹痛，严重者可发生肝坏死和肾病变。有报道口服中毒者，可引起低血糖和高血钙。吸入中毒尸解可有肺水肿。口服者以肝、肾病变为主。临床尚未见 1,1-二氯乙烷中毒病例。

长期接触可有乏力、头痛、失眠、腹泻、咳嗽等症状，也可见肝、肾损害、肌肉震颤和眼球震颤。皮肤接触可引起皮肤干燥、脱屑和皲裂。

（5）急救处理。一旦中毒按急救常规处理。其他对症治疗，注意保护肝、肾，防治酸中毒。

工作场所必须保持良好的通风条件。应穿棉布工作服和戴乳胶手套进行操作。用作熏蒸剂时，必须两人同时在场施药，并佩戴防毒面具，用药后加强通风和清扫。禁止用本品洗手和洗工作服。

4. 砷化物

元素砷毒性极低。而砷化物如氧化物、盐类及有机化合物均有毒性，可以引起砷中毒。砷的氧化物和盐类绝大部分属高毒类，可经呼吸道、消化道或皮肤进入人体。

（1）理化特性。如三氧化二砷（As_2O_3），俗称白砒，为白色粉末，微溶于水，易升华（193℃），遇强氧化剂生成五氧化二砷，在还原剂存在下，还原为砷和砷化氢。

（2）接触机会

① 冶炼和焙烧各种夹杂砷化物的矿石时，砷蒸气逸散到空气中，可迅速氧化成三氧化二砷。②采矿，如开采雄、雌黄等含砷的矿石、冶炼炉的烟灰或矿渣，含有三氧化二砷粉尘。③三氧化二砷可用作消毒剂、杀鼠、杀虫、杀菌剂、玻璃工业的脱色剂。④皮毛工业中用砷盐或用三氧化二砷作消毒防腐剂。⑤制造和使用含砷颜料，如雄黄、雌黄等。⑥制造和使用含砷农药，如砷酸钙、偏亚砷酸钙等。⑦含砷合金的制造。

（3）临床表现

① 急性中毒。主要表现为呼吸道及神经系统症状，胃肠症状轻且发生较晚。表现有咳嗽、胸痛、呼吸困难、头痛、头晕、乏力、烦躁不安、痉挛，甚至昏迷。亦可伴有羞明、流泪、咽干、恶心、呕吐、腹痛、腹泻、皮炎等。严重时，可因呼吸和血管舒缩中枢麻痹而死亡。三氧化二砷可致声门水肿窒息导致死亡。

② 慢性职业性中毒。多发生于长期吸入含砷化合物的粉尘或气体的工人。表现为全身衰弱，消瘦。除有神经衰弱综合征；感觉型或运动型多发神经炎之外，还可有胃肠炎、中毒性肝炎、贫血乃至全血细胞减少。眼、上呼吸道刺激症状有鼻炎、鼻出血、鼻中隔穿孔、喉炎、支气管炎等。皮肤黏膜病变有皮肤色素沉着、角化过度或丘疹、水疱、脓疱、疣状增生、不易愈合的溃疡。指甲可见白色横纹。尿砷、发砷及指甲含砷量增高。

（4）急救处理

① 使患者立即脱离污染现场，移至空气新鲜处。

② 口服中毒时，立即洗胃，进食牛奶、鸡蛋清以保护胃黏膜，有时可口服碳片以阻止吸收。

③ 及时使用解毒剂，如二巯基丁二酸钠、二巯基丁二酸、二巯基丙磺酸钠、二巯基丙醇等。

④ 脱水及电解质紊乱、休克、治疗同内科。较重的三氧化二砷中毒，在急性期结束后 1～2 个月内，可出现典型的多发性神经炎，因此可用维生素 B_1、B_6、B_{12}、E 等。

四、周围神经性毒物

周围神经损伤性中毒可有两种分类方法。一种是根据临床表现分为：①多发性神经炎型，此类最常见如有机磷、氯丙烯、正己烷、铊中毒等；②单神经炎型，如铅中毒所致桡神经麻痹；③颅神经型，如球后视神经引起视力减退或失明（二硫化碳、有机汞中毒）；听神经损害引起耳鸣、耳聋（急性砷性中毒）和累及三叉神经可致口唇发麻，面部麻木及感觉减退（急性三氯乙烯、铊中毒）等。另一种分类根据功能损害分为：①以感觉神经损害为主的称"感觉型"，如有机汞、二硫化碳、三氯乙烯中毒等；②以运动障碍为主的称"运动型"，如铅、磷酸三甲苯酯中毒等；③感觉及运动神经同时受累，称"感觉运动型"，如砷、铊、正己烷中毒等。

1. 三氯乙烯

（1）理化特性。三氯乙烯（$CHCl=CCl_2$）的相对分子质量 131.4。为无色、稳定、低沸点、光敏液体。有氯仿气味。在潮湿情况下不与一般金属反应。微溶于水，与普通有机溶剂易混溶。遇火焰生成光气。

（2）接触机会。三氯乙烯用于金属脱脂（金属件的清洗）；作油脂、石蜡的萃取剂；橡胶、树脂等溶剂；冷冻剂、杀虫剂及制造农药等。

（3）临床表现。三氯乙烯可经呼吸道、消化道和皮肤吸收，有以下几种中毒表现。

① 急性中毒。轻度吸入性中毒常常是接触数小时后出现反应，主要表现有头晕、头痛、恶心、呕吐、疲乏、耳鸣、酩酊感、易激动、步态不稳、嗜睡或失眠、肢体麻木、震颤、肌肉和关节疼痛等。严重中毒呈现幻觉、谵妄、抽搐、神志不清，甚至昏迷、呼吸麻痹或循环衰竭。有时因三叉神经受损，可出现面部感觉减退。还可引起肝肾损害，心脏功能改变，心电图可示室性早搏、传导阻滞等。少数患者伴有视觉障碍，如视神经萎缩，甚至失明。也有发生脊髓损害和周围神经炎的报道。

口服中毒时发病较急，口腔和咽部有烧灼感、恶心、呕吐和腹痛等胃肠症状较明显，对肝、肾损害较突出。

② 慢性中毒。早期有头晕、头痛、乏力、睡眠障碍、心悸、食欲减退等症状，随之出现胃肠功能紊乱、植物神经障碍、周围神经炎、心肌损害、三叉神经麻痹和肝脏损害等病变。因其有去脂作用，易造成皮肤干燥或继发感染；皮肤接触可发生皮炎、湿疹或大疱，甚至发生剥脱性皮炎。有时出现角膜和结膜刺激症状。

（4）急救处理。一旦发生中毒，立即脱离现场，对症处理。注意保护肝、肾，忌用肾上腺素。

2. 正己烷

（1）理化特性。常态下为微有异臭的液体，相对分子质量 86.17，沸点 68.74℃。几乎不溶于水，溶于乙醚和醇。商品正己烷含有一定量的苯和其他烃类。

（2）接触机会。主要作为溶剂、黏合剂，合成橡胶的溶剂、化验室的试剂以及低温温度计的溶液，曾作为植物油的提取溶剂等。

（3）临床表现。接触正己烷，在高浓度下工作几个月即可发生以多发性周围神经炎为主的慢性中毒。可出现头痛、头晕、乏力、胃纳减退，四肢远端进行性感觉异常，麻木、触、痛、震颤和位置觉等减退，尤以下肢为甚。近年来国内发生多起正己烷中毒。如沿海地区的广东省，内地的河北、辽宁等均有报道，有的一起高达60～70人中毒，重症者恢复困难。

（4）急救治疗。一旦发生中毒，立即脱离现场，置空气新鲜处；保证呼吸通畅，并给氧。其他则可对症治疗。

五、农药

1. 有机磷农药

（1）理化特性。有机磷农药属有机磷酸酯或硫化磷酯类化合物，多呈黄色或棕色油状、脂溶性液体，易挥发，遇碱易分解，常具蒜臭。我国常用的品种有内吸磷（E-1059）、甲硫磷、对硫磷（1065）、内吸磷、敌敌畏、杀螟松、稻瘟净、敌百虫、马拉硫磷等。敌百虫在碱性溶液中可变成毒性较强的敌敌畏。有机磷农药能经皮肤、呼吸道和消化道侵入人体。

（2）临床表现。其主要毒作用是抑制神经系统的胆碱酯酶活力，使乙酰胆碱堆积，导致一系列毒蕈碱样、烟碱样和中枢神经系统症状为主的临床表现。潜伏期长短与有机磷农药的品种、剂量和进入人体的途径密切有关。误服后一般约20min、吸入后1～2h，经皮吸收后约6h内发病。

① 观察对象。有轻度毒蕈碱样、烟碱样或中枢神经系统症状，而全血胆碱酯酶活性不低于70%。无明显中毒临床表现，而全血胆碱酯酶活性在70%以下。

② 轻度中毒。有头晕、头痛、恶心、呕吐、多汗、胸闷、视力模糊、无力等症状。瞳孔可能缩小。全血胆碱酯酶活性一般在50%～70%。

③ 中度中毒。除上述症状外，有肌束震颤、瞳孔缩小，轻度呼吸困难、大汗、流涎、腹痛、腹泻、步态蹒跚、意识清楚或模糊。全血胆碱酯酶活性一般在30%～50%。

④ 重度中毒。除上述症状外，并出现下列情况之一者：肺水肿、昏迷、呼吸麻痹、脑水肿、全血胆碱酯酶活性一般为正常人的30%以下。

⑤ 迟发性神经病。在急性重度中毒症状消失后2～3周，有的可出现感觉、运动型周围神经病，神经肌电图检查显示神经原性损害。

（3）急救处理

① 立即将患者移离中毒现场，更衣。除敌百虫中毒外，受污皮肤均可用冷肥皂水或2%～5%碳酸氢钠溶液彻底冲洗。敌百虫中毒可用温水冲洗。

② 经口中毒者，令患者口服盐水或温水后，刺激患者咽部催吐，不能合作者可用2%～5%碳酸氢钠溶液或生理盐水彻底洗胃（敌百虫中毒忌用碳酸氢钠，可用1：5000高锰酸钾溶液洗胃）。乐果中毒忌用高锰酸钾洗胃。每次洗胃液成人不超过500ml，以防胃内容物进入肠道。要反复洗胃，直至洗出液无农药气味止，然后留置胃管，以便继续吸出胃液中排出的农药。

③ 解毒剂的应用。常用胆碱酯酶复能剂如解磷定及乙酰胆碱拮抗剂（如阿托品）。常用有机磷解毒剂的临床应用参见表6-4。

表 6-4　常用有机磷解毒剂的临床应用

中毒程度	解毒剂的用法的临床应用		备注
	解毒剂	剂量和用法	
轻度中毒	阿托品	1～2mg 皮下或肌肉注射或口服,必要时隔 1～2h 后重复应用,直至症状明显改善,瞳孔不再缩小,改为每 4～6h 用 0.3～0.6mg 口服或肌肉注射	单用
	山莨菪碱(654-2)	10mg 静脉注射,每 5～15min 1 次。症状改善后,酌情延长间隔时间和减少剂量,以至停药	本品与阿托品药理作用相似应单用
	氯解磷定	0.25～0.5g,肌肉注射,必要时 2～4h 后重复 1 次	单用,本品可不与阿托品合用可静脉注射
	解磷定	0.4g 稀释于 20ml 葡萄糖液内缓慢静脉注射 10min,必要时 2h 后重复 1 次	单用
	双复磷	0.125～0.25g 肌肉注射,必要时 2～3h 后重复 1 次	单用
	双解磷	0.125～0.25g 肌肉注射,必要时 2～3h 后重复 1 次	单用
中度中毒	阿托品	2～5mg 静脉注射,每 15～30min 重复 1 次。轻度阿托品化后改为 1～2mg 每 4～6h 1 次或根据病情,增减剂量	应与复能剂合用也可单用
	山莨菪碱(654-2)	每次 10～20mg 静脉注射,每隔 5～15min 重复 1 次。轻度阿托品化后,逐渐延长间隔时间和减量,以至停药	应与复能剂合用也可单用
	氯解磷定	0.5～0.75g 肌肉注射,根据需要,2h 后可重复 0.5g,共 2～3 次,或静脉滴注 0.25g/h,共 4～6h	应与阿托品或山莨菪碱合用
	解磷定	0.8～1.2g,稀释后缓慢静脉注射 2h 后,静脉注射 0.4～0.8g,共 2～3 次,或以每小时 0.4g 速度静脉滴注共 4～6h	应与阿托品或山莨菪碱合用
	双复磷	0.25～0.5g 稀释后缓慢静脉注射或肌肉注射,2～3h 后重复 0.25g,可酌情注射 2～3 次	应与阿托品或山莨菪碱合用
	双解磷	0.25～0.5g 稀释后缓慢静脉注射或肌肉注射,2～3h 后重复 0.25g,可酌情注射 2～3 次	应与阿托品或山莨菪碱合用
重度中毒	阿托品	首剂 3～6mg(经口中毒,重危病人可加至 10mg)静脉注射,以后每 5～10min 重复 1 次。阿托品化后,改为每 2h 静脉注射 2mg 左右。病情好转,减量并延长间隔时间,维持 8～24h	应与复能剂合用
	山莨菪碱(654-2)	30～40mg 静脉注射,每 5～15min 重复 1 次。阿托品化后,减量以至停药	应与复能剂合用
	氯解磷定	1.0g 以注射用水或生理盐水稀释至 20ml,静脉注射 10min,30～60min 后症状若无改善,可重复 0.75～1g 以后改为静脉滴注,每小时不超过 0.5g,病情好转后,酌情减量停用	应与阿托品或山莨菪碱合用
	解磷定	1.2～1.6g 稀释后缓慢静脉注射,半小时后效果不显,可再 0.8～1.2g 静脉注射,以后每小时重复 0.4g 静脉滴注。症状好转后酌情减量或停用	应与阿托品或山莨菪碱合用
	双复磷双解磷	0.5～0.75g 稀释后缓慢静脉注射,2h 后再静脉注射 0.5g,以后逐渐减量或停用	应与阿托品或山莨菪碱合用

各患者对阿托品的耐受量及阿托品化所需剂量有较大差异，治疗时并无规定剂量，医生应在患者床边密切观察，随病情变化而增减剂量，要防止阿托品中毒。出现阿托品中毒，如烦躁不安、幻觉、瞳孔放大、手足抽搐或有"撮空理线"等异常动作，皮肤烫热、干燥、高热、尿潴留、神志模糊等时，应立即停用阿托品，并注射大量葡萄糖生理盐水，以排出阿托品。同时给予对症治疗，必要时可注射阿托品拮抗剂如毛果芸香碱等。

氯解磷定、解磷定过量也可引起中毒，突出的表现是胆碱酯酶显著降低及一系列神经系统症状如癫痫发作及呼吸抑制等，也应立即停药，并大量补液，以促使其排泄。

已大量注射阿托品及氯解磷定，较长时间后患者仍然昏迷者，应详细检查神经系统，有无脑水肿，积极治疗。

中毒严重的患者，注射适当剂量的氯解磷定后，胆碱酯酶活力仍然降低者，可输入新鲜血，或进行换血疗法（国外有试验报告注射纯化的胆碱酯酶有效）。

（4）对症治疗。处理原则同内科。有缺氧、紫绀或呼吸困难者，应在药物治疗的同时，进行人工呼吸或高压氧。呼吸停止时，除仍给特效药外，特别应持续进行人工呼吸，不能轻易放弃抢救。

（5）注意事项

① 急性中毒的临床表现消失后，仍应密切观察3～6天，经常进行心电图检查，防止发生中毒综合征，所致呼吸衰竭和心脏损害。乐果、马拉硫磷、久效磷中毒者亦应延长治疗观察时间。

② 敌敌畏、敌百虫、乐果中毒，治疗应以阿托品为主，胆碱酯酶复能剂的效果较差。

③ 急性中毒后，在3个月内不宜再接触有机磷，有迟发性神经病者，应调离有机磷作业。

④ 使用阿托品治疗急性重度有机磷农药中毒，应早期、快速达到阿托品化（瞳孔扩大、颜面潮红、皮肤少汗、口舌干燥、肺部啰音消退、心率增快）。维持阿托品化一段时间，等病情稳定后逐步减量乃至停药。

⑤ 严重中毒者可用肾上腺皮质激素，以抑制机体的应激反应，保护组织细胞，防止脑水肿、肺水肿，解除支气管痉挛及喉水肿。

2. 氨基甲酸酯类农药

（1）种类。氨基甲酸酯类农药，包括西维因、呋喃丹（虫螨威）、涕灭威、速灭威、仲丁威、叶蝉散、灭杀威、残杀威等，是一类可逆性胆碱酯酶抑制剂。毒性较有机磷农药低。在生产及使用过程中，可经呼吸道、皮肤、消化道吸收中毒。

（2）临床特征。临床表现与有机磷中毒相似。

① 以副交感神经兴奋的毒蕈碱样症状为主，表现为多汗、流涎、呼吸道分泌物增多、食欲不振、恶心、呕吐、腹痛、瞳孔缩小、视力模糊等，以及可伴有肌束震颤等烟碱样症状。

② 中枢神经症状表现为头痛、头昏、失眠、多梦。重症者可出现昏迷、抽搐乃至呼吸抑制而死亡。

③ 血中胆碱酯酶活性不同程度降低。

（3）急救处理

① 迅速清除毒物，受污皮肤用肥皂水清洗。

② 口服中毒，用2%碳酸氢钠反复洗胃，洗胃后可注入硫酸镁50～60ml导泻。

③ 氨基甲酸酯类农药中毒以阿托品为首选药物。

轻症者 0.5～1mg 皮下或肌肉注射，必要时重复给药，每 1～2h 1 次。

重症者 2～3mg 肌肉注射或静脉注射，然后根据临床症状，继续注射至阿托品化（口干、面色潮红、瞳孔散大等）后减量维持 24h。

（4）对症治疗。对症处理原则同内科。

（5）注意事项

① 所需应用的阿托品，剂量小、时间短，与有机磷中毒治疗有所差别。

② 治疗时不使用肟类等胆碱酯酶复能剂，如解磷定或氯解磷定，以免增加其毒性和进一步抑制胆碱酯酶活性。

③ 氨基甲酸酯是直接的胆碱酯酶抑制剂，其抑制是短暂可逆的，故测试结果常为阴性，应以症状体征做出判断。

3. 有机氯农药

（1）种类。有机氯农药是一类广谱、高效的低毒类农药，化学性质稳定，一般不溶于脂肪、脂类或有机溶剂。可经皮肤、呼吸道和消化道侵入人体。急性中毒多发生于误服者。主要积蓄在含脂肪较多的组织内，如神经系统、肝、肾和骨髓等。中毒时中枢神经系统应激性显著增加，作用的主要部位在大脑运动区和小脑，且能通过大脑皮层影响植物神经系统及周围神经。

我国常用的有机氯杀虫剂有艾氏剂、毒杀芬、狄氏剂、七氯化茚、林丹、氯丹、滴滴涕（DDT）、六六六、杀螨特和三氯杀螨砜等（以毒性由大至小为序）。前几种毒性很大，现已停用。

（2）临床特征。潜伏期的长短依毒物的种类、剂型、量及侵入途径而各异，多在半小时或数小时内发病。

① 轻度中毒。头痛、眩晕、全身乏力、易激动、睡眠障碍、咽部不适、鼻衄、视力模糊。有时有不自主的轻度抽搐、出汗、流涎、食欲不振及恶心。

② 中度中毒。上述症状加重，并有神经系统兴奋性明显增高、四肢疼痛、脸部及四肢抽搐、惊厥、眼球震颤、视力障碍、多汗、共济失调、剧咳、吐痰和咯血、呼吸困难、呕吐和腹泻等。

③ 重度中毒。体温升高（中枢性发热）、癫痫样抽搐（DDT、六六六、狄氏剂和艾氏剂等中毒时，多呈肌强直性阵挛性抽搐，而毒杀芬则以全身癫痫样抽搐为特点）。抽搐时间很短，呼吸先快后慢、血压下降、脉搏频数、心律失常，甚至可发生心室颤动、口吐白沫、深浅反射减弱。抽搐剧烈和反复发作时，亦可陷入木僵、意识丧失，甚至昏迷、呼吸衰竭及循环衰竭。并可有少尿或尿闭，肝脏、心肌损害。呼吸道侵入时有肺水肿。

④ 局部损害。接触后有黏膜刺激症状及皮疹等改变。

（3）急救处理

① 清除毒物及阻止毒物继续吸收。迅速将患者移离中毒现场，脱去受污染衣服。用大量清水、肥皂水或 2％碳酸氢钠溶液彻底冲洗受污皮肤或眼睛。经口中毒者可催吐及 2％碳酸氢钠溶液彻底洗胃，导泻可用 30g 硫酸镁口服。

② 禁食，以免加速毒物吸收。

（4）对症治疗

① 惊厥。可用副醛 3～5ml/次肌肉注射，或用 10％水合氯醛 20～40ml 保留灌肠。严重

者可用副醛 1~2ml/次或安定 10~15mg/次缓慢静脉注射，惊厥停止时即停用。如因低血钙致惊厥者，可用 10％葡萄糖酸钙 10ml 加入 25％葡萄糖液 20ml 静脉缓注，4~6h 1 次，惊厥停止时即停用。若惊厥持续不止，必要时可用乙醚吸入麻醉。

② 神经兴奋症状。抽搐可用苯妥英钠或鲁米那 0.1g，每小时肌肉注射 1 次，总量可达 0.5g。严重者可用戊巴比妥钠或阿米妥钠 0.1~0.5g 静脉注射。应保持患者安静，避免强光、声音及其他不良刺激。

③ 呼吸困难、呼吸衰竭及循环衰竭。治疗原则同内科。

④ 心、肝、肾损害及肺水肿。积极处理。

⑤ 支持疗法。适量补液，补充维生素及能量，以促使毒物排泄及加强全身营养。

（5）注意事项

①禁食脂肪性食物及酒类饮料。

②抢救治疗时禁用儿茶酚胺类制剂，如肾上腺素等药物。

③同五氯酚中毒时一样，禁用苯巴比妥类和阿托品类药物，前者与毒物的毒性有协同作用，后者可抑制中毒者出汗、散热而加重病情。

④急性中毒时，可进行脑电图监护。

⑤测定尿中有机氯及其衍生物有助诊断。

⑥应与苯、煤油、马钱子碱（士的宁碱）中毒及癫痫等鉴别。

4. 有机氟农药

（1）种类。有机氟农药中毒常见氟乙酰胺及氟乙酸钠。氟乙酰胺是高效、剧毒、内吸性强的有机氟农药，农业上用其 50％水溶液驱除果树害虫。氟乙酸钠是内吸性杀虫剂，常配成毒饵 1％水溶液用来杀虫灭鼠，对人、畜毒性极大。本品经呼吸道、消化道及皮肤侵入人体后，经体内酰胺酶的作用可分解为氟乙酸，可导致中枢神经系统及心血管、消化系统的损害。

（2）临床特征。潜伏期长短视中毒途径而异，一般口服重度中毒或污染皮肤可于 30min~2h 发病，呼吸道吸入也可长达 15h 或更久。早期以神经系统和消化道症状为主。

① 轻度中毒。头晕、头痛、无力、倦怠、视力模糊、复视、四肢麻木、肢体抽搐、口渴、恶心、呕吐、上腹部烧灼感、腹痛、窦性心动过速及体温降低等。

② 中度中毒。在轻度中毒基础上，可出现烦躁不安、间歇性痉挛、膝反射亢进、心肌轻度损害、血压下降、消化道分泌增多、呕吐物可混有血液、呼吸道分泌物增多、呼吸困难、精神可有异常。

③ 重度中毒。在中度中毒基础上，出现反复强直性痉挛，进而进入昏迷。出现病理反射、肌张力高、反射亢进等。心力衰竭、心律失常、肠麻痹、大小便失禁。有时并发肺水肿、脑水肿等。

（3）急救处理

① 立即脱离中毒现场，更换污染衣服。用温水彻底清洗皮肤，尤其是暴露部位。

② 口服中毒者，用稀肥皂水或稀盐水刺激咽部催吐，然后用 0.05％高锰酸钾溶液洗胃，再用 10％硫酸镁 200ml 加活性炭洗胃。洗胃后，胃内留置硫酸镁 20g 导泻。保护胃黏膜可服蛋清、牛乳或氢氧化铝凝胶等。

③ 乙酰胺（解氟灵）每次 1~5g，4~6h 1 次，抽搐停止后可停药。如反复抽搐，可重复注射。重度中毒者，可加量至每次 5~10g。肌肉注射时可加适量普鲁卡因，以减轻局部疼痛。

④ 无水乙醇。作用同乙酰胺。5ml 加入 10％葡萄糖液 100ml 静脉滴注，可使痉挛停止、血压上升、四肢温暖等。

（4）对症治疗

① 控制抽搐。可选用戊巴比妥、水合氯醛、氯丙嗪、安定等交替使用。亦可用 10％葡萄糖酸钙 10ml 静脉注射。脑水肿，可用糖皮质激素、脱水剂等。

② 心律失常。同内科处理。

③ 心室颤动。可用电击除颤，或用利多卡因、普鲁卡因酰胺等药物除颤。

④ 血压降低。用升压药物。

⑤ 支持疗法。可给氧及能量合剂、维生素 B 族等药物。

（5）注意事项

① 氟乙酰胺中毒应与有机磷农药中毒、中暑、食物中毒进行鉴别诊断。

② 氟乙酰胺皮肤污染，引起灼伤时，除治疗灼伤外，尚应注意治疗合并中毒症状。

③ 氟乙酰胺中毒应检验尿氟、血氟、血中柠檬酸、血糖、血酮等（均增高）。

5. 杀虫脒

（1）理化特性。杀虫脒又名氯-甲基甲脒、氯苯脒，属于有机氮农药。具有高效、低毒、残效期长和使用方便等特点。农业上常用盐酸盐型，为白色无味结晶。溶于甲醇和乙醇，在水中溶解度小，难溶于其他有机溶剂。中毒的原因主要是个人防护不当和施药方法不合理，经皮肤、呼吸道和消化道吸收引起中毒。

（2）临床特征。以意识障碍、高铁血红蛋白症和出血性膀胱炎为主要临床表现的全身性疾病。

① 轻度急性中毒。有头昏、头痛、乏力、胸闷、恶心、嗜睡等症状，并可有轻度紫绀、血中高铁血红蛋白量占血红蛋白总量 10％～30％或镜下可见血尿者。

② 中度急性中毒。除有上述症状外，具有下列一项表现者：浅昏迷、明显紫绀、血中高铁血红蛋白量占血红蛋白总量 30％～50％；出血性膀胱炎表现为尿频、尿急、尿痛和镜下血尿、可有肉眼血尿。

③ 重度急性中毒。除上述症状加重外，具有下列一项表现者：中度深昏迷；严重紫绀、血中高铁血红蛋白超过血红蛋白总量 50％以上。

④ 皮肤接触后有烧灼、麻木及疼痛感、局部可出现丘疹。

（3）急救处理

① 皮肤污染中毒者离开中毒现场，脱去污染衣服，用肥皂水清洗受污染皮肤。

② 经口中毒者给予 1％～2％碳酸氢钠溶液彻底洗胃（杀虫脒在碱性溶液中易分解）。

③ 紫绀者先用小剂量亚甲基蓝（1～2mg/kg 体重）治疗高铁血红蛋白症，再加 50％葡萄糖液 40～60ml 及维生素 C 2～4g 静脉注射。维生素 B_{12} 和辅酶 A 能增强亚甲基蓝的作用。

④ 膀胱炎患者用糖皮质激素、碱性药物、止血药物和输液。

⑤ 昏迷和休克等急救处理与内科相同。

（4）注意事项

① 杀虫脒及其代谢产物 4-氯邻甲苯胺，高铁血红蛋白可作为诊断参考指标。

② 部分患者可出现心肌损害和心律失常，应予以重视。

6. 拟除虫菊酯类

（1）理化特性与种类。拟除虫菊酯类农药是较新的杀虫剂，药效大而副作用小。目前常用的有溴氰菊酯（敌杀死）、戊酸氰酯（速灭杀丁）、二氯苯醚菊酯、氯氰菊酯等。除在农业中用作杀虫剂外，家庭生活中也常用于杀灭蚊子、臭虫、蟑螂等害虫。

溴氰菊酯（敌杀死），纯品为白色无味固体，难溶于水，可被碱分解。具有杀虫谱广、效果强、低残留、在环境中分解较快等特点，是一种高效低毒的农药。经皮肤、呼吸道、消化道吸收而中毒。

（2）临床表现。以神经系统兴奋性异常为主要表现的全身性疾病。

① 观察对象。接触后面部异常感觉（烧灼、针刺或紧麻感），皮肤、黏膜刺激症状或接触性皮炎，而无明显全身症状者。

② 轻度中毒。出现明显的全身症状包括头痛、头晕、乏力、食欲不振及恶心，并有精神萎靡、呕吐、口腔分泌物增多或肌束震颤者。

③ 重度中毒。除上述症状外，具有下列一项表现者：阵发性抽搐；意识障碍；肺水肿。

（3）急救处理

① 立即脱离现场，皮肤污染者用肥皂水或清水彻底清洗。

② 口服中毒者用 1%～2% 碳酸氢钠溶液洗胃。

③ 静脉注射葛根素 250～300mg，每日 2～4 次，24h 内总量可达 1000mg。可迅速治愈神经系统中毒症状。

④ 口腔分泌物增多可用小剂量阿托品 0.5～1mg 肌肉或皮下注射，仅用作控制症状，无解毒作用。

⑤ 适当输液。给予维生素 B_6、巴比妥类或安定等镇静剂、糖皮质激素和能量药物。

（4）注意事项

① 拟除虫菊酯杀虫剂与有机磷农药混用发生急性中毒，因有机磷能抑制拟除虫菊酯的水解而增强其毒性。宜采用阿托品及胆碱酯酶复能剂治疗有机磷农药中毒，然后根据病情，用葛根素治疗拟除虫菊酯中毒，并给予各种必要的对症治疗。

② 含氰基的拟除虫菊酯中毒，可静注硫代硫酸钠 1～2g。

六、灭鼠剂

1. 磷化锌

（1）理化特性。磷化锌化学名为二磷化三锌，为黑色或灰黑色粉末，有类似大蒜臭味，受潮及遇碱易分解。误食后大多在 1～3h 内发病。也有 24h 的潜伏期。

磷化锌进入人体后，在胃酸的作用下，生成磷化氢。磷化氢主要作用于神经系统，干扰代谢功能使中枢神经系统功能紊乱，且作用于呼吸、循环系统以及肝脏等实质脏器；对胃壁亦有较强的刺激作用。磷化锌对人的致死量估计为 40mg/kg。

（2）临床特征

① 轻度中毒。以消化道症状为主，有恶心、呕吐、腹痛、腹泻等，另外有头痛、乏力、胸闷、咳嗽、心律失常等。

② 重度中毒。可出现意识障碍、抽搐、呼吸困难。重症者可出现昏迷、惊厥、肺水肿、呼吸衰竭、心肌及肝脏损害。

（3）急救处理

① 脱离中毒环境，脱去污染衣服，用流动清水冲洗受污染皮肤。

② 口服中毒者，立即用 1% 硫酸铜溶液催吐，每 5～15min 内服 15ml，连续 3～5 次。然后用 0.5% 硫酸铜或 1:2000 高锰酸钾溶液洗胃，直至洗出液无蒜味为止。洗胃后，用

30g 硫酸钠口服导泻。

③ 呼吸困难时，给予吸氧、氨茶碱等对症治疗。呼吸衰竭时可注射可拉明、戊四氮等呼吸兴奋剂。

④ 腹痛、呕吐者给予阿托品注射，纠正水、电解质紊乱及酸中毒。

⑤ 注意使用保肝、保护心肌等方面的药物。

（4）注意事项

① 忌用硫酸镁导泻，因其与胃内磷化锌的反应物氯化锌作用生成盐卤，加重中毒；禁用油类泻剂，亦不宜用蛋清、牛奶、动植物油类，以免促进磷的吸收。

② 禁用氯解磷定、解磷定等药物，以免增加锌的毒性。

2. 毒鼠强

（1）理化特性。毒鼠强又名没鼠命。为白色粉末，不溶于水和乙醇，稍溶于氯仿。毒鼠强毒性强，能通过口腔和咽部黏膜迅速吸收，而完整的皮肤不吸收。毒鼠强适应性好，有二次中毒情况发生。其主要对中枢神经有强的兴奋作用，引起阵挛性惊厥，可能是阻断了 γ-氨基丁酸受体，拮抗 γ-氨基丁酸的结果。

人中毒多数为误服，生产本品的工人也可出现中毒。近有报告，口服中毒病人除有中枢神经系统症状外，还有心肌及肝的损害。

（2）临床特征

① 神经系统的损害。兴奋、阵发性持续性痉挛、四肢强直、口吐白沫似癫痫发作。

② 心肌损害。出现心肌酶谱的改变及心电图 ST-T 波改变。

③ 肝脏损害。肝脏肿大及肝功能改变。

（3）急救处理

① 彻底洗胃，减少毒物吸收。

② 控制癫痫发作，鲁米那 10mg/(kg·次)，肌注 6h 一次，也可用冬眠灵 25~50mg 于葡萄糖水中静脉滴注。

③ 控制脑水肿，用甘露醇、速尿、地塞米松治疗。

④ 保护脑、肝脏、心脏的治疗。

第八节 军用毒剂

军用毒剂是用于战争目的、能大规模杀伤人畜的一类化学毒物，是化学武器的主要组成部分，近几年来恐怖事件不断，也不乏使用军用毒剂的，如 1995 年日本奥姆真理教在东京地铁散布的军用毒剂——沙林。

一、军用毒剂的分类

1. 临床分类

（1）神经性毒剂。本类毒剂属有机磷酸酯类化合物，分为 G 类神经毒剂和 V 类神经毒剂两种。此类毒剂进入人体后能迅速与胆碱酯酶结合，使其活性丧失，引起神经系统的功能紊乱，严重者可迅速致死。它是主要的杀伤性毒剂。

（2）糜烂性毒剂。又称"起疱剂"，主要代表有芥子气、路易气、氮芥气。它能使皮肤和黏膜组织产生炎症、坏死。它是主要的牵制性毒剂，严重中毒时，也可造成死亡。

（3）全身中毒性毒剂。又称氰类毒剂，主要代表有氢氰酸和氰化氢。中毒后迅速破坏组织细胞的氧化还原过程，造成细胞内窒息，造成组织缺氧并引起全身中毒。

（4）失能性毒剂。中毒引起中枢和周围神经功能障碍，使人暂时失去战斗力，如毕兹（BZ）。

（5）窒息性毒剂。又称肺刺激性毒剂，主要代表有光气、双光气。中毒后发生急性肺水肿，导致缺氧，产生窒息症状，严重者迅速死亡。

（6）刺激性毒剂。是一类引起眼、上呼吸道和皮肤强烈刺激症状的毒效毒剂。主要代表有苯氯乙酮、亚当气、西埃斯（CS）和西阿尔（CR）。其特点是刺激强烈，作用迅速，但回复快，预后良好。属于骚扰性毒剂。

2. 持久性分类

（1）持久性毒剂。如维埃克斯、芥子气等。主要用于地面染毒。

（2）暂时性毒剂。毒害作用时间持续数分钟至数十分钟，如光气、氢氰酸，一般沸点较低（120℃以下），沸点高于240℃的毒剂，多为固体、很难挥发，通常造成毒烟来使用，如亚当气、苯氯乙酮和西埃斯。

（3）半持久性毒剂。沸点在120～180℃之间，施放后毒害作用时间一般能维持十分钟到数小时，如梭曼、双光气等。

二、军用毒剂的特点

1. 毒性作用强

军用毒剂一般都是毒性强、作用快的化学毒物，能在极短时间内发挥"速效性"作用。如沙林在野战条件下能造成10倍于半数致死浓度（LC_{50}）的浓度。在这种情况下只要吸入一口染毒空气就可引起死亡。

2. 中毒途径多

军用毒剂不但能直接通过眼、呼吸道、皮肤等引起中毒，还可使地面、武器、装备、粮食和水源等染毒。人员误食了染毒食物、水或接触被染毒的物体，还会间接中毒。军用毒剂弹爆炸时，其弹片也可引起人员创伤，如同时有毒剂污染伤口，则可形成化学性复合伤。

3. 杀伤范围广

军用毒剂施放后与空气混合形成毒云，在适宜的风速和地形条件下，毒云能平稳地随风向前移动，并向各方蔓延，扩展到一定的地面和空间。蒸气态及烟、雾态毒云，可进入非密闭的工事、地下室和坑道内，造成毒害作用。

4. 作用时间长

军用毒剂的伤害作用不会在毒剂施放后立即停止，其杀伤浓度能持续一定时间。如在冬季，液滴态沙林可持续12h；芥子气（液滴态）可持续3天至数周；维埃克斯可持续数周以上。气态或烟、雾态毒剂施放后易于消散，持续时间不长。

5. 易受外界因素的影响

化学武器的使用及其杀伤作用受各种因素的影响很大。

（1）风。风向对敌不利，风速过大、风向变化不定，均不利于敌人施放军用毒剂。适合化学武器施放的风速一般为3～8m/s。

（2）雨、雪。雨水可以冲刷空气中和地面上的军用毒剂，部分毒剂遇水后水解、失去毒性。厚度20cm以上的雪对军用毒剂有隔绝作用。

（3）气温。气温高时军用毒剂挥发快作用持续时间短。夏季白天晴朗时，地面温度较高，在大气对流的情况下，军用毒剂蒸气和气溶胶（烟、雾）容易被吹散，上升离开地面，因此，在近地面层的空气中，军用毒剂有效浓度的持续时间就缩短。

（4）地形地物。地形能改变风向、风速，所以对染毒空气的传播方向、传播速度及扩散范围等都有影响。如在丛林、茅草丛生地、山沟、凹地、山谷、居民点或狭窄的地形处布毒时，由于自然通风受到限制，染毒空气不易扩散，杀伤范围较局限，但较持久。平坦开阔地、风易吹到处或能增加扰流处（如起伏不平的地面），军用毒剂扩散快，持久性则降低。

因此，使用化学武器时需选择适宜的气象条件和有利地形。一般以微风、晴朗的夜晚、清晨或黄昏，或有微风的阴天为其最适宜的气象条件。低洼地、森林、山谷和居民区为其有利的地形。

三、神经性毒剂

神经性毒剂是有机磷酸酯衍生物，它和有机磷农药1605、1059、乐果等是同类化合物，故毒理作用相似，但其毒性大大超过后者。

1. 神经性毒剂的分类

神经性毒剂一般分为两类，即G类毒剂和V类毒剂。前者系指甲氟膦酸烷酯或二烷氨基氰膦酸烷酯类毒剂，主要代表有塔崩（二甲氨基氰膦酸乙酯）、沙林（甲氟膦酸异丙酯）和梭曼（甲氟膦酸特己酯）。后者系指S-二烷氨基乙基甲基硫代膦酸烷酯类毒剂，主要代表有维埃克斯［VX,S-(2-二异丙基氨乙基)-甲基硫代膦酸乙酯］。

2. 理化特性

神经性毒剂的理化特性见表6-5。

表6-5　神经性毒剂的理化特性

名称	塔崩	沙林	梭曼	维埃克斯
常温状态	无色水样物体,工业品为红棕色	无色水样液体	无色水样液体	无色油状液体
气味	微果香味	无或微水果味	微果香味,工业品有樟脑味	无或有硫醇味
相对分子质量	162.02	140.01	182.04	267.38
凝固点/℃	−48	−54	−70	−38.8
沸点/℃	235	151.5	167.7	387
密度(20℃)/(g/cm³)	1.08	1.10	1.04	1.015
挥发度(20℃)	4.00	12100	2000	10
蒸气密度/(g/L)	5.63	4.86	6.33	
溶解度	稍微溶水,易溶于有机溶剂	可与水及多种有机溶剂混溶	微溶于水,易溶于有机溶剂	微溶于水,易溶于有机溶剂
水解作用	缓慢生成氰化氢和无毒残留物,加碱和煮沸加快水解	慢,生成氟化氢和无毒残留物.加碱和煮沸加快水解	很慢	很难,加碱和煮沸加快水解
战争使用状态	蒸气态或气溶胶态	蒸气态或气溶胶态	蒸气态或气溶胶态	液滴态或气溶胶态

3. 毒作用特点

（1）毒性剧烈。本类毒剂是目前军用毒剂中毒性最剧烈的。对人吸入的致死量，G 类毒剂如沙林为 1mg，V 类毒剂约为 0.1mg，而光气约为 50mg。对人皮肤吸收的 LD_{50}，沙林约为 1000～2000mg，维埃克斯只需 5mg，而芥子气约为 5000mg。也有人报道芥子气、梭曼和 V 类毒剂的皮肤毒性的比例为 1：3：50。

（2）中毒途径多。神经性毒剂能由呼吸道、消化道、眼、皮肤和伤口等进入机体引起中毒。此类毒剂的战斗使用状态，沙林主要是气溶胶态或蒸气态，维埃克斯主要是液滴态或气溶胶态。因此，主要经呼吸道吸入和皮肤吸收中毒。特别是 V 类毒剂经皮肤吸收的危害更大。液态神经毒剂能很快透过服装，其中以梭曼透过服装致使皮肤吸收中毒的能力较强。毒剂落入眼内或伤口中是很危险的，可很快引起中毒。误食此类毒剂染毒的食物或水，也可引起中毒。

（3）作用迅速。军用时可将此类毒剂突然大量集中使用，在短时内造成高浓度。吸入几口此种高浓度的气溶胶或蒸气毒剂，如不及时抢救，在 1～10min 内就会导致死亡。液态神经毒剂落在皮肤上，可在 15min 中后死亡；较小剂量染毒时，则需较长时间。在低于最大非致死剂量（LC_0）时，也可造成损伤。因此，本类毒剂是属于速效性和速杀性毒剂。一般说，吸入中毒的作用比皮肤吸收的作用快；但吸入中毒时 V 类毒剂的作用不如 G 类毒剂快。

（4）危害持续时间长。沙林是暂时性毒剂外，塔崩、梭曼的危害持续时间均较长，而维埃克斯的持久性更长。当维埃克斯以 0.5～5mg/m^3 染毒地面时，对无防护服装或无消毒措施的人员是很危险的。1968 年 3 月美国在犹他州骷髅谷牧区用维埃克斯做试验，使 6000 多只绵羊中毒。在使用 2 个月后，维埃克斯仍保持有引起胆碱酯酶轻度抑制的浓度。

（5）隐蔽性较强。本类毒剂纯品是无色、无气味，无刺激性。因此，在中毒的片刻可能不会引起注意，而延误采取防护措施的时机；但 V 类毒剂染毒地区，较易发现征象。

4. 毒理

（1）急性毒性。神经性毒剂的急性毒性均属剧毒或高毒类。一般说，沙林的毒性比塔崩大 3～4 倍，梭曼的毒性又比沙林大 2～3 倍，V 类毒剂的毒性要比 G 类毒剂大 5～10 倍，其皮肤吸收毒性比 G 类毒剂大百倍以上。此类毒剂对各种动物的毒性，猴最为敏感，狗接近猴，其次为猫、兔、豚鼠和大鼠，小鼠最不敏感。如梭曼肌肉注射 LD_{50}，狗为 7μg/kg，猫为 13μg/kg，兔为 17μg/kg，豚鼠为 29μg/kg，大鼠为 80μg/kg，小鼠为 140μg/kg。

① 吸入毒性。塔崩和沙林对动物的吸入毒性 LCt_{50}（时间半数致死浓度），小鼠［塔崩为 380mg/(m^3·10min)；沙林为 250mg/(m^3·10min)］；大鼠［塔崩和沙林均为 300mg/(m^3·10min)］；猴［塔崩为 250mg/(m^3·10min)；沙林为 150mg/(m^3·10min)］。

② 皮肤吸收毒性。塔崩对兔经皮 LD_{50} 为 1.5～3mg/kg。沙林对豚鼠经皮 LD_{50} 为 5.6mg/kg。梭曼对豚鼠去毛皮肤或去角质层皮肤的 LD_{50} 各为 12.8mg/kg 和 1.33mg/kg。由此可见角质层对梭曼吸收是有屏障作用。维埃克斯对小鼠和兔经皮 LD_{50} 各为 0.15mg/kg 和 0.17mg/kg。

③ 经口毒性。塔崩对大鼠、兔和狗经口 LD_{50} 各为 3.7mg/kg，16.3mg/kg 和 8mg/kg。沙林对大鼠经口 LD_{50} 为 0.55mg/kg。塔崩给兔滴入眼结膜囊内的 LD_{50} 为 1.2～1.7mg/kg。

（2）对胆碱酯酶的抑制的特点。此类毒剂对胆碱酯酶的抑制作用及中毒酶使用肟类药物的复能作用，均与有机磷农药基本相似，在此只对某些特点加以简介。

① G 类毒剂与 V 类毒剂对胆碱酯酶的抑制作用有所不同。G 类毒剂对酶的抑制，只有

其磷酰基与酶的酯解部位结合，一般不涉及负矩部位，仅梭曼的烷氧基较大，可以遮盖负矩部位。而 V 类毒剂除上述作用外其离开基团（类似胆碱部分）主要依靠疏水性吸附及静电吸引而与负矩部位结合。

② 中毒酶的复能。使用肟类药物如氯解磷定和双复磷，对沙林和 V 类毒剂的中毒酶均有复能作用，但对梭曼中毒酶无效。

③ 对胆碱能受体的作用。此类毒剂除抑制胆碱酯酶外，还与其他对胆碱能受体的作用有关。有人研究沙林、塔崩和梭曼等对神经触传导的影响认为上述毒剂和乙酰胆碱争夺胆碱能受体。用蛙腹直肌做试验，用沙林完全抑制胆碱酯酶后，再应用有机磷化合物，可立即引起肌肉收缩，且重复应用引起同样反应。这是直接作用于胆碱能受体的结果。

5. 对人体毒作用的表现

(1) 对中枢神经系统的作用。中枢神经系统对此类毒剂极为敏感，一般是先兴奋后抑制。有人研究梭曼对猴脑电活动与全身运动变化的关系，将中毒表现分为三期。

① 惊前期。脑电图首先出现皮质兴奋波（频率增加），而后扩散到皮质下组织，出现同步高幅尖波，但以皮质更为明显。此时丘脑核电波不改变。动物出现不安、咬嘴、散瞳，以至震颤或四肢抖动。

② 惊厥期。脑电图的特征为高幅尖波，阵发性，以皮质下各部位包括丘脑核的强度较明显。动物全身阵发性强直性惊厥，角弓反张，大量流涎，呼吸困难。

③ 惊后期。脑电图的波幅、波型和波频都逐渐改变为高幅慢波。动物惊厥逐渐缓解。此后，心电图出现平坦线型，动物对外界完全无反应，并有严重呼吸抑制。如不处理就会死亡，如改善呼吸，动物仍可恢复。

单用阿托品不能控制梭曼中毒的惊厥，但对呼吸抑制有对抗之效。应用安定可控制其惊厥。东莨菪碱控制此类毒剂引起的惊厥，其效果比阿托品强。

(2) 对呼吸系统的作用。中毒后，呼吸中枢先是短时兴奋，而后变为抑制。呼吸衰竭是中毒死亡的主要原因。对于呼吸中枢的抑制，阿托品或东莨菪碱都有良好的对抗作用，具有抗烟碱样作用的美加明，也有良好效果。而肟类复能剂即使从小脑延髓池注入，也无明显恢复呼吸的作用，但它能对抗毒剂所引起的呼吸肌瘫痪。

(3) 对心血管系统的作用。中毒后，一般引起心率变慢，全身血压降低，或在血压降低前先出现短时升高。毒剂对心脏最明显的作用，是心动过缓和心脏搏动减弱，以及由此而引起心输出量减少。心电图的改变有 P 波消失，P-R 间期延长，以及 T 波倒置和 S-T 的升高或降低。应用神经阻断剂六甲双铵，可暂时部分地减轻毒剂所引起的心动过缓；此时，加用阿托品才能完全消除。这表明心动过缓，部分是由于副交感神经节烟碱样作用所引起，部分是由毒蕈碱样作用所引起。

(4) 对消化系统的作用。V 类毒剂中毒的早期症状是引起腹痛，且在支气管收缩之前出现。V 类毒剂对胃肠道的作用比 G 类毒剂更突出。阿托品、氯解磷定或神经节阻断剂都有对抗作用。

(5) 对泌尿系统与骨骼肌的作用。这方面与有机磷农药相同，在此不再赘述。

(6) 对眼的作用。眼对此类毒剂很敏感，当眼接触毒剂时，即可引起瞳孔括约肌和睫状肌收缩，出现瞳孔缩小，眼痛，近视。并由于毒剂对中枢神经的作用，患者暗适应能力降低，暗视阈增高，视野缩小。此种作用可被阿托品消除。

(7) 代谢改变。中毒后可引起代谢性和呼吸性酸中毒。由于肾上腺分泌增加，可引起高血糖，脾脏收缩可使血细胞压积增加，血中钾、磷和乳酸含量增加等。

（8）临床表现特点。与有机磷农药中毒的基本相似。其特点是：①起病急，中毒程度较重，可无潜伏期或很短，但Ⅴ类毒剂皮肤吸收中毒的潜伏期较长，有时可达数小时；②病情发展快，病程短促，特别是呼吸道、消化道和伤口吸收中毒，故应及时抢救；③一般沙林中毒者经治疗后症状消失快，塔崩和梭曼中毒者虽经治疗，肌肉震颤、无力、腹泻等可持续5～7天，或消失后再度出现，有时呼吸可突然停止。

四、糜烂性毒剂

糜烂性毒剂的主要代表有硫芥（又名芥子气）、氮芥和路易气。战争使用时主要呈液滴态，用以污染人员皮肤、水源、食物、地面及各种物资器材；其蒸气或雾可造成眼和呼吸道损害；人员接触染毒物品成误食染毒的水和食物可引起间接损伤。

1. 硫芥

化学名为二氯二己硫醚，又名芥子气。纯品为无色油状液体，工业品呈深褐色；有大蒜气味。相对分子质量159.08，密度（20℃）1.27g/cm³，熔点14.4℃，沸点216℃（分解），挥发度（20℃）0.62mg/L，蒸气密度5.5g/L，水内溶解度（20℃）0.6g/L。易溶于煤油、汽油、醚、四氯化碳、苯、丙酮、乙醇以及脂肪和油。

溶于水时，易水解成盐酸和无毒的二羟二乙硫醚，但未溶于水的水解速度很慢。煮沸、搅拌并加入碱类物质（如2%碳酸钠）可加速其水解。

易被含有活性氯的物质如漂白粉、次氯酸钙、氯胺以及氧化剂破坏失去毒性；但在强氧化剂如硝酸（长时间加温）或高锰酸钾（加温并有硫酸存在时）作用下可产生仍有糜烂作用的芥子砜。

（1）毒理

① 毒性。该类毒剂属高毒类。硫芥经不同途径吸收进入血液后能广泛分布于体内各组织，肾、肺、肝的含量最多，骨髓中含量很少，但变化却很显著，说明骨髓对硫芥是很敏感的。进入机体的硫芥大部分以二羟二乙硫醚的形式从尿中排出体外。

② 中毒机理。硫芥是强的双功能烃化剂在极性溶媒中极易形成正碳离子和正硫离子，其烃化作用是通过正硫离子和阴电中心或亲核中心相互作用。在生物体内这种被烃化的亲核中心主要是有机的或无机的阴离子、氨基和含硫的基团。由此可见硫芥与体内生物学上有重要意义的化合物（如酶、蛋白质和核酸）有广泛的作用。目前认为它对DNA的作用更为重要。

（2）对人体影响。对眼、呼吸道和皮肤都有作用。能使皮肤和其他与之接触的身体部位发生灼伤和起泡，吸入时能引起呼吸道损伤，被吸收到体内可引起全身反应。

吸入毒性，引起死亡的浓度，150mg/m³为5h；50mg/m³为60h；3mg/m³为720h。浓度300mg/m³时，接触2～5min即可引起死亡。蒸气对人一般只能造成轻度损害。但在炎热季节，也能造成致死的浓度。1mg/m³可导致眼损害，10mg/m³时可引起显著的结膜炎。

液滴态对皮肤的毒性，剂量在0.005～0.01mg/cm²时可引起显著红斑；0.15mg/cm²时出现小水泡；0.2mg/cm²时出现大水泡。经皮肤吸收，剂量在70mg/kg时，会导致死亡。

① 皮肤损害。硫芥接触皮肤当时可闻到气味外，并无其他感觉。损害的程度和损害发生的快慢，在很大程度上取决于气象条件和染毒程度。热和潮湿的天气能明显地增强硫芥的

损伤作用。热而潮湿的会阴部、外生殖器、腋窝、肘窝和颈部皮肤对硫芥很敏感。

a. 潜伏期。液滴态染毒，在常温时潜伏期一般为 2～6h，蒸气态为 6～12h。在热和潮湿季节潜伏期可短至 1h，蒸气轻度染毒的潜伏期则可长达数天。

b. 红斑期。红斑逐渐出现，明亮如晒斑。局部有灼热、发痒和轻度水肿。染毒程度严重时皮肤水肿明显。蒸气态染毒时，红斑渐渐变为青紫色以至褐色，恢复后常发生持久性色素沉着。

c. 水泡期。一般在红斑后（液滴态染毒通常在染毒后 18～24h）形成水泡。这是因为皮肤基层细胞产生进行性液化坏死，以及真皮血管渗出增加而形成。临床上可见红斑区有多处点状损害，以后发展、融合成典型水泡。水泡大小不同，呈圆形突起，泡壁薄。泡液清亮透明，浅黄色，后呈混浊，易凝固，本身没有刺激性。液滴态硫芥污染皮肤后会形成环状水泡，中心区呈苍白色，常常发生坏死，而不起泡。

在病理形态上，水泡可分为表面水泡（其基底是未受损伤的乳头状真皮层）和深层水泡，其坏死部分波及真皮并向下到达皮下脂肪组织。

d. 溃疡期。如果水泡没有破溃，1 周左右泡液逐渐吸收。水泡顶部形成痂皮，痂皮下发生上皮再生。但因泡壁很薄，常致破裂，因此很易形成表面糜烂，这种糜烂常常预后良好，由痂皮下的上皮形成而获得痊愈。深层水泡会形成深度坏死性溃疡，在 5～10 天之中，溃疡增大，坏死部分脱落，两周后开始慢慢愈合。所致的溃疡常易感染，从而使痊愈过程变长，在 2 个月或更长时间之后，溃疡结成瘢痕而愈合。除水泡区内由于皮肤色素层脱落而形成色素减退外，其周围常有褐色色素沉着。

重复接触会致灼伤，使皮肤产生过敏。敏感者再次中毒的最常见症状之一是出现麻疹样皮疹。另一种特有的反应是，在原来的损伤区（不论愈合与否）及其周围发生湿疹样皮炎，有搔痒，这种皮炎能持续数天。

② 眼损伤。眼比身体其他各部更敏感，在仅能嗅到的浓度（0.001mg/L）下接触 1h 即可引起结膜炎，而对呼吸道和皮肤却无明显影响。根据第一次世界大战 6980 例硫芥中毒者的分析，眼损伤占 86%。

眼损伤通常是在毒剂蒸气作用下产生的，也有可能液滴态直接落入眼内而引起。

轻度和中度眼损伤在潜伏期（轻度 6～12h，中度 2～6h）后出现轻度和中度结膜炎症状。眼有刺痛和烧灼感，流泪、畏光、结膜和眼睑发红、水肿、眼睑痉挛。轻度损伤 1～2 周恢复正常，中度损伤的恢复需 2～6 周。

重度损伤在很短或数十分钟潜伏期后出现角膜、结膜炎症状，强烈的疼痛、畏光、流泪、结膜和眼睑严重水肿；角膜混浊或有溃疡形成。病情可持续 2～3 个月，易复发。特殊严重的病例可能发生虹膜炎和虹膜睫状体炎，甚至角膜穿孔。

③ 呼吸道损伤。吸入蒸气态或雾状毒剂主要损伤上呼吸道，出现鼻、咽喉炎和气管炎症状，一般较少引起肺部病变。但在吸入高浓度蒸气或雾态毒剂时，也可引起肺部损伤。

轻度呼吸道损伤经潜伏期 12h 左右出现流涕、咽痛、咽干发痒、干咳、嘶哑、头痛，有时有微热，可见黏膜充血、水肿，1～2 周恢复。中度损伤潜伏期 6～12h，上述症状加重，并有胸骨后疼痛、衄血、有脓性痰以及体温升高（38～39℃）、肺部有干湿性啰音等，需 1 个月左右恢复健康。如长期未愈可转为慢性支气管炎。

重度损伤主要表现为咽喉、气管、支气管黏膜坏死性炎症。坏死的上皮组织与炎性渗出物形成白喉样假膜附着在咽喉及支气管壁上，甚至形成支气管树管型。如坏死膜脱落可随痰咳出，在脱落处露出糜烂面。如果坏死深达黏膜下层，就会形成愈合缓慢的溃疡面。此型患者有吸收中毒症状。情况严重时，可在3～4天发生死亡. 有时也会因脱落的坏死膜阻塞呼吸道而突然引起窒息。

④ 消化道损伤。误食染毒水或食物，进入胃后20～40min出现与一般急性胃肠炎类似的症状，腹部剧痛、流涎、恶心、呕吐、厌食、腹泻，大便腐臭混有血液。严重时口唇有水肿和水泡，口腔、咽喉黏膜充血、水肿或溃疡，以致吞咽和语言障碍。病人很快出现无力等全身中毒症状。

⑤ 全身吸收中毒。大面积皮肤损伤或吸入毒剂量较大时，可引起全身吸收中毒症状，如全身不适、疲乏、头痛、头晕、恶心、呕吐等，这些症状常与红斑同时出现或在皮肤灼伤明显表现之前发生。随后出现抑郁、嗜睡等中枢抑制及副交感神经兴奋等症状。主要有以下几个方面。

a. 神经系统。病人抑郁、无力、嗜睡、情绪低落、沉默寡言、表情淡漠、反应迟钝等中枢抑制症状。只有在严重或超过致死量中毒的情况下，由于中枢兴奋出现惊厥。

b. 造血系统。硫芥的一个重要作用就是扰乱和抑制细胞的增殖。吸收中毒时，骨髓、脾、淋巴结等造血组织均可受到严重的损伤，有丝分裂抑制或停止，造血细胞消逝以及有形成分的分解，反映在外周血液中的是全血性减少。外周血象的改变，在最初两天内出现白细胞增多，之后骤然降低。白细胞下降的程度往往与中毒程度相一致。严重者可降至数百个或更低。分类计数，中性粒细胞占90％以上，淋巴细胞、嗜酸和嗜碱粒细胞都显著减少。红细胞最初2～3天可因血液浓缩而增高，后期呈现贫血。血小板于中毒后3～6天开始下降。中毒愈严重下降愈明显。

c. 消化系统。消化系统症状是中毒的早期症状。非经口中毒也常出现胃肠症状：流涎、恶心、呕吐、腹痛、腹泻，大便带血或柏油样便，有恶臭。病人食欲减退或拒食。

d. 物质代谢。能抑制己糖磷酸激酶的活性，使糖代谢发生障碍；蛋白质及脂肪分解增加。尿中氮、氨、肌酸、肌酐、硫、磷等排泄量增加。血液乳酸、酮体含量增高，可发生酸中毒。由于代谢障碍、食欲消失和胃肠功能的改变，病人逐渐消瘦、体重减轻、虚弱，出现芥子气恶病质。

e. 心血管系统。出现心动过速、心律不齐、血压增高等。严重情况下，脉搏细弱，心率变慢，血压下降以至休克。

f. 其他。常可见体温升高。升高的程度常与中毒程度相一致。轻度中毒时，体温正常或在损伤后2～3天有低热。中度中毒在中毒后1～2周内，体温可持续在38～38.5℃。重度中毒在最初几天可升至39～40℃，然后稍有下降，并持续2～3周。

2. 氮芥

化学名为双氯乙基甲胺。氮芥的生物学作用与硫芥一样，是由于双（p-氯乙基）基团的存在。因为氮是三价的，故有第三个基团联在氮原子上。这个基团可以变更，因而组成了一系列的同系物。常见的氮芥是甲基-双（β-氯乙基）胺，又称甲氯乙胺〔CH_3—N$(CH_2CH_2Cl)_2$〕；曾作为军用毒剂使用的是三氯三乙胺〔$N(CH_2CH_2Cl)_3$〕，现已不是装备毒剂。

叔胺形式的氮芥为无色或淡黄色油状液体，工业品呈浅褐色。有微弱的鱼腥味。沸点233℃。密度1.24g/cm^3。不易溶于水，但能任意地溶于有机溶剂内。氮芥的盐酸盐为白色结晶，易溶于水。比硫芥更不容易水解，其水解产物，除了最终产物外，其他都是有毒的。

能被含有活性氯的物质如漂白粉、次氯酸钙、二氯胺等消毒，但比硫芥困难。

(1) 毒性。属高毒类。液滴态氮芥气对人的皮肤毒性剂量在小于 $0.01mg/cm^2$ 时，可引起显著红斑；$0.5\sim3.0mg/cm^2$ 时出现水泡。经皮肤吸收，剂量在 40mg/kg 时可致死。空气中浓度在 $200\sim300mg/m^3$ 时人员吸入 5min 或浓度在 $120mg/m^3$ 时吸入 15min 可以致死。

(2) 对人体危害的特点。氮芥的其损伤作用、临床表现、防治原则和方法等基本上与硫芥同。现仅就其临床特点与硫芥进行比较。

① 皮肤损伤较轻

a. 刺激性较轻，暴露于低浓度蒸气态时可不出现皮肤损伤或只引起短暂的刺激或轻度红斑。

b. 潜伏期较短，高浓度毒剂蒸气或液滴染毒时红斑出现较早，一般约 $3\sim4h$。

c. 皮肤吸收慢。

d. 主要损伤毛囊。红斑出现后，在皮肤水肿的同时，毛囊口发生小水泡，很少形成大水泡，除非毒剂量较大时方可融合成大水泡。

② 对上呼吸道刺激作用较强。吸入蒸气后 $2\sim4h$，鼻、喉、气管等黏膜以及软腭、悬雍垂及腭弓部等明显充血、水肿，甚至坏死、糜烂及纤维素性渗出。咽部及扁桃体可有多发性小溃疡。喉部的水肿和坏死可致呼吸道阻塞，严重者也可损伤下呼吸道，可于 $1\sim2$ 天内引起肺水肿。易继发感染。

③ 吸收中毒作用强烈

a. 对中枢神经系统作用明显。严重中毒时，经过急剧，很快发生不安、兴奋、反射增强、全身阵发性痉挛，呼吸、脉搏频数。以后由兴奋转为抑制、麻痹，死亡可在 $3\sim6h$ 内发生。

b. 对造血组织和淋巴组织作用很突出。通过皮肤、呼吸道或胃肠道吸收，12h 内即可见骨髓再生障碍。胸腺、脾、淋巴结很快缩小并有坏死和吞噬淋巴细胞现象。这种损伤在血液方面表现为一过性（数小时）白细胞增多，进而出现淋巴细胞明显减少，颗粒性白细胞减少，血小板减少和中度贫血。

c. 对眼及消化道的作用。对眼的作用比硫芥出现早。轻度或中度染毒后 20min 内引起轻度刺痛和流泪。更严重染毒后，立即出现症状。

d. 皮肤染毒后，应立即进行消毒，如在红斑出现前未经消毒，或染毒已 $2\sim3h$，亦应进行消毒。虽然红斑处消毒会加重局部损伤，但对防止吸收中毒仍有好处。

3. 路易气

化学名为氯乙烯基二氯胂。

(1) 理化特性。纯品为无色油状液体，工业品为深褐色，有天竺葵叶汁气味。分子式 $ClCH=CH—AsCl_2$，密度（20℃）$1.89g/cm^3$。沸点 190℃（部分分解）。熔点 -18℃。挥发度（20℃）4.7mg/L。蒸气密度 7.2g/L。难溶于水，易溶于汽油、煤油及其他有机溶剂中。

易被过氧化氢、高锰酸钾、硝酸、次氯酸钙、碘等氧化剂氧化，形成无糜烂作用的氯乙烯砷酸；与水作用很快形成固体的氯乙烯氧胂，从而失去其挥发性，但仍有强烈的毒性和皮肤糜烂作用。

极易被苛性碱破坏，生成乙炔等产物。此反应可作为本品鉴定反应的基础。

（2）毒性。属高毒类。毒理作用与三价无机砷有许多相似之处。它是很强的细胞毒，又是血管毒。

在体内能与酶的巯基结合，使其失去活性。目前已知有 20 多种巯基酶，例如琥珀酸脱氢酶、尿素酶、羧酶、组织蛋白酶等都可被其抑制。如与丙酮酸氧化酶体系中的巯基结合时，丙酮酸的氧化即受到抑制。神经系统（特别是大脑）以及其他组织中都有这种酶存在。此酶受抑制后，产生糖代谢障碍，因而影响神经系统和其他组织的正常功能。

此外，对毛细血管有强烈的毒性。中毒时，毛细血管极度扩张，特别是内脏部分的毛细血管。随后小动脉也发生损害。所以除皮肤损伤发生严重水肿和出血外，内脏器官和神经组织也有广泛性出血、水肿或积液，并易发生循环衰竭和肺水肿。

（3）对人体影响。对局部刺激作用强烈，潜伏期短，病程经过急剧，发展迅速，但恢复较快。

① 皮肤损伤特点。液滴态路易气接触皮肤后 10～20s 就感到针刺样疼痛，并随着毒剂的渗入而加剧。红斑鲜红，界限不明显，伴有水肿和点状出血。水泡极度膨胀。水泡液呈血性浑浊。

② 眼损伤特点。无潜伏期，轻者主要是刺激症状，炎症时间短。重者出现强烈的疼痛感，有严重的充血和水肿。液滴态路易气进入眼内如未及时处理，会导致角膜坏死和玻璃体流出以致失明。

③ 呼吸道损伤特点。无潜伏期，有呼吸道刺激症状。严重中毒者常发生肺水肿并伴有胸膜渗出。

④ 经口中毒的特点。数分钟之后发生剧烈的疼痛和无法控制的呕吐。有时呕吐物中混有血液。较严重损伤时，主要病变是胃肠黏膜急性炎症并有出血和溃疡。

⑤ 全身吸收中毒的特点。发展迅速，中枢神经系统、心血管系统和肺部易受损害。严重中毒者首先出现中枢兴奋、流涎、心动过速、呼吸短促、恶心及呕吐，以后转为中枢抑制、无力、淡漠。由于毛细血管通透性发生变化，大量液体渗出，引起肺水肿、血液浓缩、休克和死亡。不死亡的伤员可能发生溶血而引起溶血性贫血。此外，还可出现白细胞减少、代谢障碍，包括蛋白质分解增加，尿中非蛋白氮增高。

路易气与硫芥损伤的鉴别诊断见表 6-6。

表 6-6　路易气与硫芥损伤的鉴别诊断

临床表现	路易气	硫芥
接触时感觉	有灼热和刺痛	无感觉
潜伏期	无或很短（10～20min）	液态 2～6h
气味	天竺葵叶汁气味	大蒜气味
红斑	鲜红，痛，界限不明显，水肿严重，有出血点	暗红、微痛，界限明显，水肿轻，一般无出血点
水泡	血性浑浊，只形成一个大泡	淡黄透明，小水泡后融合成环状水泡
溃疡	鲜红色，深，底部有多数出血点	苍白色，有个别出血点
愈合	快	慢
色素沉着	无	有
全身吸收作用	显著，经过急剧	较差，病程较慢

另外路易气中毒时，皮肤水泡液、尿、血液及经口中毒的呕吐物中可检出砷。

五、全身中毒性毒剂

全身中毒性毒剂主要代表有氰化氢和氯化氰。因其沸点低，挥发度大，战斗时主要使用蒸气态，属于暂时性毒剂。第一次世界大战期间，法军曾大量使用氢氰酸，但未能造成有效杀伤浓度，无一人死亡。因为其毒性大，作用快，系速杀性毒剂，加之此类毒剂分子小，不易被活性炭吸附，防毒面具对它防护效果较差，以及平时工业有大量生产，毒剂来源容易，故至今仍较受重视，且作为装备的军用毒剂之一。

1. 氰化氢

蒸气密度（0.93g/cm³）较空气轻，易扩散。主要经呼吸道吸入中毒不易通过皮肤吸收中毒。因其水解慢，误服染毒的水和食物可引起中毒。其他可参考本章第七节。

2. 氯化氰

蒸气密度和挥发度都比氰化氢大，但毒性比氰化氢小。但对眼和呼吸道有强烈的刺激作用，还可引起急性中毒性肺水肿。对敌人企图用高浓度进行袭击，以达到穿透滤毒罐，迫使脱去防毒面具的目的，值得引起注意。其他可参考本章第七节。

六、失能性毒剂

失能性毒剂是1950年以后发展起来的一类毒理作用颇为特殊，就其失能的性质而言，可分为两类，一类是精神失能剂，另一类是躯体失能剂。

精神失能剂是使人精神失常而造成暂时性丧失战斗能力或工作能力的毒剂。在这方面国外研究的主要化合物类型有：替代羟乙酸酯类化合物；麦角酸衍生物；四氢大麻醇类化合物（兼有躯体失能的作用）；芳香胺类化合物；吲哚烃基胺类化合物等。1962年，美军从替代羟乙酸-3-奎宁环酯类化合物中定型了毕兹（BZ）。

躯体失能剂是指使人丧失正常活动能力的毒剂。国外研究属于本类毒剂的主要化合物类型有：引起瘫痪或松弛的化合物；引起体温失调的化合物；引起血压过低的化合物；引起震颤或转圈的化合物；引起耳聋或失明的化合物；引起呕吐的化合物。

毕兹化学名为二苯基羟乙酸-3-奎宁环酯。

（1）理化特性。为无臭、白色或淡黄色晶体。不溶于水，易溶于稀酸，微溶于乙醇，能溶于二氯乙烷、乙酸乙酯等有机溶剂中。沸点高，挥发度小，战争时造成气溶胶态使用。性质稳定。不易受热分解。在常温下水解较难，加碱、加热使水解加速。

（2）毒性。主要以气溶胶吸入中毒，其次也可用合适的液体配制，通过皮肤吸收中毒，但其作用较差。误服染毒水或食物，也可引起中毒。

有中枢及周围神经系统的抗胆碱能作用，和阿托品等作用相似，但其中枢作用较强。它与胆碱能受体的结合是可逆的。其中枢作用是抗毒蕈碱样性质，认为这是主要失能的原因。可出现感觉混乱、运动障碍，并条件反射破坏。其周围作用与阿托品相似，如抑制肠蠕动和腺体分泌、扩瞳、心跳加快、血压升高等。

（3）对人体影响。人每千克体重吸入0.03mg即可丧失战斗能力。中毒症状发生缓慢，一般在吸入中毒后半小时到1h以上才出现症状，4~12h后症状最严重。中毒后2~4天逐渐恢复正常。皮肤吸收中毒，症状可在36h后出现。主要症状如下。

①中枢神经系统症状。行动不稳，思维活动减慢，反应迟钝，时间概念丧失等。

②周围神经系统症状。口干，瞳孔散大，视物模糊，皮肤发红、干燥，体温升高，心跳加快，食欲减退，恶心、呕吐，便秘，尿潴留等。

如天气干燥、炎热时，因体温调节障碍，可引起严重中暑，甚至死亡。

在敌方施放白色或灰色烟雾的情况下，呼吸道防护不严或无防护的人员，中毒后经过一定时间，出现同类症状，即周围和中枢的阿托品样作用，则可诊断。

七、窒息性毒剂

窒息性毒剂主要作用于呼吸器官，引起急性中毒性肺水肿，严重者窒息死亡。主要代表有光气、双光气。第一次世界大战期间德军首先使用了此类毒剂。由于本类毒剂的毒性较小，对人体的作用缓慢，且有潜伏期，易于防护。因此，目前已不作为主要装备毒剂。但光气在工业中早就有大量生产，制造方便，中毒后的急救治疗尚无特效药，故敌人使用光气的可能性依然存在。

人在光气浓度 $150\sim300\text{mg/m}^3$ 的环境中 10min，可引起死亡，在高浓度光气气团中，中毒者在几分钟内由于反射性呼吸、心跳停止而死亡。

双光气（氯甲酸三氯甲酯）系无色或微带黄色液体，有烂苹果气味。相对分子质量197.83。凝固点 $-57℃$。沸点 127℃。饱和浓度（20℃）53g/m^3。难溶于水，易溶于有机溶剂。双光气的化学性质与光气相同，但水解慢，属于半持久性毒剂，在冬天往往可当作持久性毒剂使用．双光气的毒性约比光气大 1 倍多。

为了保存自己，就必须采取积极的防护措施，及时使用防毒面具，或用浸渍氨水或10％乌洛托品溶液的口罩，均可达到有效的防护。

光气、双光气的中毒机理、临床表现以及防治措施均相似，可参考本章第七节。

八、刺激性毒剂

刺激性毒剂按毒性作用分催泪性和喷嚏性两类，前者有苯氯乙酮、西阿尔（CR）；后者有亚当气，而西埃斯（CS）兼有上述两类刺激作用。这类毒剂对眼、上呼吸道、胃肠道及皮肤都有刺激作用；作用迅速、剧烈，通常对人员没有致死的危险，离开染毒区后刺激症状则很快缓解、消失。

1. 苯氯乙酮

（1）理化特性。纯品是无色晶体，有荷花香气味。工业品常呈淡黄或棕黄色。密度（15℃）1.324g/cm^3，熔点 59℃。沸点 $244\sim245℃$，在 20℃时饱和浓度 106mg/m^3，施放后形成毒烟分布。蒸气密度 5.3g/L。很难溶于水，但易溶于苯、乙醇、氯仿等有机溶剂。故敌人将其溶于氯仿或苯中，用于地面染毒，这样造成的蒸气作用时间可长达 $2\sim4$ 昼夜。在常温下很难水解，只有在碱溶液中长时间煮沸才能水解成苯羟乙酮。

与硫化钠的醇溶液作用，生成没有刺激性的物质，所以可用硫化钠的醇溶液消毒。强氧化剂如漂白粉、高锰酸钾的水溶液能氧化，最后生成苯甲酸等物质，故可作为消毒剂。

（2）毒性。主要以毒烟形式刺激眼，其次对上呼吸道黏膜和皮肤也有作用，还可通过误食染毒的水或食物引起消化道的损伤。

对眼的最低刺激浓度为 0.3mg/m^3，高浓度或接触时间长时，对眼和上呼吸道有强烈刺激作用，并引起暴露部位潮湿皮肤的刺激作用和过敏反应。不可耐浓度为 $5\sim15\text{mg/m}^3$，而在高浓度下，可引起肺部损伤。

（3）对人体影响。属催泪性毒剂，对眼具有高度选择性的刺激作用。眼接触毒剂后，立即出现烧灼感，如有砂子进入眼内一样，大量流泪，疼痛，畏光。客观检查，仅见眼结膜充血。严重者眼球、眼眶、颞部皆有疼痛。上述症状以 $5\sim15\text{min}$ 内最剧烈，离开毒区后即开始缓解，$20\sim30\text{min}$ 后完全消失。毒剂浓度过高、作用时间久，或毒剂液滴、颗粒直接入眼，有腐蚀作用，造成眼灼伤，浅层或深层角膜炎。

同时引起上呼吸道刺激症状，如鼻刺激感、咽烧灼感、咳嗽、流涕、声哑等，可见气管及支气管炎。严重病例甚至发生肺水肿。

皮肤接触毒剂液滴引起局部丘疹和水泡性皮炎，严重者引起浅层皮肤灼伤。毒剂蒸气对多汗潮湿皮肤产生灼热感、瘙痒、红斑，甚至水肿、水泡和溃疡等。

2. 西埃斯

(1) 理化特性。化学名为邻-氯苯亚甲基丙二腈，纯品是白色结晶，熔点 95～96℃，沸点 310～315℃。难溶于水，易溶于多种有机溶剂。在战场上使用的有三种形式：西埃斯 (CS) 以热蒸发造成毒烟；CS_1 是极细粉末与 5％硅胶混合而成；CS_2 是 CS_1 经六甲基硅氮烷处理后的混合物。在 15℃，有阳光和微风条件下，CS_1 撒在地面上，其危害可达 14 天，而 CS_2 的危害时间更长。当有风或人走动，或车辆行驶时，能重新飞扬起来损伤人员。

在中性溶液中，西埃斯的半衰期为 10min，但在碱性条件下则易水解，因此可用碱溶液进行地面消毒。

西埃斯与高锰酸钾作用，生成氧化产物，无刺激性，故可用高锰酸钾溶液作为消毒剂。

(2) 毒性。对眼、呼吸道、胃肠道及皮肤都有刺激作用，再次接触西埃斯的皮肤有过敏现象。

从呼吸道、胃肠道吸收后，在体内分解为邻-氯苯甲醛和丙二腈，前者进一步氧化为邻-氯苯甲酸；后者可水解出氰根，并参与体内氰根代谢，生成硫氰酸盐，由尿排出。

(3) 对人体影响。西埃斯对人最低刺激浓度为 0.05～0.1mg/m³，不可耐浓度为 1～5mg/m³，对眼和呼吸道均有强烈的刺激作用，眼接触后立即发生强烈的烧灼感和刺痛，大量流泪、眨眼、怕光。严重者眼睑痉挛。检查可见眼结膜充血和水肿。

呼吸道的刺激症状有鼻、咽喉部烧灼感，引起接连喷嚏、咳嗽和流涕，严重者有胸部紧迫感，呼吸困难，可发生肺水肿。

皮肤较为敏感，尤其是潮湿部位皮肤有强烈的烧灼感和刺痛。严重时起泡以至溃烂。此外，对皮肤有致敏作用，当多次接触后，只要再接触就可引起皮肤发痒、发红，甚至起泡。

其他同苯氯乙酮。

3. 亚当气

(1) 理化特性。学名吩吡嗪化氯，纯品系金黄色晶体，工业品呈暗绿色，无气味。熔点 195℃，沸点 410℃，挥发度很小，在 20℃时为 0.02mg/m³。使用时为烟态。不溶于水，在有机溶剂中溶解也很少，只在热的有机溶剂中才有较大的溶解度。

难于水解，即便加热也是如此。加碱能使水解加快；在强碱作用下，能完全水解，产物为氧化双氢（夹）砷氮蒽，但仍有刺激性，故不能用水解法消毒。

强氧化剂如高锰酸钾、漂白粉等，可氧化为二苯胺环胂酸，无刺激作用，故可用氧化法进行消毒。

(2) 毒性。主要是刺激上呼吸道，其次是眼，对皮肤刺激作用较小。对上呼吸道的最低刺激浓度为 0.038mg/m³；不可耐浓度为 2～5mg/m³。高浓度时还可引起肺水肿和全身中毒。吸入中毒的致死量为 15～30g/(m³·min)。

因含有砷，在体内主要抑制丙酮酸氧化酶系统和琥珀酸氧化酶系统的含巯基酶，从而干扰细胞产生能量的过程，引起上呼吸道、副鼻窦、眼和皮肤等的刺激性炎症。对感觉神经的刺激引起四肢麻木、感觉过敏和异常。人体感受神经的损伤引起步态不稳和闭目难立等表现。

（3）对人体影响。中毒的主要症状为强烈而不能控制的喷嚏和胸骨后剧痛，故又称"喷嚏性毒剂"或"胸痛剂"。一般认为是直接刺激作用和保护性反射所引起的。中毒者最初感到鼻、鼻咽部发痒、烧灼感。不久，胸骨后疼痛，上颌和额窦疼痛。有时疼痛剧烈，犹如刀割。接着出现反射性喷嚏、流涕、流涎，或伴有恶心、呕吐。此外，也对眼有刺激性，出现流泪、怕光和异物感。对上呼吸道的刺激有后发作用。

中毒严重时，出现全身症状，持续1～2天。患者常出现精神抑制，步态不稳，肌肉无力，不全瘫痪或瘫痪，皮肤出现感觉异常，但预后良好。在长时间接触高浓度后，可能引起肺水肿。

当高浓度作用于皮肤时，可发生红斑、水肿或水泡，并有发痒、灼热、刺痛感，1～2天即可消失。如误食染毒水或食物后，即出现顽固性恶心、呕吐、腹痛、腹泻等症状。通常这些症状数天后即消失。

其他同苯氯乙酮。

4. 西阿尔

（1）理化特性。西阿尔（CR），学名二苯氧杂吖庚因，纯品为淡黄色，无嗅的固体粉末。熔点为72℃。难溶于水，易溶于乙醇、丙酮、丙二醇、苯等有机溶剂中。化学性质稳定，很难水解，热稳定和储存稳定性也很好。一般配成溶液或以气溶胶或烟态使用。

（2）毒性。是继苯氯乙酮和西埃斯之后的第三种催泪毒剂，其毒作用与西埃斯相似，具有喷嚏、催泪和皮肤刺激作用，但对眼和皮肤的刺激作用比苯氯乙酮和西埃斯强，而呼吸道的刺激作用和致死毒性很小，且不易引起实质性损伤。

急性毒性很低，急性经口LD_{50}大鼠为7.5g/kg、兔为1.8g/kg。

（3）对人体的影响。对眼和皮肤的刺激作用强烈、迅速。无防护人员接触后，眼立即有刺痛和烧灼感，大量流泪、眼睑痉挛，并可见结膜暂时充血、睑缘红斑、眼睑水肿等，眼压轻度升高，但一般无结构损伤。

接触局部皮肤有烧伤样的剧痛感，可引起红斑，但一般不引起水肿、糜烂和水泡。西阿尔的浓度愈高，引起的刺激症状愈重愈久。此外，中毒后可见短暂性高血压。进入口腔后可引起舌刺痛和咽痛。毒作用时间短暂，脱离染毒区，消除毒剂后，一般刺激症状较快消失。

九、生物毒素性毒剂——蓖麻毒素

1. 毒性

蓖麻毒素是一种极具毒性的天然蛋白质属高毒类。1g蓖麻毒素可杀死数万人，其毒性是有机磷神经毒剂的385倍，氰化物的6000倍，眼镜蛇神经毒的2～3倍，70～100μg就足以致命。从第一次世界大战起，美国、英国、法国等国家就注意研制蓖麻毒素，到第二次世界大战期间，已完成了蓖麻毒素的武器化研制，制造了蓖麻毒素生物战剂，即代号为W-的炸弹，但从未在战场上使用过。

2. 对人体的影响

蓖麻毒素可经呼吸道吸入、消化道摄入和肌肉注射而导致人发生中毒，潜伏期一般在4～8h之内，严重者36～72h死亡。

3. 临床表现

普遍性细胞中毒性器官损伤，发生浮肿、出血和坏死等，可致中毒性肝病、肾病及出血性胃肠炎，严重者可因呼吸中枢麻痹而死亡。

主要参考文献

[1] 夏元洵主编.化学物质毒性全书.上海：上海科技文献出版社,1991：4,691~710.

[2] 卫生部卫生法制与监督司编.中华人民共和国职业卫生法规汇编.北京：中国人口出版社,2002：5~6,14

[3] 于永中主编.企业职业危害程度分级标准讲析.北京：劳动人事出版社,1988：134~137.

[4] 张照寰,薛寿征.灾难性环境事故.上海：上海医科大学出版社,1988：26~32.

[5] 王莹.急性化学中毒事故应急救援现状与对策.职业卫生与应急救援,1998,16（3）：113~116.

[6] 丁辉.论突发事件与应急机制.安全,2003（24）：11~12.

[7] 卢伟,杨士兴,周顺福.急性职业中毒防范和救治预案研究浅见.劳动医学,1996,13（3）：145.

[8] 马洪年,阮会良.化学事故引发城市灾害的危险识别与控制.职业卫生与应急救援,2003,21（1）：1~2.

[9] 马藻华等.一起重大一氧化碳中毒事故的应急救援回顾.职业卫生与应急救援,1997,15（2）：95~96.

[10] 蔡华琳,贺景贤.一起液氯钢瓶爆炸事故调查及教训.职业卫生与应急救援,1999,17（4）：205.

[11] 卢启冰,刘建业.急性职业中毒事故的应急监测及常用方法.职业卫生与应急救援,1996,14（3）：47~49.

[12] 王莹,顾祖维,张胜年等.现代职业医学.北京：人民卫生出版社,1996,224~228.

[13] 梁禄,徐伯洪.适应新发展加速空气检测方法的研究.中华劳动卫生职业病杂志,1993,11（3）：180.

[14] 王移兰,刚葆琪.现代劳动卫生学.北京：人民卫生出版社,1994：331~338.

[15] 孙桂林主编.劳动保护技术全书.北京：北京出版社,1990,401~403.

[16] 戴旭锋,郑光译.常用解毒剂.职业卫生与应急救援,2001,19（1）：47~49.

[17] 周素梅.一起罕见的三甲胺中毒.中国工业医学杂志,2002,15（4）：255~256.

[18] 安海英.日遗化武处置现场突发化学事故医学应急救援中的护理.中国急救复苏与灾害医学杂志,2008,3（9）：572~573.

[19] 任引津等.实用急性中毒全书,北京：人民卫生出版社；2003.

（陶永娴　王如刚）

第七章　大气及小环境空气污染突发事件

第一节　大气污染突发事件

大气污染引起的突发事件是由于人居环境中的空气受到严重污染而造成人群健康发生急性受害的事件。这类突发事件所影响的受害人数可以很多，而且造成的后果往往是非常严重的。根据这类突发事件所发生的原因不同，主要有以下几类。

一、生产事故

1. 发生原因

由于生产环节出现了种种漏洞，例如设备老化、设备破损、管理制度不严、人员疏忽等，导致发生了爆炸、泄漏、火灾等严重事故，致使大量有毒气体向厂外扩散，造成大气严重污染，危害厂外广大居民。苏联切尔诺贝利核电站事故、印度博帕尔农药厂事故等都是极其惨重的突发事件。

2. 影响因素

(1) 生产管理。生产事故发生的时间大多是午夜或凌晨。这与夜班人员疏忽或是由于白班已出现险情但未能及时发现等生产管理因素有关。

(2) 气象因素。午夜以后，气象逐渐出现辐射逆温，大气垂直对流减弱，污染物难以向上空稀释，只能在近地表做水平扩散。如果当时风大，就会向下风侧扩散。

(3) 地形。位于盆地、凹地或谷地内的工厂，毒气不易上升，只能沿河谷等地形呈定向水平扩散。

(4) 卫生防护距离。居住区与工业区应有足够的卫生防护距离。例如博帕尔农药厂周围没有明显的防护距离；切尔诺贝利核电站周围有 30km 防护距离，原以为 30km 是安全的，但事故发生 3 年后，在 80km 处的居民中癌症患者和畸形家畜剧增。

3. 主要污染物

由生产事故造成的大气污染，污染物的种类取决于工厂的性质。不同生产类型的工厂种类很多，重点是易燃易爆的危险工种，如核电站、化工厂等。

4. 危害

重大的生产事故对厂外的危害是非常严重的，给居民生命健康、环境质量都会带来巨大的影响。

(1) 居民健康受到直接影响。生产事故发生后，厂外最直接的受害者是附近的居民。除了急性中毒以外，还有更多的迟发的慢性中毒。例如博帕尔农药厂事故急性中毒死亡 2500人，而后陆续发病，总共有 52 万人受到严重伤害，其中十多万人终生残废；切尔诺贝利事件中 31 人急性死亡，233 人受伤，3 年后距核电站 80km 处的居民癌症发病率上升。

（2）环境污染间接危害居民。生产事故发生后，除了污染大气外，污染物还可自行降落或随降水降落到地面，污染水体和土壤，使得饮用水、粮食、蔬菜、水果、牲畜都受到污染。例如切尔诺贝利核电站附近的居民，此事故后吃了2年以上的放射性污染粮食。

（3）影响邻近国家。在严重污染的情况下，污染物逐渐可扩散到更远的地方，甚至波及邻近国家。例如切尔诺贝利核电站事故造成的放射性物质的污染不仅只局限于乌克兰，也波及波罗的海沿岸国家。事故发生后的第二天，瑞典的军用雷达就发现周围环境核辐射量急剧上升，已高出正常值6倍。同时，芬兰和丹麦也发现同样情况。可见，大气污染突发事故的影响范围可以扩展得非常远。

5. 应急措施原则

（1）立即启动突发环境事件应急预案，采取必要措施切断或控制污染源、防止危害扩大，及时通报可能受到危害的单位和居民，并向事发地县级以上环境保护主管部门报告，接受调查处理。

（2）抢救受害者。根据不同的受害情况，原地急救，并立即送往指定医院。

（3）停止生产，堵住污染物泄漏部位。

（4）疏散居民到安全地带。疏散时应让居民戴上防护眼镜和湿口罩。不应往下风侧转移，应先向旁风侧转移，然后转向上风侧；或向高处转移。

（5）清理现场。消除空气中污染物，清洗地面。污染面积大的地区，应实行临时戒严，对污染地区加以封锁，直至现场已清理完毕、环境已清洁安全后，方可解除封锁。

6. 预防

（1）开展突发环境事件风险评估，完善风险防控措施，排查、治理环境安全隐患，制定环境突发事件应急预案并备案、演练。

（2）健全生产责任制，加强安全生产管理制度。

（3）工厂周围一定要设置卫生防护距离。应根据工厂污染物的危害程度、可能泄漏的数量、喷出的高度，以及当地的主导风向和风力，科学地确定防护距离。在防护距离以内，不得设居住点。

（4）应定期向生产危险品工厂附近的居民进行有关的安全防卫教育。例如博帕尔农药厂是美国联合碳化物公司在印度开设的一个工厂。该公司在全世界开设了许多工厂，其中在美国加利福尼亚州的工厂附近有一所学校。该厂除了配备必需的监测系统和消防人员外，每年还会给学生和居民写一封信，详细说明工厂各种警报的含义以及相应的应急措施。可是印度博帕尔农药厂这一切都没有。自1969年建成后，博帕尔农药厂周围陆续居住了12000多人，但没有任何人向他们讲解上述内容。

二、烟雾事件

烟雾事件是由于工厂或家庭排出的废气或是机动车车辆排出的尾气，在极坏的气象条件下，造成的急性中毒事件。根据污染物形成的机理不同，烟雾事件可分为两类。

1. 煤烟型烟雾事件

（1）发生原因。工厂和家庭在生产和生活中会使用大量的煤，煤经过燃烧便产生大量煤烟。另外，很多工厂在生产过程中会产生大量有毒废气。这些煤烟和废气排入大气中，若遇到恶劣的气象条件，使得这些污染物不能充分扩散，只能聚集在局部地区的大气中，滞留不散，就会造成当地居民急性中毒。

煤烟型烟雾事件是由于工业日益发达，废气产量增加，用煤量增加而造成的。第一次工业革命以后，煤的消耗量大增。煤烟型烟雾事件开始发生。英国伦敦自 19 世纪开始出现过多次烟雾事件，并发现烟雾加重与死亡人数增加有关。其中比较大的事件发生在：1873 年 12 月、1880 年 1 月、1882 年 2 月、1891 年 12 月、1892 年 12 月，还有 1948 年冬季。但限于当时的科技水平，均未留下详细记载。自 1952 年伦敦烟雾事件开始，资料才较完整。此类烟雾事件除英国发生外，其他国家也有发生，例如比利时的马斯河谷事件、美国的多诺拉烟雾事件等。由于 1952 年的伦敦烟雾事件最为严重，故伦敦烟雾事件已成为煤烟型烟雾事件的代表。

（2）影响因素

① 污染物排出量。污染物的排出量与工厂和家庭的用煤量有关。尤其在冬季采暖季节，煤的消耗量更大。因此，冬季是煤烟型烟雾事件的高发季节。

② 气象因素。煤烟的扩散受气象条件的影响很大。在气温低、湿度大和风速小的情况下，煤烟极不易扩散，有逆温的情况下，煤烟也不易扩散。在冬季尤其在冬季的凌晨，最容易出现这种恶劣的气象条件。所以，再次表明冬季易发生煤烟型烟雾事件。

③ 地形。河谷、山谷、盆地等地形低凹的地区，污染物不易扩散，只能沿着低凹地的走向转移，所以在低凹地区极易受到污染。

（3）主要污染物及其急性中毒症状

① 颗粒物。煤烟型烟雾事件中，颗粒物是最主要的污染物。颗粒物本身对呼吸道就具有很强的损伤作用，会破坏细胞，引发炎症，还会滞留在呼吸道影响呼吸功能，降低氧的吸入量。颗粒物上含有很多焦油，毒性很大。不仅如此，颗粒物还能吸附多种污染物，例如二氧化硫、氮氧化物、氟化物等有害气体和铁、铬、镍等金属粒子，还能吸附微生物。所以颗粒物在烟雾事件中起着决定性作用。1962 年的伦敦烟雾事件中，颗粒物少于 1952 年，而二氧化硫在 1962 年还略有上升，但 1962 年的死亡人数却比 1952 年少得多，说明颗粒物是煤烟型烟雾事件的主要危害。

② 二氧化硫。二氧化硫主要来自燃煤。硫是煤里的主要杂质，一经燃烧，就能氧化成二氧化硫。二氧化硫是气体，具有强烈的刺激性气味，引起咽部发痒、咳嗽、支气管发炎，还能刺激眼部和鼻腔。二氧化硫在大气中可被氧化成三氧化硫，然后溶于水汽中形成硫酸雾，对呼吸道的附着性更强，危害性更大。

③ 硫化氢。硫化氢主要来自石油化工企业，例如从天然气中回收硫黄的过程中，就会生成大量硫化氢。硫化氢具有臭鸡蛋味，对呼吸道有强烈的刺激作用，会损伤呼吸道，引发炎症。但当硫化氢浓度很高时，能很快麻痹人的呼吸中枢，当人还没有来得及闻到臭气时，就会很快由于呼吸麻痹引起窒息而死。它导致急性死亡的速度之快，被形容为"电击式死亡"。

例如墨西哥的波查·里加镇有一个新建的从天然气中回收硫黄的工厂，其中一个工艺过程是从天然气中回收硫化氢。1950 年 11 月 24 日凌晨 4 时 45 分至 5 时 10 分，该厂发生硫化氢泄漏，此时正值逆温层的高度较低，接近地表，而且风小，有雾，硫化氢向附近居民区扩散，当即有 22 人死亡，320 人送往医院抢救。

④ 氟化物。大气中的氟化物主要来自某些工厂的废气，例如磷肥厂、炼铝厂、炼钢厂、炼铍厂等的废气中都含有大量的氟化物。无机的氟化物可以气体、蒸气或粉尘形态经呼吸道或消化道进入人体，能引起眼、鼻及呼吸道的刺激症状，有咳嗽、眼部灼痛、胸部紧迫感等。重者可引起肺炎、肺水肿或反射性窒息，并可从消化道摄入造成慢性中毒。

其他还有一氧化碳、二氧化碳、氮氧化物、醛类等多种有害物质，也是煤烟型烟雾事件的污染物。

（4）危害

① 急性中毒。大量受害者除了眼部、鼻咽部有刺激外，主要是引发呼吸道系统疾病和心血管疾病导致咳嗽、胸痛、憋气、呼吸困难，有时伴有头痛、呕吐、紫绀。死亡原因主要是肺水肿、呼吸衰竭和心力衰竭、心肌梗死等。尤其是老年人和婴幼儿，以及患有慢性呼吸道疾病和心脑血管疾病的病人，受害更严重。急性中毒的死亡率很高。

② 迟发效应。除了急性发病以外，很多人在浓雾消失以后的一段时间内，陆续出现呼吸道疾病的症状。这是由于煤烟中的焦油、二氧化硫、氮氧化物等对呼吸道持续作用后的迟发效应。这些迟发效应也是煤烟引起的。

③ 家畜的影响。煤烟型烟雾对家畜也有影响。例如牛也会大量中毒，甚至死亡。

（5）应急措施

① 重大污染源应暂时停止生产，停止排放污染物，避免大气污染的程度加重。

② 受害者应尽快送往医院抢救。

③ 居民应尽量留在家中，关闭门窗，减少外出次数。

④ 走读学校应酌情停课，减少学生在室外活动的机会。

⑤ 人们外出时，应戴上防护眼罩和清洁水湿润的口罩，并经常清洗。

⑥ 各用煤单位以及各家庭应尽量减少用煤量，减少煤烟的排出量。

（6）预防措施

① 对用煤量大和排废气量大的工交企业，应建立档案，便于管理。

② 排气量大的工厂不宜建在谷地、盆地等低凹地区。

③ 寒冷季节更应密切关注天气预报。在恶劣天气到来之前，应要求重大污染源适当减产，以减少排污量，减轻大气污染程度。

④ 患有慢性呼吸道疾病和心脏病的人，家中应备有小型吸氧装置，以及一些急救药品，以备急用。

⑤ 将家庭分散式燃煤改造为统一用管道输送煤气，或改用天然气等气体燃料，可大大降低煤烟的污染。

2. 光化学型烟雾事件

（1）发生原因。由于机动车辆燃烧汽油或柴油，排出的尾气中含有大量氮氧化物和挥发性有机化合物，在日光紫外线的光化学作用下，经过一系列的光化学反应，生成了浅蓝色的烟雾，称为光化学型烟雾。这种烟雾引起的急性污染事件称为光化学型烟雾事件。所以光化学型烟雾事件是由于燃烧汽油、柴油等石油制品而引起的。

（2）影响因素

① 汽油、柴油的消耗量大，排出尾气就多，这是产生光化学型烟雾事件的物质条件。所以，光化学型烟雾多发生在机动车辆多的特大城市。例如洛杉矶、纽约、东京、大阪、悉尼、孟买、兰州、成都、上海、北京等大城市都发生过程度不等的光化学型烟雾事件。其中，洛杉矶发生事件最早，发生次数也最多，所以洛杉矶烟雾事件已成为光化学型烟雾事件的代表。

② 气象因素。由于尾气中的氮氧化物和挥发性有机化合物必须要在日光紫外线的光化学作用下才能生成光化学型烟雾，因此，紫外线是关键的气象因素。紫外线照射程度最强的

时间是在夏秋季烈日照射的下午。这是容易发生光化学型烟雾事件的季节和时间。另外，发生逆温和风速极小都能阻止光化学型烟雾的扩散，从而加重局部的污染。

③ 地形

a. 在城市内高楼密集、街道不透风的地段，空气流通极差，光化学型烟雾不易扩散，所以这类地段容易发生光化学型烟雾事件。

b. 在车流量大的交通干线附近、又是被山丘阻挡的低凹地区，烟雾易聚积，易发生光化学型烟雾事件。

④ 车流畅通程度也是原因之一。在等候红绿灯或是堵车的情况下，机动车的汽油或柴油燃烧很不完全，氮氧化物和挥发性有机化合物的生成量很大，容易产生光化学型烟雾。在车流行驶畅通的情况下，这些污染物的生成减少，降低了烟雾事件发生的可能性。

（3）主要污染物及其急性中毒症状。光化学型烟雾是多种成分的混合物。其主要成分是臭氧、醛类以及各种过氧酰基硝酸酯，这些物质都具有很强的氧化作用，通称为光化学氧化剂。

① 臭氧。臭氧在光化学型烟雾中的含量最高，约占90%。其刺激作用很强，对眼睛、鼻、咽喉、肺都有强烈的刺激作用，能引起流泪、眼红肿、咳嗽、咽喉痛、支气管炎、肺水肿等。

② 醛类。主要是甲醛、乙醛、丙烯醛等。醛类是刺激性物质，对眼睛、皮肤、呼吸道都有强烈的刺激作用。醛类会引起眼部烧灼感、流泪、眼睑水肿、结膜炎、角膜炎、鼻炎、咽喉炎、支气管炎，严重时发生喉痉挛、声门水肿、肺水肿等。

③ 过氧酰基硝酸酯。过氧酰基硝酸酯（PANs）约占光化学型烟雾的10%。PANs是一类化合物，主要是过氧乙酰硝酸酯（PAN），其次是过氧苯酰硝酸酯（PBN）和过氧丙酰硝酸酯（PPN）。这类化合物的刺激性极强，是极强的催泪剂，其催泪作用相当于甲醛的200倍。其中PBN的作用更强，大约是PAN的100倍。

（4）危害。由于光化学型烟雾事件多发生在夏秋季的午后，所以受害者大多是在室外活动的人群。主要都是引起呼吸道的症状。例如20世纪60～70年代日本东京有汽车300多万辆，曾多次发生过光化学型烟雾事件。其中最严重一次是在1970年冬季，大气中的化学氧化剂浓度比平时高10倍，共有2万人得了眼痛病。在严重污染区，正在操场运动的青年学生大部分突然出现红眼、喉头肿痛，个别人当场昏倒。由于东京的光化学污染严重，交通警察上岗时戴上防毒面罩，下岗后立即回部队吸氧，有时只得缩短值勤时间。

（5）应急措施

① 尽快撤离现场，进入室内。

② 受害者应尽快送往医院救治。

③ 紧急疏导机动车辆，临时绕道而行，尽量不进入烟雾区域，减轻污染。待烟雾减轻后恢复交通。

④ 临街建筑物应关闭门窗，防止烟雾进入。

⑤ 人员尽量不进入污染区。如必须进入时，应戴上严密的防护眼镜和用清洁水润湿的加厚口罩。

（6）预防措施

① 炎热季节应密切关注天气预报，加强对机动车管理。在高温少风而车流量大的地区，要严密控制机动车流量。光化学型烟雾的形成有一个光化学反应的时间过程。一般情况下，

在日光紫外线作用 1h 后烟雾开始升高，3h 达顶峰。所以在车流量大的地区，在强紫外线出现前 3h 内，应控制机动车的排气量，以减少污染物的生成。

已形成的烟雾，也有一个消失过程。要待到紫外线强度减弱、风速加大以后才能逐渐消失。所以可根据光化学型烟雾形成和消失的规律，以采取相应的预防措施。

② 改进城市道路的机动车交通管理，减少车辆拥堵的时间，减少污染物排出量。

③ 位于光化学型烟雾发生的高风险地段里，每当夏秋季烈日当头的下午，人们在室外活动时，应准备一些简单的防护用品，例如口罩、防护眼镜，随时预防烟雾的出现。

三、火山毒气

众所周知，火山爆发对周围环境的致命摧毁主要是由于温度高达几百摄氏度的灼热岩浆、大量的岩石和火山灰等危险因素所造成的。这些危险因素能使附近的城市乡村顷刻间整个被淹没，无数居民被深埋而死亡。火山灰还能穿透对流层上升入平流层，能扩散至数千千米以外，遮挡住太阳辐射，使气候变冷，农作物减产，出现饥荒。火山爆发还能喷出致命的电磁波和放射性物质等有害物理因素。关于这类惨重的灾难，历史上有过许多记载，至今在地球上还常有发生。与此同时，火山爆发还会喷出一种极其危险的致命物质，就是火山毒气。

1. 火山毒气的成分

火山毒气的成分由于各地的地质情况不同而略有差异，其主要成分是二氧化碳、一氧化碳、甲烷、硫化氢、二氧化硫、三氧化硫、氮氧化物、氟化物等。其中以硫化氢和二氧化碳引起死亡的报道最多。

2. 火山毒气释放的几种常见形式

（1）火山爆发时，毒气与岩浆、石块、火山灰等同时喷出。此时，人们的死亡往往是由于这几种危险因素的同时作用。但是，毒气比那些固体物质在空中的滞留时间要长得多，扩散速度要快得多，毒气的危害期比固体物质要长得多。当大多数固体物质降落以后，毒气仍能滞留在空气中继续摧残生命。所以，人们在逃避火山灰等固体物质时，必须加强防毒气的措施。救灾人员进入灾区前应穿戴好防护装备。

（2）毒气的释放早于火山爆发。在火山爆发前，有一部分毒气从岩石缝中释放出，此时，这些毒气虽未达到致死量，但这是一种火山爆发的前兆，应引起注意。

例如 1902 年 5 月 8 日，西印度群岛的马提尼克岛北部的培雷火山的猛烈爆发是有先兆的。早在这一年的 2 月份，当地居民就发现家中的银器表面变黑。这就是火山中释放出的含硫气体与银器发生化学反应，生成了黑色的硫化银。而且当时还有些动物无原因地死亡，有许多动物出现异常行为。但这些均未被人们注意到。到了同年的 4 月份，空气中的硫黄味更浓，但仍未被重视。直到 5 月 8 日，火山发生了猛烈爆发，此时已来不及逃避，3 万余名居民几乎全部丧生。

因此，火山附近的人们对于毒气的出现一定要有警觉性，要采取预防措施。

（3）火山非活跃期也会散发毒气。有些火山在静止期虽然不喷发岩浆，但仍有毒气在火山口附近散发。人们如果靠近火山口，也会引起中毒，甚至死亡。例如 2007 年 7 月 7 日，印度尼西亚的萨拉火山正处在非活跃期，当地仍有规定禁止登山者靠近火山口。当天有 50 名中学生进入禁区来到火山口边缘野餐，吸入了火山散发出的硫黄气体，导致 6 人死亡，数十人中毒。

（4）火山湖毒气喷发。火山湖的湖底有火山口。有的火山湖已不喷岩浆，也就没有毒气散发。例如美国俄勒冈州的一个火山口湖已成为美国国家公园，没有毒气释放。

火山湖内冒出毒气在其他国家也存在。例如在 1971 年 12 月 27 日，日本一火山旁的草津温泉的滑雪场，有 6 名滑雪者因吸入硫化氢而中毒死亡。1973 年 8 月 3 日，日本白根山顶附近有 2 名登山的学生和 1 名教师也因吸入硫化氢中毒死亡。后来，日本政府安装了测毒气装置和报警的自动装置，自此未发生中毒事件。

3. 预防措施

（1）管理部门

① 有关部门对本地区的火山和火山湖的活动要有定期观测记录，即使从未发生过险情，也不能掉以轻心，必须时刻防范。因为历史上出现过很多火山爆发的突发事件是很惨重的。

② 要建立预案，配备救灾人员的防护设备。

③ 必要时应对火山口和火山湖周围规定出禁区，并设有报警系统。

④ 要对居民进行防灾救灾教育。

⑤ 要保护好火山湖的水质，免受污染。因为火山湖水一旦污染严重，后果极其危险。

（2）个人防护

① 用湿手帕、湿围巾、湿毛巾等捂住口鼻，以防毒气和火山灰。

② 戴硬帽子保护头部，或将报纸团塞在任何帽子里戴上，以防止石块砸伤。

③ 戴上护目镜，防止毒气、火山灰或放射线损伤眼睛。

④ 穿上厚重衣服，保护身体，既防止砸伤，也防止寒冷。

⑤ 火山灰不是尘土，是非常坚硬的细粒。当火山灰盖住公路面，使汽车难以行驶时，此刻应弃车向大路奔跑，离开灾区。

⑥ 火山一次喷发后，即使情况平静，也应迅速逃离灾区，防止火山再次爆发。

⑦ 游人应遵守火山或火山湖所在的管理部门制定的游客须知，不得进入禁区。

四、其他大气污染突发事件的预防

由于大气污染的来源很多，因此，发生突发事件的可能性并不低。有些已发生过的事件已查明原因，有些已发生但尚不能肯定原因，甚至有些可能还没有发生。下面从预防的角度出发，介绍一些有关大气污染物形成原因及预防原则的基本内容，以便更好地分析问题。

1. 大气污染物的来源

（1）直接从污染源排出的废气

① 煤的燃烧产物。燃烧煤能产生多种燃烧产物，主要是煤烟、二氧化硫、二氧化碳，其次还有氮氧化物、甲醛、一氧化碳等。有些产地的煤还可能含有氟化物、砷化物等。燃煤污染可来自工厂，燃煤的交通工业如蒸汽机火车，以及家庭炉灶、采暖锅炉等。在冬季，用煤量加大，污染物也增多，再加上气象条件不利于扩散，就会加重污染，容易发生煤烟型烟雾事件，例如伦敦烟雾事件、多诺拉烟雾事件等。

② 工业生产过程中产生的废气。这类废气的化学成分变动很大，很复杂，取决于各种生产工艺过程。例如钢铁厂主要排出烟尘、二氧化硫、一氧化碳、氧化铁和锰的粉尘等；锌厂主要排出二氧化硫、氟化物；铝厂主要排出氟化氢、氟尘、氧化铝粉尘等；磷肥厂可排出烟尘、氟化氢、硫酸气溶胶等；氯碱厂可排出氯化氢、氯气等；玻璃厂主要排出氟化氢、二氧化硅粉尘、硼粉尘等。不同性质的工厂所产生的污染物是不同的。因此，当气象条件恶劣时，应对不同的工厂进行针对性预防。如果发生生产事故，问题就更加严重，例如切尔诺贝

利核电站爆炸、博帕尔农药厂爆炸等。

（2）废弃物在环境中转化成有毒气体污染大气。废弃物在环境中的转化形式有多种，不同的废弃物有不同的转化形式。而且有的是必然的，有的是偶然的。

① 二氧化氮气体在日光紫外线作用下能转化成光化学型烟雾。例如洛杉矶烟雾事件、东京光化学型烟雾事件等。二氧化氮主要来自汽车尾气、卡车尾气、石油化工企业废气、内燃机车废气、家庭燃气炉灶的废气等。

② 废弃物在环境中发生化学反应，产生毒气。例如含有氰化钾、氰化钠的废水或废渣，如果遇到酸，则氰化钾或氰化钠就会形成氰化氢气体从水中逸出，污染周围空气，造成人员急性中毒，造成突发事件。又如电镀废水、金矿的选矿水中都含有高浓度的氰化钾或氰化钠，故必须加强管理。

③ 有机废弃物在外环境中经微生物的生物氧化作用，而产生毒气。废弃物中的有机成分在有氧的环境中，经某些需氧微生物的作用，能分解出含氧的化合物，例如二氧化碳等气体。在缺氧的环境中经某些厌氧微生物的作用能将某些化合物分解成含氢的化合物，例如甲烷、硫化氢、一氧化碳。这些有毒气体可以暂时聚积在局部封闭的环境中，一旦达到饱和，稍有增加，就会爆发，犹如毒气弹，将毒气喷入大气，造成突发事件。例如开掘多年封存的废渣坑、垃圾坑等，很容易出现突发事件。有时甚至不发生爆炸而是从土地的缝隙中泄漏出来。

（3）原因尚未查明的突发事件。有些突发事件虽已发生，但由于当时限于条件，未能测定更多的污染物，原因不能最后肯定。或是由于难度太大，尚未得出结论。例如1946年在日本横滨的美国驻军基地内的美军及其家属，在秋冬之际的早晨起床后1～3h就有剧烈的咳嗽和哮喘，并有呼吸困难。这些患者来横滨以前并无此症状。当离开横滨后，症状能好转。一旦回来立即复发。经多次研究，可排除花粉、尘埃等原因，但确切原因尚未能肯定。这种哮喘被称为"横滨哮喘"。

2. 应急处理原则

此类突发事件，由于原因不明，应参照类似的事故处理原则进行处理。

（1）毒气突然爆发、来势凶猛的情况下，应紧急动员居民转移。

（2）用湿布挡住口、鼻，有防护眼镜更好。穿长袖衣服以保护皮肤，迅速转移。

（3）受害者应急送医院抢救。救护人员也应做好自我防护。

（4）应急工作人员应先穿戴防护服装后，再进行环境监测、现场处理、调查原因。

（5）对发病人数多但暂时无死亡的事件，应组织病人离开当地，以观察病情是否与当地环境有关。并尽快对环境质量进行监测，查明原因。

3. 预防原则

（1）对可能产生"三废"量大、毒性大的污染源，包括有关工厂、工业区、大型固体废物堆放场、垃圾填埋场、大型污染水体等处，应建立档案，对排污的种类、数量等都应查明登记，定期监测污染源的排污种类和排污量以及外环境的污染情况，并加强监督。

（2）对高风险地区的居民进行宣传教育，讲明突发大气污染事件时的注意事项，增强自我保护能力。

（3）改革工艺过程，健全治理"三废"的措施，从根本上杜绝或降低污染物的排放量。

第二节　小环境空气污染突发事件

此处所指的小环境是泛指住宅、办公场所、旅店、商场等公共场所的室内环境；以及地下室、防空洞、密闭船舱、污水干管、涵洞等密闭环境。

一、室内环境空气污染突发事件

1. 室内空气特征

（1）室内的小气候通常比较适宜。室温较舒适、气温较湿润、风速很小甚至无风，所以在人感到舒适的同时，也就比较适宜致病生物的生存。

（2）由于很多室内环境都有空调装置，经常门窗关闭，所以如果新风量不足，空气就不清洁，容易引起污染。

（3）室内空气污染的来源很多，大致上有以下方面。

① 各种燃料的燃烧产物。室内无论燃煤、燃天然气或燃液化石油气，都会产生许多燃烧产物，例如二氧化硫、一氧化碳、氮氧化物、甲醛等有害气体。其中室内引起急性中毒最常见的污染物是一氧化碳。

② 室内装饰装修材料以及人造板和泡沫塑料制成的家具。这些材料中含有多种有毒挥发性化合物，例如甲醛、苯、甲苯、二甲苯、甲苯二异氰酸酯（TDI）等，其中容易发生急性中毒的有甲醛、苯、TDI。

③ 空调机带来的污染。空调机在运转过程中，能将室内空气中的颗粒物、微生物吸附在过滤网上，达到饱和后，这些污染物又会从过滤网上脱落下来，随气流重新污染室内。中央空调系统的冷却水如果水质不清洁，例如不是使用合格的饮用水而是取自其他水质来源不合格的水，则水中的微生物就会聚积在管道内，随气流进入室内空气，造成室内空气污染。最典型的就是军团杆菌的污染。

④ 污染物由室外进入室内。例如湖南省梅城镇一所小学旁 100m 左右有一家造纸厂。该厂生产废水排入暗沟，进入该小学地下水道，废水中硫化氢顺下水道排水口进入室内，造成 85 名师生和 1 名村民中毒。室内有臭味，受害者头昏、气短、胸闷、呼吸困难，有一人昏倒，经急送医院抢救后脱险。此事故发生前，学生经常出现头痛、视力下降，但未引起注意。

2. 主要污染物的来源及其危害

室内空气污染物的种类很多，容易发生急性中毒等。引起突发事件的污染物主要有以下几种。

（1）一氧化碳。一氧化碳是含碳物质燃烧不完全的产物。无论是燃煤还是燃烧天然气或是液化石油气，都会产生一氧化碳。虽然燃烧天然气或液化石油气所产生的一氧化碳数量要低于燃煤所产生的数量，但在关闭门窗的情况下，由于燃烧天然气或液化石油气而发生一氧化碳急性中毒的事件仍有多次发生。

（2）甲醛、苯、甲苯二异氰酸酯。这类有机化合物的挥发性很强。室内刚装修完毕，或是有购进新的家具时，这类化合物会从装饰材料和家具很快释放到室内空气中。甲醛主要来自人造板中的胶黏剂、内墙涂料等。甲醛的急性毒作用主要是刺激眼睛、咽喉部以及整个呼吸道，引起眼痛、流泪、头晕、咽喉痛、胸痛、呼吸困难、喉头水肿，严重时可引起死亡。

甲醛还能引起急性肝脏损伤、肝功能极度恶化，危及生命。苯急性中毒主要损伤造血系统和神经系统。

（3）军团杆菌。军团杆菌是革兰阴性杆菌（即采用革兰氏方法染色呈粉红色的杆菌）。在环境中的生存能力很强，在环境条件变动范围较大的情况下也能生长。例如军团杆菌在温度 5～50℃，或是 pH 值 5.5～9.2（即从酸性到碱性），或是水中溶解氧含量 0.3～9.6mg/L（从低氧到氧几乎呈饱和状态）均能生存，可见抗自然能力很强，通常存在于天然淡水地区，土壤中也能生存。如果水质不清洁，污水处理不彻底而被再利用时，其中的军团杆菌就会在输水系统中聚集。例如大容量储水器、冷却塔、冷凝器、加湿器、空调机、淋浴设施等设备中都有可能聚积军团菌，可随用水的水雾或气流喷入室内空气中，被人吸入后引起疾病。

军团杆菌引起的疾病称为军团菌病，有两种类型。

① 流感样型（即非肺炎型）。称为庞蒂亚克热。病情轻，症状有发热、头痛、肌痛等类似流感的症状，一般经过 2～5 天即可痊愈，预后良好，无死亡。

② 肺炎型。又称为军团菌肺炎。此病的病情重。通常潜伏期为 2～10 天，起初出现头痛、乏力、继而高烧、寒战、干咳、胸痛，甚至还有呕吐、腹痛腹泻、肾功能减退等症状。病死率高，约 10%～20%。治疗药首选红霉素、利福平。此病对于老年人、吸烟者、原有呼吸系统疾病者、糖尿病患者、免疫力低下者更易加重。

（4）新型冠状病毒（2019-nCoV）。该病毒因 2019 年武汉不明原因病毒性肺炎病例而被发现，2020 年 1 月 12 日被世界卫生组织命名。患者初始症状多为发热、乏力和干咳，并逐渐出现呼吸困难等严重表现。多数患者预后良好，部分严重病例可出现急性呼吸窘迫综合征或脓毒症休克，甚至死亡。流行病学基于目前的流行病学调查，潜伏期 1～14 天，多为 3～7 天。潜伏期具有传染性，无症状感染者也可能成为传染源。经呼吸道飞沫和接触传播是主要的传播途径，气溶胶和消化道等传播途径尚待明确。人群普遍易感。密闭、不通风场所可能存在气溶胶传播风险，需加强预防和隔离处理。目前，缺乏针对病原体的有效抗病毒药物，以隔离治疗、对症支持治疗为主。

3. 应急处理原则

（1）由于毒气引起的中毒事件处理

① 迅速将中毒者转移到空气新鲜的地方，例如屋外，未密封的面积大的阳台，或是通风良好的走廊等处。寒冷季节应注意保暖，并立即送医院抢救，吸氧、人工呼吸等。

② 如果是燃气所引起，应立即关闭输气开关，杜绝污染来源。

③ 现场空气监测。一氧化碳中毒应主要测定一氧化碳，如有条件，可同时测定二氧化碳、氮氧化物等。如果是装修或家具引起的中毒，可测定甲醛、苯、甲苯、二甲苯、总挥发性有机物（TVOC）、TDI 等。

④ 打开门窗，充分排出污染气体。

⑤ 当有部分室内人员经常反应不适时，应提高警觉。

（2）由于军团杆菌等微生物污染引起的事件，应打开门窗，充分通风换气。关闭已污染的输水系统和空调系统，彻底清洁消毒。禁止人员进入污染现场，直至室内空气质量恢复到清洁程度。必要时应对室内环境进行消毒，包括空气、地面、墙面以及物体表面。

4. 预防原则

（1）在室内燃烧任何燃料，均必须保持通风良好，可采用自然通风，也可机械通风。

（2）新装修的房间或新购进大量家具的房间，不应立即进入室内；更不能关闭门窗在室内入睡。必须待气味散发掉以后，方可入住。必要时可请有关部门进行室内空气检测。

（3）应健全对装饰装修材料及家具的质量保证制度，有效地监督有关材料和产品的质量，防止有毒气体在近期和远期的释放所造成的危害。

（4）严格监督用水的水源，定期进行水质监测，防止污染。

（5）空调系统和输水系统，应定期清洗，必要时需进行消毒。

二、密闭环境空气污染突发事件

1. 空气特征

（1）密闭环境中小气候比较稳定，波动很小，气温较温暖，空气湿润，风速近乎为零。这种小气候状况很有利于微生物的生长。而且被污染的空气由于流动性差也不易扩散，容易在局部聚积，引起危害。

（2）由于空气流动性差，氧气消耗后得不到及时补充，造成环境缺氧。如果在密闭环境中进入大量生物性有机物，例如农作物、蔬菜、水果、新鲜木材、生活垃圾、生活污水、生物性有机工业垃圾和工业废水（如来自屠宰厂、肉食加工厂、农药厂等的废渣、废水等），则这些有机物就会消耗大量氧气，然后只能进行厌氧酵解，产生有毒气体。

2. 主要污染物的来源及危害

生物性有机物在需氧微生物的作用下，首先进行需氧分解，产生二氧化碳气体，大量消耗氧气，当环境中氧气极少的情况下，厌氧微生物开始进行酵解分解，产生一氧化碳、甲烷、硫化氢等。密闭环境中存放的有机物越多，有毒气体产生越多；密闭时间越长，有毒气体也产生越多。当人们进入此类密闭环境中，就会被这些窒息性毒气熏倒，很快死亡。此类事故已有多起发生，例如刚打开密封盖就立即进入下水干道、地窖、涵洞、枯井、密闭货舱等，都已发生过多次中毒致死事件。

3. 应急处理原则

（1）立即将中毒者脱离现场，进行人工呼吸，吸氧，急送医院抢救，越快越好。

（2）抢救者应佩戴防护面罩进入现场进行抢救。万一来不及佩戴，可用湿毛巾捂住口、鼻以后再进入现场。

（3）工作人员在有防护的条件下进行室内检测，主要测定硫化氢、二氧化碳、一氧化碳等气体浓度。

（4）现场的污染空气应使用机械排气设备将污染空气充分排出。

4. 预防原则

（1）密闭环境应保持通风良好。

（2）进入任何密闭环境前都应在打开门窗或井盖后，首先将有毒气体充分排出，然后进入。而且千万不能打开后立即进入，这样做是非常危险的。必要时应采用机械通风。

（3）有条件的情况下，应首先检测密闭环境中的毒气浓度，确定安全时方可进入。

（4）在人进入前，可以先放入鸟类或猫狗等小动物进行试探。一旦动物出现不安，表示毒气还很多，不能进入。

（5）千万不能采用蜡烛等明火去试探密闭环境中是否有毒气。因为万一里面含有甲烷等易燃毒气，极易引起燃烧，这是非常危险的。

主要参考文献

[1] 蔡宏道主编. 现代环境卫生学. 北京：人民卫生出版社，1995.

［2］钱宇平主编.流行病学研究实例（第一卷）.北京：人民卫生出版社，1984.

［3］姚志麟主编.环境卫生学.3 版.北京：人民卫生出版社，1995.

［4］瓦尔德博特著.环境污染物对人体健康的影响.胡汉升等译.北京：人民卫生出版社，1984.

［5］周宜开，刘德培主编.中华医学百科全书（环境卫生学）.北京：中国协和医科大学出版社，2017.

［6］外山敏夫著.在烟雾中生活.燃化部化工设计院译.北京：燃料化工出版社，1973.

［7］张晓校等主编.二十世纪重大灾难纪实.哈尔滨：黑龙江人民出版社，1998.

［8］宋俭，王红主编.劫难——300 年来世界重大自然灾害纪实.武汉：武汉大学出版社，2004.

［9］俞顺章，王霞主编.灾难——突发公共卫生事件回顾.上海：上海辞书出版社，2005.

［10］广东省应急组织管理厅编著.重特大生产安全事故 60 案例（2010—2019）.北京：应急管理出版社，2019.

［11］Lu J，Gu J，Li K，et al. COVID-19 Outbreak Associated with Air Conditioning in Restaurant，Guangzhou，China，2020. Emerg Infect Dis.，2020，26（7）：1628-1631.

（刘君卓　郭新彪　邓芙蓉）

第八章　自然灾害后公共卫生事件的应急处置

第一节　自然灾害概述

自然灾害系指人力迄今尚不能支配控制的、具有一定破坏性的各种自然力，通过非正常方式释放而给人类造成的危害。这类灾害种类多、分布广，遍及地球的每一个角落。

自从人类诞生那一刻起，灾害就伴随在人类左右，人类的发展史也就是人类与灾害和疾病斗争的历史。人类在向大自然索取丰富的物质财富和精神财富的同时，也带来了全球性的人口问题、环境问题、资源问题、局部战争等，使自然灾害的规模越来越大，种类越来越多，次数越来越频繁，致使人们的生命和社会的财富不断遭到吞噬。

我国幅员辽阔，地理气候条件复杂，是世界上受自然灾害影响最为严重的国家之一。我国将自然灾害分为七大类：气象灾害、海洋灾害、洪水灾害、地质灾害、地震灾害、农作物生物灾害和森林生物灾害、森林火灾。

自 20 世纪 70 年代以来，我国发生了不少重大灾害性事件，如驻马店水库溃坝（1975年），唐山大地震（1976 年），长江、嫩江、松花江等地发生了历史罕见的全流域特大洪水（1998 年），四川汶川地震（2008 年），青海省玉树地震（2010 年）等。这些自然灾害不仅给社会造成直接危害（人员伤亡、财产损失），还可造成次生危害。发生洪水灾害、地震灾害后，由于洪水的冲刷和淹没，地层结构的断裂、建筑物的倒塌、交通的阻断，水源遭到严重污染，食物难以保存，污水垃圾不易排出，临时居住场所拥挤，交叉感染机会增多等原因，极易暴发传染病、食物中毒等次生危害。此外，化学毒品泄漏和辐射源泄漏也会引发次生事故。因此，自然灾害发生后，立即开展救援工作，非常重要。

第二节　自然灾害后的卫生防疫救援

一、应急处置力量组成及任务

1. 人员组成

当发生自然灾害接到救援任务指令后，立即组建卫生防疫救援队，救援队由流行病专业、病媒生物与消毒、环境卫生、食品卫生、射线防护、职业卫生、实验室检验等专业背景或工作经验者担任。实行队长负责制，统一上传下达。

2. 物资准备

（1）卫生防疫救援队的常规配备

①公共卫生突发事件调查时常用的仪器装备（快检箱）；

②调查用工具（采样箱）、取证、通信设备；

③现场应急处理用消毒药品、消毒用设备；

④防护设施（防护服）；

⑤必要的生活用品及干粮、饮用水等。

（2）卫生防疫救援队个人应急包。卫生防疫救援人员应配有预防地震、火灾、水灾以及许多不确定突发事件的应急包。它能在突遇危害的第一时间里最大限度地保护队员的身体健康和生命安全。常见应急包内置清单如下：①应急包1只；②包锤型组合工具1套；③防护口罩若干只；④多功能手电筒1套；⑤求救口哨1只；⑥防滑手套1双；⑦应急药包1包；⑧防风打火机1个；⑨多功能军用铲1套；⑩折叠水桶1个；⑪警示反光服1件；⑫压缩干粮1包；⑬保温毯1条；⑭蜡烛1只；⑮逃生绳1条；⑯过滤式防毒面具1件。

二、自然灾害发生后的工作原则

受灾地区卫生防疫救援队要在属地政府、指挥部的领导下，坚持贯彻"预防为主"的方针，按照"统一指挥、分级负责、属地管理、专业处置"的原则，积极投入到救死扶伤、灾区恢复、重建和迅速开展卫生防疫救援工作。卫生防疫救援要分阶段、分层次，重点抓好预防控制霍乱、痢疾、甲型病毒性肝炎、戊型病毒性肝炎、急性出血性结膜炎、流行性出血热、登革热、乙型脑炎、狂犬病等重点传染病的流行和食物中毒以及饮用水污染事故的发生，把各种次生的灾害对灾区人员健康的危害控制在发生之前。

1. 组织健全，确保卫生防病工作有序进行

卫生防疫救援队到达灾区后，在属地政府和指挥部的领导下迅速建立组织体系，加强灾后卫生防病工作的领导，协调各有关部门，动员全社会积极参与，结合灾区当地的实际情况，针对与灾害关联度大的有关自然疫源性疾病、虫媒传染病、肠道传染病、食物中毒和饮用水污染事故、消毒和病媒生物防制等制定相应预案，建立突发公共卫生事件的应急组织，做好卫生应急人员培训和卫生应急药品、器械和物资的准备工作。

2. 信息畅通，及时掌握突发公共卫生事件动态

在自然灾害救灾防病特殊时期对传染病疫情和食物中毒等突发公共卫生事件实行卫生防病信息每日报告制度。建立一般和重点相结合的监测点，开展本辖区灾后突发公共卫生风险评估，及时分析公共卫生突发事件发展趋势。

3. 应急措施实施

（1）加强消毒和病媒生物防制，消灭蚊、蝇、鼠对人群的危害。为保护灾区聚集人群，应重点实施对帐篷、窝棚、临时垃圾点、厕所、蚊蝇、鼠类的消毒杀灭工作和做好蚊蝇孳生地的处理。指导在重灾区人群较集中的生活区域内垃圾、粪便污染严重的地区重点进行药物喷洒消毒处理。

（2）做好食品安全管理，确保灾区食品卫生安全。要对群众进行宣传教育，防止群众食用腐败变质的食品，误食被农药和其他化学工业品污染的食品及毒蘑菇类。在恢复生产、重建家园时期，要严格执行《食品安全法》以保障食品安全。

（3）保护水源和饮水安全，防止介水传染病的发生。保障饮水卫生是预防控制肠道传染病的关键措施。要着重做好分散式饮用水消毒，要鼓励群众喝开水，在没有条件的地方，要推行用漂白粉及漂白粉精片对饮水进行消毒。饮水消毒措施要落实到每家每户。要划定临时饮水水源区域，并做好水源保护工作。要加强对饮用水的消毒管理，定期进行水质检验。

（4）开展广泛的卫生防病宣传教育工作。利用一切可以利用的宣传手段和传播媒介，结

合灾区的实际情况，因地制宜地把简便易行、通俗易懂的传染病、消毒、食品和饮水卫生防病知识教给群众，促进群众自觉地提高自我防病和自我保护的能力。

三、卫生防疫救援应急处置

1. 现场抢救

首先协助当地医疗救护力量，抢救伤员。及时将伤员转送出危险区；协助对接收的伤员进行捡伤分类，对有生命危险的伤员实施紧急救治；超出医疗队救治能力的伤员，及时将其转往就近或指定的后方医院，并妥善安排转运途中的医疗监护。

2. 灾区卫生防疫工作指引

在紧急抢救受灾人员的同时，及时开展卫生防疫防病工作。

（1）收集资料。应收集以下内容的资料。

① 自然条件，如地理、气候、人口分布、水库、河流、湖泊、水井的分布资料。

② 资源条件，如卫生资源配置、传染病救治的医院、饮用水源及食品储藏分布资料。

③ 环境条件，如重点传染病和病媒生物、动物的分布资料，有毒有害化学物品的生产、储存资料，放射性物质、照射源及核设施分布资料，污水、垃圾和粪便处理场所资料。

（2）建立疫情监测体系，加强疫情报告。在灾区工作的医疗卫生人员按要求向指定的卫生机构报告疫情，一旦发生重大疫情和特殊医学紧急事件，以便及时组织力量开展调查处理，迅速控制和扑灭疫情。

（3）加强饮水卫生管理。及时确定可供饮用的水源，定期开展饮用水源的卫生状况监测。对分散式供水用漂白粉或漂白粉精片等进行消毒。

（4）加强食品卫生管理，及时发现和处理污染食品，消除食物中毒的隐患，预防食源性疾患发生。

（5）指导开展环境的卫生清理。加强灾民聚集地的厕所及垃圾场的设置和管理。尽量利用尚存的储粪设施储存粪便，在灾民聚集地选择合适地点搭建临时应急厕所，及时对人、畜尸体和粪便进行卫生处理或掩埋，并进行消毒处理。

（6）当发生有毒有害化学物质泄露或放射性污染时，要组织专业人员尽快判定危害范围，开展监测，指导防护。

（7）加强对蚊、蝇、鼠等病媒生物的监测，安全合理使用杀虫、灭鼠药物，采用多种措施，及时有效开展杀虫、灭鼠等工作。

（8）认真做好对参加救灾防病医疗卫生人员的自身防护。

第三节　灾区常见传染性疾病鉴别与防控

在发生灾害的地区，由于灾害引起的各种因素使人们正常的生活秩序被打乱，房屋倒塌，灾民居住集中，身体抵抗力也会下降。人与人间接触传染的机会增加，都给传染病的发生与传播带来了可能。

一、灾区传染性疾病防控工作的一般程序

1. 传染性疾病疫情监测和报告

开展对传染性疾病、聚集性病例的监测与管理，巡查辖区内所有医疗单位，督促各医疗单位做好疾病的诊治与报告。

（1）症状监测。卫生防疫队要做好症状监测工作，除在医疗机构开展症状监测外，设居民安置点的灾区应该建立健康巡诊制度，在安置点群众中开展症状监测工作，对发热、腹泻、皮疹、结膜红肿、黄疸等症状的患者，应详细询问患者周围人员有无类似症状者，如发现有3人以上的流行病学关联病例，及时进行分析和传染病的排查处理。

（2）加强传染病的报告。各医疗机构当发生传染病的病例时或群体性疾病时，要按照要求向指定的卫生机构报告，做到早报告、早隔离、早诊断、早处置。如因灾害严重不能开展网络直报的医疗机构，应通过电话、传真等方式报告。

2. 提高传染病病原微生物的监测与检测能力

配合当地卫生防疫部门做好肠道病原微生物病原学监测和检测。

3. 加强疫情调查处理

（1）重点传染病的调查处理。对霍乱、痢疾、伤寒、副伤寒、感染性腹泻、甲肝、戊肝、急性出血性结膜炎、肾综合征出血热、登革热、乙脑、狂犬病等传染病疫情，应严格按照相应疫情处理规范进行处理，做好传染来源溯源、病例管理、密切接触者管理和疫源地消毒、处理等工作。及时掌握疫情异常波动，做出疫情预警。

（2）聚集性疫情的调查处理。症状监测发现传染病聚集性病例时，应及时报告并进行调查处理，必要时可考虑由临床专家会诊后采用预防性服药措施。

4. 开展传染病预防健康宣传

开展传染病预防健康宣传，引导群众注意饮食、饮水安全，加强个人卫生，落实灭蝇防蚊措施，减少传染病发生的风险。传染病健康宣传要点如下。

（1）注意饮食卫生。注意饮水卫生，建议饮用开水或瓶装水，不要饮用生水或地表水。不食用被雨水浸泡过的或受其他原因污染的食品；不吃未洗净的瓜果；不吃生冷食物；如暂时无新鲜烹调的食物供应，建议食用合格的包装食品。

（2）养成良好卫生习惯。养成良好的个人卫生习惯，一定要勤洗手，接触了脏东西要洗手，饭前便后要洗手，吃零食前后也要洗手，外出回家后要洗手。洗手时，要用清洁的流动水清洗。擦手用的毛巾必须干净。特别是要关注和加强护理家中的老人和孩子。

（3）做到生活有规律，降低心理压力，避免过度劳累并注意天气变化，随时增减衣服，积极预防发热和腹泻。

（4）注意防蚊和灭蝇。及时清理居室或安置区周边雨水、垃圾，减少蚊虫孳生，同时注意防蚊和灭蝇，防止肠道传染病和虫媒传染病的发生。

（5）做好畜禽和宠物的管理和灭鼠工作。对死亡宠物、牲畜等动物的尸体按要求进行处理。防止狂犬病、流行性出血热等人畜共患传染病的发生与流行。

（6）搞好环境卫生。受灾地区要特别做好厕所、垃圾、粪便管理等关键环节的卫生。

（7）关注自身和他人健康。居民要关注自己和家人的身体健康，一旦出现聚集性病例，及时到附近医疗机构就诊和报告。

二、自然灾害后常见传染病

1. 霍乱

霍乱是由 O1 群和 O139 型霍乱弧菌引起的急性肠道传染病，发病急、传播快、波及面广，是危害严重的甲类传染病。

临床特点：起病突然，一般无发烧（儿童可有），剧烈腹泻。通常为无痛性腹泻（偶有腹痛）。每日几次至几十次腹泻，大便呈黄水样、米泔样，可出现不同程度的脱水，肌肉痉挛（小腿腓肠肌痉挛）。

治疗原则：轻度脱水，以口服补液为主。中、重度脱水者，立即进行静脉输液抢救，症状减轻后改为口服补液。同时给予抗菌药物治疗，以减少腹泻量和缩短排菌期，可选用四环素类抗生素、强力霉素与诺氟沙星。

2. 伤寒

伤寒、副伤寒是由伤寒杆菌和副伤寒杆菌引起的急性消化道传染病。临床上的中毒症状以持续高热、相对缓脉、脾肿大、玫瑰疹与白细胞减少等为特征，肠出血、肠穿孔为主要并发症。

治疗原则：首选药物为氟喹诺酮类药物，儿童、孕妇可用头孢曲松、氯霉素等。肠出血者应暂禁食，大量出血者应输血，肠穿孔时应及早手术治疗。

3. 痢疾

痢疾是由痢疾杆菌引起的急、慢性肠道传染病。急性菌痢临床表现为腹泻、腹痛、里急后重，可伴有发热、脓血便或黏液便，左下腹压痛。中毒型菌痢可急性发作，高热，并有感染性休克症状，有时出现脑水肿，甚至出现呼吸衰竭。治疗原则是注意水电解质平衡，可给口服补液盐，必要时可输液，其他如对症治疗、降温、治腹痛。药物治疗可用诺氟沙星，中毒型菌痢用环丙沙星。

4. 感染性腹泻

感染性腹泻是由侵袭性大肠杆菌、肠产毒大肠杆菌和空肠弯曲菌等引起的炎症性或分泌型腹泻。其临床表现为腹泻（稀便、水样便、脓血便等），伴恶心、呕吐、食欲不振、发热、腹痛，重症者因大量失水引起脱水甚至休克等。

治疗原则是对症治疗，改善并纠正水电解质平衡失调，同时对不同的病原体给予相应抗生素治疗。

5. 病毒性腹泻

引起人类腹泻的病毒有很多种，但最值得注意的是轮状病毒（B组）腹泻，又名成人腹泻轮状病毒。且这种病毒的流行缺乏严格的季节性，因此，在灾害发生期间及发生后应对该病的流行予以重视。

（1）发病原因。成人腹泻轮状病毒是大规模病毒性腹泻流行的主要病因。

（2）传播途径。经饮水和饮食传播是成人腹泻轮状病毒传播的主要途径，人与人的接触传播同样可引起该病的流行。

（3）临床表现。潜伏期约 2～3 天，病程为 2.5～6 天，黄色水样便，伴有腹胀、恶心、呕吐等临床症状。

（4）临床诊断。单凭临床表现无法确诊，特别是首例病例的发生，实验室诊断是确诊的依据。临床上应注意与霍乱相区别，其呕吐和腹泻症状比霍乱轻，病死率较低。

（5）治疗。无针对成人腹泻轮状病毒的特效药物，主要是对症治疗，口服补液加静脉补液。

（6）预防。该病经口传播，药物预防无效，无预防性疫苗，做好饮水和食物的消毒是切断其传播的有效方法。一旦发现病人应做好病人的隔离和环境的消毒。轮状病毒是无包膜病毒，高压、煮沸及焚烧可彻底杀灭病毒，此外，甲醛和含有效氯的消毒剂浸泡也能有效灭活病毒。

6. 甲型肝炎

甲型肝炎（简称甲肝）是由甲肝病毒引起的急性传染病。历史上曾引起过多次大流行。

灾害后容易引起病毒的散播，是重点防治的病毒病之一。

（1）流行因素。病人和无症状甲肝病毒感染者，是本病的主要传染源。病毒经粪—口途径传播，易感人群是儿童和青少年。病毒随甲肝病人的粪便排出体外，这种含有大量甲肝病毒的粪便，直接或间接污染了水源、食物、手或任何用具等，健康的易感者通过饮食、喝水便可发生感染。如果饮用水水源或多数人共用的食物被甲肝病毒污染，就可引发大流行。

（2）症状和诊断

① 急性无黄疸型肝炎。近期内出现连续几天以上，无其他原因可解释的乏力、食欲减退、厌腻、恶心、腹胀、稀便、肝区疼痛等，儿童常有恶心、呕吐、腹痛、腹泻、精神不振、不爱动等，部分病人起病时常有发热，但体温不高，或近期有甲肝流行，就可做出诊断。此时做化验检查会发现血清谷丙转氨酶异常升高。

② 急性黄疸型肝炎。除具有急性无黄疸型肝炎的症状外，同时还伴有小便赤黄、眼巩膜变黄、全身皮肤变黄，少数病人可有大便变灰。

③ 急性重症型肝炎。急性黄疸型肝炎病人出现高烧、严重的消化道症状，如食欲缺乏、频繁呕吐、重度腹胀、乏力、黄疸加重。出现肝昏迷的前驱症状，如嗜睡、烦躁不安、神志不清等。当发展成肝昏迷者，因抢救不及时或不当极易死亡。

（3）治疗

① 轻型病人。一般甲肝病人预后良好，在急性期应注意休息，饮食以清淡可口为宜，忌饮酒、少油腻、可喝茶水，避免劳累，原则上不需要服保肝药，但可补充维生素 C 和复合维生素 B。病人一般都会在几个月内恢复。

② 重症病人。因病死率较高，必须住院抢救治疗。在急性黄疸型肝炎中，如果黄疸继续加重，就要预防发展成重症型肝炎的可能性，尽量就地住院隔离治疗。

（4）预防

① 注意饮食卫生，在卫生条件较差的地区或场所，不喝生水和不吃凉拌食品。

② 注意隔离消毒，病人用过的食具要煮沸 20min，生活用品用 1% 漂白粉水擦洗，被单、衣物等应煮沸消毒或日光下暴晒。

③ 病人的粪便和排泄物用漂白粉或生石灰消毒。

④ 保护水源，严防粪便污染。

⑤ 注意环境卫生，消灭苍蝇。

⑥ 在接触肝炎病人后，应用肥皂洗手。

7. 流行性出血热

流行性出血热简称出血热，是由汉坦病毒引起的以发热、出血和肾脏损害为主要表现的急性传染病。

（1）流行特征。鼠类是汉坦病毒的主要传染源。病毒通过带毒动物的尿、粪和唾液等排出，通过气溶胶吸入、破损皮肤接触和经消化道摄入等方式进入人体。也可能通过鼠类体外寄生的螨类叮咬传播。在人口密度高、鼠密度高、带毒鼠数量多、卫生条件差、人鼠接触概率高的时候，会发生出血热的暴发。

（2）症状和诊断。出血热病人早期即出现高烧、出现"三痛"（头痛、腰痛、眼眶痛）、"三红"（面部、颈部、上胸部皮肤潮红）等出血热特有的症状。患者白细胞增多，杆状核粒细胞和异形淋巴细胞增多，血小板明显减少，出现少尿、血尿、管型尿、蛋白尿，有时尿中可出现膜状物。

（3）预防措施

① 灭鼠和防鼠是预防和控制本病流行的重要措施。人的居住处与食品储存处和牲畜聚集处之间应保持一定距离。不要睡地铺，应建高铺，铺不靠墙，铺下不放食物，食品最好集中存放。

② 加强疾病监测，及早发现鼠间疫情和人间疫情。

③ 对当地医务人员进行有关出血热诊断治疗的培训，教育群众知道出血热的常见临床表现：发热、"三痛""三红"，以便于早发现早治疗，降低病死率。

8. 钩端螺旋体病

（1）病原。钩端螺旋体病是由钩端螺旋体属的不同血清型致病性钩端螺旋体引起的一种人畜共患病。它分布广泛，在我国危害严重。由于钩端螺旋体侵犯人的多种脏器，所以临床表现复杂。全年均有病人发生，但常在夏秋季、稻田收割季节和洪涝灾害引起发病和流行。人普遍对本病易感，以青壮年发病较多。

（2）诊断原则。钩端螺旋体病的临床表现复杂多样，而且非典型病例亦较多，应根据流行病学资料及临床表现做出临床诊断，确诊需要分离钩端螺旋体和检测钩端螺旋体特异性抗体。

（3）诊断标准

① 流行病学史：发病前 1～30 天接触疫水或动物尿或血。

② 早期主要症状和体征

a. 发热：起病急，可有畏寒。短期内体温可高达 39℃左右，常为弛张热。

b. 肌痛：全身肌痛，特别是腓肠肌痛。

c. 乏力：全身乏力，特别是腿软明显。

d. 眼结膜充血：轻者主要在眼球结膜、外眦及上下穹窿部，重者除角膜周围外的全球结膜血管扩张呈网状，无分泌物，不痛，不畏光。

e. 腓肠肌压痛：双侧腓肠肌压痛，重者拒按。

f. 淋巴结肿大：主要为表浅淋巴结及股淋巴结，一般为 1～2cm，质偏软，有压痛，无化脓。

（4）处理原则

① 对早期发现的病人，一旦发现可疑病例要向防疫部门报告并早期进行治疗，以青霉素注射为首选疗法，有特效。

② 对易感人群的应急措施。在同时间、同地区内接触同一疫源的人群中，如有一人发病，对其余人（未接种钩体菌苗）也应注射青霉素，或口服强力霉素等应急措施进行预防性治疗。

③ 对易感人群的免疫预防。对进入钩端螺旋体疫源地的易感人群，进入疫源地前 15 天应进行钩端螺旋体菌疫苗全程基础注射。

④ 在稻田型钩端螺旋体病流行疫区进行鼠密度、带菌率的监测和野外灭鼠，降低鼠密度。

⑤ 在洪水型钩端螺旋体病流行疫区开展猪的带菌率的监测，并根据结果进行传染源家畜管理，圈猪更新，降低猪的带菌率。

9. 乙型脑炎

流行性乙型脑炎是由乙型脑炎病毒经蚊虫媒介而引起的中枢神经系统损伤的急性传染

病，是一种人畜共患的自然疫源性疾病。人感染乙型脑炎病毒后大多数表现为亚临床型感染。我国是流行性乙型脑炎的流行区。目前已有疫苗可供预防，但无特异性有效的治疗方法。

（1）诊断原则。依流行病学史和症状体征、实验室检查，进行综合分析，做出临床诊断，确诊需依靠血清学或病原学检查。

（2）诊断标准

① 流行病学。在乙型脑炎流行地区居住，在蚊虫叮咬季节发病或发病前 25 天内在蚊虫叮咬季节到过乙型脑炎流行地区活动。

② 症状体征。急性起病，发热头痛，喷射性呕吐，嗜睡，可伴有脑膜刺激症状。发热 2～3 天后出现不同程度的意识障碍，如昏迷、惊厥、抽搐、肢体痉挛性麻痹等中枢神经症状，或发展至中枢性呼吸循环衰竭。脑脊液压力增高，呈非化脓性炎症改变。

（3）处理原则

① 治疗。目前无特效抗病毒药物，主要以对症、支持、综合治疗为主。

② 乙型脑炎病人室内防蚊、灭蚊，精心护理和监护病人，密切观察病情变化。

③ 对症治疗，用物理和药物控制体温于 38℃ 左右，抗惊厥、抗抽搐、抗脑水肿，保持呼吸道通畅。

④ 昏迷病人以鼻饲高热量多维生素的营养性流食，保持水和电解质平衡。

⑤ 预防继发感染，早期发现感染早期治疗。

⑥ 恢复期有神经肌肉的遗留症状者，加强主动、被动运动或针灸或物理康复治疗。

（4）预防。乙型脑炎的预防措施主要是防蚊和灭蚊，同时开展乙型脑炎疫苗的预防注射。

10. 急性出血性结膜炎

急性出血性结膜炎又称流行性出血性结膜炎，俗称红眼病，是由肠道病毒 70 型和/或科萨奇病毒 A24 型变种所引起的传染性很强的急性眼病。

（1）症状。本病的特点是起病急，自病毒进入眼部到出现症状一般不超过 24h，当患者感到眼部不适后 1～2h 内眼睑红肿，2～3 天内红肿达到高峰。病人的感觉是眼刺痒到刺痛，眼内异物感明显并有烧灼感，怕光、流泪、眼睑沉重、睁眼困难、眼部分泌物增多，多为黏液性，重者呈血性。分泌物中含有大量的致病病毒。

（2）诊断。凡急起双眼显著红肿，无其他原因可查者，应作为疑似病例。检查发现睑、球结合膜高度充血，结膜下出血或伴有角膜上皮层多发性点状剥脱者，即为诊断病例。

（3）治疗。急性出血性结膜炎目前尚没有针对病毒的特效药物，一般采用对症治疗和预防细菌性继发感染。

（4）预防与控制办法

① 及早发现病人。诊断病人根据症状和结膜下出血的特征并不困难，在已有本病发生的灾区，只要有急起双眼显著红肿病人，无其他病因可查者均应作为疑似病人。

② 病人的隔离。重点是眼部分泌物以及被分泌物污染的手和物品，如病人的毛巾、手帕要严格消毒，脸盆、洗脸、手的污水亦应消毒，病人的眼药、食具等均不应与健康者共用。病人不用手去触摸公用物品，不与健康人握手，不去公共场所，如理发店、澡堂、食堂、游泳池等。

③ 加强卫生宣教。对群众讲清发病原因、传播途径与预防、消毒方法，增强自我保护

意识。要加强个人卫生，常洗手，不揉眼，不去病人家串门，不摸病人摸过的东西，不与病人共同就餐。

11. 疟疾

疟疾是由疟原虫寄生于人体而引起的一种寄生虫病。目前我国常见的是间日疟和恶性疟。

（1）流行因素。疟疾流行有三个环节：传染源为现症病人或无症状带虫者；按蚊是传染人疟的媒介；易感人群是指对疟疾没有免疫力者，除了高疟区居民对疟疾有一定的免疫力以外，其余地区居民均为易感人群。

灾害后，蚊虫孳生地扩大，按蚊数量增多；居民露宿或住在简陋的棚屋，缺少防蚊设施，蚊虫叮咬机会增加；居民迁移流动，使传染源输入，人群免疫力下降等原因，极易引起疟疾流行。

（2）症状。疟疾临床症状通常有以下四期。

① 前驱期。头痛、全身酸痛、乏力、畏寒。

② 发冷期。手脚发冷，继而寒战、发抖、面色苍白、口唇指甲紫绀，体温迅速上升。此期可持续 10min～2h。

③ 发热期。寒战后全身发热、头痛、口渴，体温可升至 39℃或以上，有些病人可出现抽搐，此期可持续 2～3h。

④ 出汗期。高热后大汗淋漓，体温迅速下降，此期可持续 1h 以上。

（3）诊断方法

① 临床症状诊断。间歇性定时发作上述临床症状，恶性疟为每日发作 1 次，间日疟为隔日发作 1 次。发作多次的患者出现脾肿大和贫血，重症病人可出现昏迷。

② 病原诊断。发热病人从耳垂取血，在玻片上涂制厚薄血膜，用吉氏染色液染色，显微镜油镜检查疟原虫，这是目前最简单而可靠的诊断方法。

（4）处理原则与预防措施

① 治疗。间日疟治疗，氯喹 1.5g，3 日分服（第 1 日 0.6g，第 2 日、第 3 日各 0.45g）。

② 预防服药。在高疟区和出现疟疾暴发流行趋势地区，流行季节居民用乙胺嘧啶 50mg，加伯氨喹 22.5mg 预防服药，孕妇改用哌喹 0.3g，均每 10 日 1 次。

③ 灭蚊。在高疟区和出现疟疾暴发流行趋势地区，用灭蚊药喷洒灭蚊。

④ 防蚊。提倡使用蚊帐、蚊香，利用蒿、艾等野生植物烟熏驱蚊，尽可能不露宿，减少蚊虫叮咬。

12. 鼠疫

鼠疫是由鼠疫耶尔森氏菌引起的自然疫源性疾病。主要储存宿主是黄鼠和旱獭。

（1）流行病学特征与接触史

① 急性起病，高热病人，且病情进展迅速。在发病前 10 日内，曾到达过发生鼠疫的地区。

② 淋巴结迅速肿大、坚硬、极度疼痛，推之与周围组织黏连紧密，不易移动。和/或迅速发展的全身内毒素中毒症状，中毒性休克，出现肺部感染症状，咳嗽，咯带血的泡沫样痰，并有肺部炎症体征。

符合以上特征的病人，应考虑鼠疫诊断。

（2）诊断与治疗

① 在开始治疗前，首先采取标本。所有病人均应采取血液标本；发生淋巴结肿大的病

人应实行淋巴结穿刺吸取组织标本，可先注射入少量生理盐水再行抽吸；出现肺部症状者应收集痰液标本，有条件时，令病人对血琼脂平板培养基咳嗽；上述标本应密封储存在 4℃ 以备检验。

② 对病人试行抗菌治疗。首选链霉素，也可使用其他氨基糖苷类、四环素类和大环内酯类抗菌药物。在抗菌治疗的同时，应进行有效的抗休克与强心治疗。

（3）预防与控制措施

防范的重点是：在灾区开展生产自救时，人员深入鼠疫地区进行劳务活动，可能发生感染，并可能在潜伏期内将鼠疫带回受灾地区。据此，应准备并做到如下各点。

① 在参加救灾抢险的军民、居民中，由于房屋倒塌、被毁，而不得不在简陋条件下居住。为此，应在其居住地点及周围喷洒以防止吸血昆虫叮咬。

② 灾区各地应对各级医务人员进行鼠疫诊断方面的宣传，在灾害期间，特别是在外出人员返乡时，注意发现可疑的患病人员。

③ 发现可疑的鼠疫病人时，立即按照《传染病防治法》进行报告，在最短的时间内，报告应送达卫生部。

④ 立即对病人进行隔离，尽可能减少与病人接触的人数。

13. 炭疽

炭疽是由炭疽杆菌引起的一种人与动物共患的急性传染病，主要存在于食草动物和牲畜群落之中，并能造成环境的广泛污染。由于炭疽芽孢具有对外界环境极强的抵抗力，因此其造成的这种污染常持续存在。人类主要通过接触患病的牲畜、污染的皮毛、土壤、水源，食用死于本病的牲畜肉类，吸入含有该菌的气溶胶或尘埃感染本病。

（1）炭疽的流行因素。在我国炭疽一年四季均有发生，但炎热多雨有利于该病的传播。另外由于地震和山体滑坡，容易使沉积在土壤中的炭疽芽孢冲出，随水流污染地面，增加了人和动物感染的机会，极易造成该病的暴发流行。

（2）动物炭疽的诊断和治疗。如果动物没有先兆突然倒地死亡，从死亡动物的鼻、口腔或肛门流出煤焦油状的血液更要特别警惕出现炭疽的可能性。对突然死亡的动物，应由兽医人员处理，在死亡动物耳根外缘切一个小口或切一片组织进行血涂片和病原分离，一般来说，血液凝固慢，呈黑色，镜检和培养易获检出。

（3）人类炭疽的诊断和治疗。病人在生活中曾接触过可疑的病、死动物或残骸；食用过可疑的病死动物肉类或其制品；临床上表现为皮肤出现红斑、丘疹、水泡，继而中央坏死形成溃疡性黑色焦痂，周围组织非凹陷性水肿，疼痛不明显，或直接发生大片水肿和坏死区，伴有中度以上发热和引起该区的淋巴结肿大时应考虑疑似患皮肤炭疽。

同时对于急性起病、发热、腹胀、剧烈腹痛、腹泻（通常为血样便或水样便），或高热、呼吸困难、伴有胸痛及咳嗽、咯黏液血痰等症状时，应考虑疑似患肠炭疽或肺炭疽，应尽快采集皮肤损害的分泌物、痰、呕吐物、排泄物或血液、脑脊液等标本，涂片显微镜检查炭疽杆菌和细菌分离培养炭疽杆菌，以便快速、准确地做出诊断。

对炭疽疑似病例应隔离治疗，首选药物为青霉素治疗。

（4）炭疽的防制措施

① 加强宣传教育，向群众宣传炭疽病的预防知识和危害性，自觉做到"三不""一坚持"，即对可疑死亡的动物不屠宰、不剥食、不销售，坚持动物尸体焚烧。

② 及时报告。发现可疑病人或可疑病畜必须立即上报。

③ 加强检疫监督

a. 可疑病人必须立即隔离，其分泌物、排泄物及其用过的敷料、剩余的食物、病室的垃圾均应烧毁。可疑病畜、死畜同样处理。

b. 与病人、病畜接触的医务人员、所有工作人员均应穿戴防护服。下班后应清洗、消毒、更衣。皮肤破损处应立即用2%碘酊涂擦。

c. 来自病区的牲畜必须隔离5天。

d. 密切接触者可服用抗生素预防。

此外，流行性感冒（即流感）等呼吸道传染病在灾区也易暴发。

第四节 灾区环境卫生清洁与保障

环境污染是造成灾区传染病暴发、传播、流行的关键因素之一。为了确保大灾之后无大疫，必须开展灾区的环境卫生工作，这是救灾工作中一个重要的组成部分。此工作必须切实执行，不可忽视。

一、生活居住环境卫生

1. 对灾民临时住所的卫生要求

（1）首先要选择安全和地势较高的地点，采取应急措施，搭建帐篷、窝棚、简易住房等临时住所，做到先安置、后完善。

（2）应尽量选用轻质建筑材料，顶上不要压砖头、石块或其他重物，以防倒塌伤人。

（3）棚屋等临时住所要能遮风防雨，同时应满足通风换气和夜间照明的要求。南方要设法降低室温，防止中暑，北方应注意夜间保暖防寒。

（4）灶具要放在安全地点，并有人看管，以防火灾。

（5）注意居住环境卫生，不随地大小便和乱倒垃圾、污水，不要在临时住所内饲养畜禽。

（6）最好按原来的居住状况进行安置。保持原来建制，按户编号，干群之间、各户之间相互了解，许多卫生问题可以有组织、有领导地解决。

2. 搞好厕所卫生和粪便处理

厕所是人们生活不可缺少的卫生设施，灾害时用的厕所应达到应急性、便利性和实用性的要求。加强厕所卫生管理，确定专人保洁，及时清掏粪便并进行卫生处理。

（1）在灾民聚集点选择合适地点、合理布局、因地制宜、就地取材，搭建应急临时厕所，要求做到粪池不渗漏（或用陶缸、塑料桶等作为粪池），厕墙和顶可用草席、塑料膜、编织袋布或其他材料。有条件时可使用商品化的移动性厕所。

（2）尽量利用现有的储粪设施储存粪便，如无储粪设施，可将粪便与泥土混合后泥封堆存，或用塑料膜覆盖，四周挖排水沟以防雨水浸泡、冲刷。

（3）在应急情况下，在适宜的稍高地点挖一圆形土坑，用防水塑料膜作为土池的衬里，把薄膜向坑沿延伸20cm，用土压住，粪便倒入池内储存，加盖密封，发酵处理。

（4）在特殊困难情况下，为保护饮用水源，可采用较大容量的塑料桶、木桶等容器收集粪便，装满后加盖，送至指定地点暂存，待水灾过后运出处理。有条件时用机动粪车及时运走。

（5）船上居民的粪便，应使用容器收集后送上岸集中处理，禁止倒入水中，以防止水源污染，造成肠道传染病、寄生虫病等病传播。

（6）集中治疗的传染病人粪便必须用专用容器收集，然后消毒处理。

（7）散居病人的粪便处理方法

① 加漂白粉：粪便与漂白粉的比为 5∶1，充分搅和后，集中掩埋。

② 加生石灰：粪便内加入等量的石灰粉，搅拌后再集中掩埋。

3. 垃圾的收集和处理

（1）加强垃圾收集站点的管理，有专人负责清扫、运输。

（2）根据灾民聚集点的实际情况，合理布设垃圾收集站点，可用砖砌垃圾池、金属垃圾桶（箱）或塑料垃圾袋收集生活垃圾，做到日产日清。

（3）及时将垃圾运出，选地势较高的地方进行好气性堆肥处理，用塑料薄膜覆盖。四周挖排水沟，同时用药物消毒杀虫，控制苍蝇孳生。

（4）对一些传染性垃圾可采用焚烧法处理。

4. 人畜尸体的处理

（1）对正常死亡者的尸体，应尽快运出进行火化处理。

（2）对甲、乙类传染病死亡者，应做好卫生消毒，以最快速度运出火化。

（3）对环境清理中清出的家畜家禽和其他动物尸体应用漂白粉或生石灰处理后进行深埋。

5. 自然灾害后的环境清理

灾情过后，大力开展群众性的爱国卫生运动，在广泛进行健康教育的基础上，灾害地区的村庄和住户必须进行彻底的室内外环境清理，环境清理搞到哪里，消、杀、灭工作就跟到哪里。

（1）组织群众清理室外环境，整修道路，排除积水，填平坑洼，清除垃圾杂物，铲除杂草，疏通沟渠，掏除水井内污泥，修复厕所和其他卫生基础设施，掩埋禽畜尸体，进行环境消毒，消除水灾痕迹，控制疫病发生的危险因素，使灾区的环境卫生面貌在短期内恢复到灾前水平。

（2）凡是水淹地区的住户，水退后首先由专人对原住房的质量进行安全性检查，确认其牢固性。然后打开门窗，通风换气，清洗家具，清理室内物品，整修家庭厕所，修缮禽畜棚圈，全面清扫室内和院落，清除垃圾污物。必要时对房间的墙壁和地面进行消毒。对室内和临时居住点带回的日常生活用品可进行煮沸消毒或在日光下暴晒。在有条件时，可用 2%～5% 的洁灭净洗消液将衣被浸泡 15～20min 后再进行洗涤。待室内通风干燥、空气清新后万可搬入居住。

二、饮用水卫生

针对地震、洪水灾害引发的饮用水污染，为有效控制介水传染病暴发流行，保证饮用水安全卫生，应采取以下饮用水卫生处置措施。

1. 摸清受灾地区本底资料

通过辖区生活饮用水监测网中的联络点或乡镇政府摸清受灾地区本底资料，包括：

① 受灾地区人口资料；

② 目前人员发病情况；

③ 供水污染情况、污染源以及目前对百姓供水采取的措施；

④ 当地的供水情况，包括水源（是否有备用井）、水处理（特别要求了解是否安装消毒设备、消毒方式、使用情况）、管网等；

⑤ 了解当地特别是上游是否有化工企业，是否会导致化学性污染，主要的化学物质种类等。

2. 做好水源卫生防护

对集中式给水水源周围进行彻底的卫生清理，包括尸体和污物，要进行彻底清除与卫生清扫，同时开展经常性的卫生巡查。同样，对分散式给水水源周围的 30～50m 之内，也要进行彻底的清理与消毒。

3. 保障应急供水

供水措施除紧急修复受损自来水管线外，在自然灾害后初期应立即采取临时供水措施，主要有水车送水、分散取水等方式。水车送水不仅方便居民就近取水，而且便于水的卫生防护（如水车密闭），还可以在水车中进行饮水消毒。分散取水方式是临时将一些就近的公共设施改为蓄水池，应急供水。供水前应对池底与池壁进行彻底的卫生清理与消毒。蓄水后，为防止水质污染要设共用取水桶，或采用浅水泵，取水后要引入装有几个小水龙头的水箱，供人分散取水。

4. 开展水质监测

对受灾地区现场供应，包括罐车和水厂/站（瓶装水除外）供水的水质进行监测，监测指标包括感官指标、余氯、微生物及特异性化学指标。

5. 饮水清洗消毒

因污染停止使用的水厂或水站必须经过清洗消毒后方可使用，首先要调查清楚污染源，如果水源受到污染，应先使用消毒液对水源进行消毒，在保证水源符合要求的情况下再对管网进行清洗消毒。管网消毒方法如下：采用漂白粉等消毒剂，配置余氯为 4mg/L 左右的消毒水，注满整个管网（根据水压和用户情况分批打开管网末梢龙头，让含有余氯的水注满管网，随即抽查部分末梢点，检查余氯浓度是否符合要求）。消毒过程中一定同时要考虑水压，防止爆管和水压不足导致消毒不彻底。待消毒液注满后，静置 2～3h，采用合格的水进行冲洗，至无明显余氯味，采样进行水质分析。分析指标应按照国家标准中常规指标的要求及当地重点指标进行，水质合格后方可饮用。对于清洗消毒后的水厂或水站建议安装消毒设备并保持消毒设备正常运行。

6. 开展及时的健康宣传工作

通过各种传媒手段开展健康宣传工作，宣传介水传染病相关知识、不饮用不洁水源和生水，饮水后出现腹泻要及时就诊等；告知群众甄别水质的简易方法。例如以下几类水不能饮用：有颜色的水；有余氯以外的其他异味的水；呈浑浊样的水。

第五节　灾区食品安全与保障

当发生自然灾害后，灾区正常的食品卫生和食品安全保障体系陷于瘫痪，使得灾民在短时间内集中暴露于各种高风险的致病性因素中，严重威胁灾民的身体健康。搞好灾区的食品卫生工作是整个救灾防病工作的重要组成部分，也是确保大灾之后无大疫的重要前提条件。

一、食品的污染

食品受到污染的危害主要表现在两个方面。

1. 食物资源损毁

灾害发生后，往往对食物链各个环节的食品或食物资源产生破坏作用，造成食品原料匮乏，如农作物减产或绝收，畜禽死亡，食品加工、储运、销售、供应网点以及居民家庭的食物都可能受到不同程度的损毁，失去或部分失去食用价值。除了造成经济损失外，由于大量食品或食物资源的损毁，有时可能发生灾区食品的短缺，食物供应不足，导致灾民摄入的能量、蛋白质和一些微量营养素的水平下降，营养健康状态恶化，抵抗力下降从而使感染各种疾病的概率增加。

2. 食品受到外来物质污染

灾区食品的污染分为已知污染和意外污染。

（1）已知污染。已知污染指食品加工过程中可能受到的污染，一般容易估测，而且大部分已知污染均有明确的卫生标准和测定方法。

（2）意外污染。意外污染指食物在自然灾害的直接危害和次生危害中污染源复杂，污染面广，已知度少，有些污染物也无卫生标准可供判定，监测方法也无明确规定，所以在应急处理上造成一定的难度。

二、常见自然灾害条件下食品的污染方式

自然灾害造成在食物链各个环节食品被各种有毒有害物质（包括病原微生物、化学毒物等）污染的机会增加，有时污染范围相当广泛，成为灾后食源性疾病暴发的重要因素。自然灾害条件下食品污染的方式和途径主要有以下几种类型。

1. 直接污染

自然灾害发生后，食品和饮水可被洪水浸泡、淹没或倒塌、泄漏与污染物接触而直接受到污染，对灾后疾病暴发构成严重威胁。

2. 二次污染或连续污染

二次污染或连续污染是指利用洪水浸泡污染的食品原料，致使加工制成的食品再次受到污染的一种污染方式。

3. 交叉污染

灾害发生后，如不注意对用于食品生产加工的设施、设备、用具和环境等进行清理消毒，易引起加工制作食品的交叉污染。这种污染在灾后受灾食品生产加工企业和家庭中极易发生。

4. 人为污染食品

感染或携带某种病原菌的人可以通过加工制作或接触食品，使食品受到污染。如果病原感染者或携带者从事公共餐饮或集体食堂工作，就很可能通过这种污染方式引起该病原体的食物型暴发。

三、灾后常见的食物中毒

1. 细菌性食物中毒

（1）沙门菌食物中毒

① 病原学特点。沙门菌为革兰阴性杆菌，本菌菌型繁多，分布广泛，在水和土壤中可存活数周，在人的粪便中可生存 1～2 个月；最适生长温度为 20～37℃。不耐热，70℃ 5min 可杀灭，煮沸可立即杀死。

② 流行学特点。由沙门菌引起的食源性感染占细菌性食物中毒的首位，其传染源主要

是人和各种动物的肠道内容物。人体带菌率的高低与职业有关，一般多在1％以下，但肉食加工者带菌率可达10％以上。

a. 季节性。本菌食物中毒的发病率较高，一般为40％～60％，全年均有发生，以6～9月份发生最多。

b. 引起中毒的食品。主要是动物性食品，如各种肉类（特别是病死畜肉类）、蛋类、家禽、水产类以及乳类等。由于沙门菌不分解蛋白质，不产生吲哚，靛基质试验阴性。即使严重污染其感官性状也无明显改变。因此，严重污染现象不易被发现。

c. 食物被污染的原因

ⅰ. 生前感染。指家畜、家禽在宰杀前已感染沙门菌，包括原发性沙门菌病和继发性沙门菌病。原发性沙门菌病是指家畜、家禽在宰杀前已患有沙门菌病，如猪霍乱、牛肠炎、鸡白痢等；继发性沙门菌病指由于健康家畜家禽肠道沙门菌带菌率较高，当其患病、疲劳、饥饿或其他原因以致抵抗力下降时，寄生于肠道内的沙门菌即可经淋巴系统进入血流引起继发性感染，使牲畜肌肉和内脏都含有沙门菌。

ⅱ. 宰后污染。食品在储藏、运输、加工、售卖和烹调等各个环节中被带有沙门菌的水、土壤、天然冰、不洁的容器、炊具、蝇、鼠及人畜大便等的污染。

ⅲ. 某些食品带菌。蛋类被沙门菌污染有两个途径：其一为卵巢内污染，即家禽卵巢内带有沙门菌，直接污染卵黄，在蛋壳尚未形成以前即被污染；其二，家禽肠道和肛门腔带有沙门菌，蛋经泄殖腔由肛门排出时，蛋壳表面被沙门菌沾染，在适当条件下沙门菌可通过蛋壳侵入蛋内，使蛋液带菌。奶与奶制品有时也带有沙门菌，多因挤奶时未严格遵守卫生操作制度而被污染，加上巴氏消毒不彻底，而引起该菌食物中毒。

③ 临床表现

a. 潜伏期。一般为4～48h，最短4h，最长72h，超过72h者不多见。

b. 临床表现。以急性胃肠炎为主：先期症状为发热，体温一般在38～40℃，头痛、恶心、倦怠、全身酸痛、面色苍白；以后出现腹泻、腹痛和呕吐，严重者可产生脱水症状。腹泻主要为黄绿色水样便，恶臭，间有黏液或血，一日数次至十余次。腹痛多在上腹部，伴有压痛；重症者可出现烦躁不安、昏迷谵妄、抽搐等中枢神经症状，也有出现尿少、尿闭、呼吸困难、紫绀、血压下降等循环衰竭症状，甚至休克，如不及时救治，可导致死亡。

④ 分类。沙门菌食物中毒按其临床特点分为以下几种类型。

a. 胃肠炎型。突然发病，有畏寒、发热（39℃以上）、恶心、呕吐、腹痛、腹泻，多为稀水便。严重者可致脱水、酸中毒及休克。

b. 类伤寒型。发病缓和，潜伏期较长，但比伤寒短，平均3～10天：高热（40℃以上）、头痛、腰痛、四肢痛、全身乏力，可有相对缓脉、脾大和腹泻，但很少合并肠出血及肠穿孔。

c. 类霍乱型。起病急，有剧烈呕吐、腹痛、腹泻，大便呈淘米水样，畏寒、高热、全身乏力，严重者可致脱水、酸中毒及休克，重者可出现抽搐、昏迷。

d. 类感冒型。畏寒、发热、头痛、四肢及腰痛、全身酸痛，并有鼻塞、咽痛等上呼吸道症状：

e. 败血症型。起病突然，有寒战、高热，热型不规则呈弛张热或间歇热，出汗及胃肠炎症状。可有肝、脾大，偶有黄疸。

以上这五种类型以胃肠型较为常见。

⑤ 预防措施

a. 防止污染。不进食被沙门菌污染的食品，如动物的内脏及易被粪便污染的肉类。

b. 控制繁殖。不要将上述食品在沙门菌最适生长温度（20～37℃）下长期储存，以免细菌在适宜的条件下在被污染的食品中大量繁殖。

c. 彻底加热。加热杀死病原菌是防止感染的关键措施。沙门菌对热的抵抗力不强，加热 60min 可被杀死。为彻底杀灭肉类中可能存在的各种沙门菌并灭活其毒素，应使肉块深部的温度至少达到 80℃并持续 12min；已制成的熟食品存放时间不要过久，以免被再次污染；若熟食品存放时间较长后，食前要彻底加热处理。

（2）葡萄球菌食物中毒

① 病原。葡萄球菌为革兰染色阳性菌，多为需氧或兼性厌氧。营养要求不高，在普通培养基上生长良好，在温度 5～47.8℃范围内均可生长，最适温度为 30～37℃。

50％以上的金黄色葡萄球菌可产生肠毒素。可引起食物中毒的肠毒素是一种可溶性蛋白质，耐热，经 100℃煮沸 30min 不被破坏，也不受胰蛋白酶的影响。

② 流行病学特点

a. 季节性。葡萄球菌肠毒素引起的食物中毒全年均有发生，一般以夏秋季多见。

b. 中毒食品。一般以剩饭、凉糕、奶油糕点、牛奶及其制品、鱼虾与熟肉等为常见，其他食品亦有发生。

③ 临床表现。金黄色葡萄球菌引起的食物中毒的特点是发病急，潜伏期短，一般为 1～5h，平均 3h 左右。

症状主要为恶心、剧烈而频繁地呕吐（喷射状呕吐）、唾液分泌增加，呕吐次数为 1～10 次不等，有时吐出胆汁或混有血液，呕吐前多有脑后重压感，并伴有上腹部剧烈地疼痛。约有 80％病人发生腹泻，多为水样便或黏液便，少数有血便，一般每日 3～5 次。体温正常或稍有微热。此外，尚有少数病人可见血压下降、脱水症状，甚至虚脱。儿童对葡萄球菌肠毒素比成人敏感，故发病率高，病情重。

葡萄球菌肠毒素食物中毒病程一般较短，多在 1～2 天内恢复正常，预后一般良好。其发病率约 30％，少数人可几天食欲不振。

④ 预防措施

a. 防止食品被葡萄球菌污染。患有疖疮、化脓性创伤或皮肤病以及上呼吸道炎症、口腔疾病等患者应禁止从事直接的食品加工和食品供应工作。

餐饮业在供应食品时，一般不要剩米饭，若剩米饭时需采取双热法，即餐后对未售出剩下的米饭加热后储存，在下次开餐前再次加热后食用。

b. 不要将上述食品在葡萄球菌最适生长的温度（30～37℃）下长期放置，以免大量繁殖。当放置 5～10h 后就能产生引起中毒的葡萄球菌肠毒素，食品放在 10℃以下储存葡萄球菌不易繁殖，且很少产生葡萄球菌肠毒素。

c. 烹调食品时，加热要彻底，温度和时间要达到杀灭细菌的条件，而且要热透。以制成的熟食品不要存放时间过久，以免被再次污染。若熟食品存放时间较长后，在食前要彻底加热。

（3）副溶血性弧菌食物中毒

① 病原。副溶血性弧菌也叫嗜盐菌，为革兰阴性杆菌，两端浓染，呈棒状、弧形和卵圆形等多形态，此为其特征之一。需氧或兼性厌氧。在无盐或含盐 10％以上盐的培养基中

均不生长。在 6%～8%氯化钠培养基中生长良好，而在 3%～5%时生长最好。最适生长温度 30～37℃，pH 值生长范围为 5.3～10.0，本菌繁殖一代需要的时间约为 10min，其速度约为大肠菌和痢疾菌的 2 倍。

本菌对酸及温热敏感，在 1%乙酸中 1min 即被杀死，但在实际调制食品时可能需 10min 以上才能杀死，60℃经 5min、90℃经 1min 可将其杀死。在各种天然淡水中生存一般不超过两天，而在海水中则可存活 47 天以上。

② 流行病学特点

a. 季节性。大多发生于 5～11 月，高峰在 7～9 月。寒冷季节极少发生。

b. 中毒食品。本菌为嗜盐性的海洋细菌，特别是在夏季广泛分布在沿岸海水和海泥中，生活在此处的鱼贝类污染率很高。引起中毒的食品主要是海产食品，其他各种食品如熟肉类、禽蛋类及其制品等亦常因被交叉污染并在适于本菌增殖条件下放置一定时间后而引起中毒。

③ 临床表现。潜伏期一般为 10～24h，最短的有 2～4h，长者可达 48h。潜伏期的长短与摄入食物的含菌量密切相关，含菌量多则潜伏期短。此病发病急骤，主要临床症状为上腹部阵发性绞痛，继而腹泻，每天 5～10 次。粪便为水样或糊状，少数有黏液或黏血样便，约 15%的患者出现洗肉水样血水便。但很少有里急后重症。多数患者在腹泻后出现恶心、呕吐，体温一般 37.7～39.5℃。回盲部有明显压痛。病程一般 1～3 天，多数患者在数天至一周左右恢复正常。

临床以对症和抗生素进行治疗，预后一般良好，极少数严重患者，可由于休克昏迷未及时抢救而死亡。

④ 预防措施。本菌对热和酸均很敏感，在理论上不难控制，但由于海产品多有凉拌生食或稍加热即食的习惯，加之制售中不能严格执行生熟分开制度，造成交叉污染，以致本菌引起的食物中毒实际上难以控制。在预防副溶血性弧菌食物中毒时，除严格执行一般食品卫生要求外，还应重点注意以下几项。

a. 防止污染。对海产品应在加工前用淡水充分冲洗干净，接触过海产食品的厨具、容器和手以及水池等用后均应洗刷冲净，避免污染其他食品。

b. 最好不吃凉拌菜，若吃时要充分洗净，在沸水中烫浸后先加醋拌渍，放置 10～30min，然后加其他调味品拌食。

c. 控制细菌繁殖。预防本菌食物中毒，控制该菌在食品中繁殖很重要。做好的食物应尽早食用；冷却加热制作的食品，要在通气好的情况下于 20℃以下保存；保存食物时，要求温度在 10℃以下或 55℃以上，以防止本菌增殖。

d. 剩饭菜食用前必须要彻底加热。

(4) 变形杆菌食物中毒

① 病原。变形杆菌为革兰阴性菌，两端钝圆的小杆菌，有明显的多形性。对营养要求不高，普通培养基上生长良好；本菌为需氧或兼性厌氧腐败菌，在自然界分布极广。抵抗力较弱，煮沸数分钟即死亡。

② 流行病学特点

a. 季节性。食物中毒多发生于夏秋季节，以 7～9 月最多见。

b. 中毒食品。引起此类中毒的食品主要是动物食品，特别是集体食堂熟肉和内脏制品冷盘最为常见。此外，豆制品、凉拌菜和剩饭等亦间有发生。

③ 临床表现。潜伏期一般为 6～24h，以 10～12h 为多见，最短为 2～5h。症状主要为

恶心、呕吐、腹痛、腹泻、发热、头痛、头晕等；临床特征以上腹部（脐周围）阵发性刀绞样痛和急性腹泻为主，腹泻物常伴有黏液和恶臭，腹泻一般在数次至 10 余次，体温一般在 38～39℃。一般而言，本病的发病率较高，病程较短，为 1～3 天，多数患者在 24h 内恢复，预后一般良好。

④预防措施。应严格按食品卫生要求，食物的加工要做到生熟分开，防止食品被污染。熟食最好不要放置过夜，残剩食物食用前必须充分加热。

（5）蜡样芽孢杆菌食物中毒

① 病原。本菌为需氧或兼性厌氧、革兰阳性连锁状杆菌。菌体两端钝圆，有动力，芽孢卵圆形，无荚膜。在普通培养基上即可生长，最适生长温度 28～35℃。在 10℃以下和 63℃以上不能繁殖，生长 pH 值范围为 4.9～9.3。该菌繁殖体经 100℃ 20min 可被杀死，而芽孢经 100℃ 30min 可被杀死。

本菌广泛存在于土壤、尘埃、河水与植物等中，多数情况以芽孢方式存活。在菜田土壤中菌数为 10^5 cfu/g，蔬菜上 10^2～10^3 cfu/g。

② 流行病学特点

a. 季节性。本菌与其他细菌性食物中毒一样，多发于夏季，7～9 月多见。

b. 中毒食品。引起食物中毒的食品种类繁多，有乳及乳制品、肉类制品、蔬菜薯、甜点心、凉拌菜、米饭、米粉等。国内以剩饭，特别是炒米饭为主。

③ 临床表现。潜伏期，以呕吐症状为主的中毒为 0.5～5h，以腹泻症状为主的中毒为 8～16h。

症状主要为急性胃肠炎症状，呕吐型以恶心、呕吐为主；腹泻型以腹痛、腹泻为主，一般为水泻，体温升高较少。间有口渴、头昏、乏力、寒战、胃部不适或疼痛等。亦有两型混合发生，症状交错出现。本病病程短，腹泻型为 16～36h，呕吐型为 8～10h。二者一般都极少超过 24h。预后良好，一般无死亡。

④ 预防措施。食品应冷藏于 10℃以下，食用前应彻底加热；尽量避免将食品保存于 10～50℃的环境中，如无条件则放置时间不得超过 2h；剩饭可于浅盘中摊开，快速冷却，在 2h 内送往冷藏，如无冷藏设备，则应放置于通风阴凉和清洁场所并加以覆盖。

（6）产气荚膜梭菌食物中毒

① 病原。产气荚膜梭菌又名韦氏梭菌，芽孢大，椭圆形，多在次极端。在普通平板培养基上菌落灰白色，不透明，表面光滑，边缘整齐。在血琼脂平板上，多数菌株有 β 溶血环。在蛋白平板上菌落周边形成白色不透明沉淀带。产气荚膜梭菌对热的抵抗力不同，有耐热菌株和不耐热菌株之分。可在较大范围的温度下生存（12～51℃），一般在 20℃以上生长，43～46℃生长旺盛。

② 流行病学特点

a. 季节性。产气荚膜梭菌食物中毒多发生在夏秋季。

b. 中毒食品。引起中毒的食品以鱼类和肉类及其制品为多见，偶见于牛奶和其他蛋白质食品。

③ 临床表现。潜伏期多为 6～18h。患者主要症状为腹痛、腹泻，水样便，偶有黏血便，并有大量气体产生。排便平均 2～6 次/天。一般不发热或有低热（37～38%）。恶心、呕吐的情况少见。多数患者 1～2 天即可恢复正常，坏死性肠炎型病人如不及时治疗，有时可引起死亡。

④ 预防措施

a. 防止污染。从食品原材料的生产到加工制造、流通、销售及消费各个环节都要防止产气荚膜梭菌的污染。

b. 防止细菌繁殖。做好的食物应尽早食用；冷却加热制作的食品，要在通气好的情况下于 20℃下保存；保存食物时，要在 10℃以下或 55℃以上，以防止本菌增生和芽孢发育。

c. 加热杀菌。对食品一般的加热处理，是不能杀死其芽孢的，但是充分加热可大大降低该菌的存活率。再加温食用时，食物中心的温度应达 74℃以上，这对杀死繁殖体非常重要。

（7）肉毒杆菌食物中毒

① 病原。肉毒杆菌是带芽孢的厌氧菌，对热抵抗力很强。肉毒杆菌食物中毒系由其产生的肉毒毒素引起，该毒素是一种强烈的神经毒素，毒性比氰化钾强 1 万倍。

② 流行病学特点

a. 季节性。一年四季都可发生，以冬春季为最多。

b. 中毒食品。我国某些多发地区引起中毒的食品大多数是家庭自制的发酵食品如臭豆腐、豆瓣酱、面酱、玉米糊糊等，有少数发生于各种陈旧肉、蛋、鱼类食品。国外则多发生于家庭自制的各种罐头食品和熏制或腌制食品。欧洲多见于腊肠、火腿和保藏的肉类（引起 B 型食物中毒）；美国则多见于家庭自制的罐藏水果和蔬菜类食品（引起 A 型食物中毒），如青豆、豌豆、玉米等，少数见于乳酪、熟鱼等；日本主要是鱼类引起的 E 型中毒。近些年，婴幼儿肉毒中毒正引起人们注意，中毒多发生在 6 个月以下婴儿，在美国、欧洲、日本已有病例报道。在美国，证明这与婴儿食蜂蜜、饴糖及砂糖等有关，研究人员还从蜂蜜中检出了肉毒杆菌。

c. 中毒发生的原因。发生肉毒杆菌食物中毒的原因主要是制备食品时的卫生条件太差、放置时间长，且伴有缺氧环境，吃时不加热或不充分加热所致。

本菌广泛存在于外界环境、土壤、地面水、蔬菜粮食、豆类、鱼肠内容物、动物粪便是主要污染源。因菌体从动物肠道排出后其芽孢可在土壤中长期存活，故认为通过土壤再污染食物是肉毒杆菌食物中毒的重要途径。

豆类、玉米、谷类和鱼类等食品有利于本菌生长，而酸性水果蔬菜类制品则反之。本菌在食物中适宜条件下，12h 左右即可产生毒素，但一般需 2～4 天才能检测到，产毒量与食品的保存温度和条件有关。

③ 临床表现。潜伏期一般为 12～36h，最短的有 2h，长的达 10 天。潜伏期的长短与食入毒素量、菌株型别和毒性、患者个体差异等因素有关。潜伏期越短，病情越严重。据报道潜伏期 24h 和 72h 的病死率分别为 84％和 55％。

患者初期症状为头痛、头晕、乏力，继而出现眼部症状，如视力模糊、复视、上睑下垂、瞳孔散大、对光反射减退等。同时或稍后出现舌硬，语言不清，咀嚼和吞咽困难，无力咳嗽，饮水发呛，耳聋耳鸣，面部肌肉麻痹而无表情，唾液分泌显著减少，引起强烈口渴，胃肠分泌降低造成顽固性便秘。最后，可因呼吸肌神经麻痹引起呼吸衰竭或合并感染而死亡。患者体温一般正常，神志清楚，无感觉障碍，脊髓液正常，血象无明显变化，血压正常或稍降，各种病理反射均阴性。

本病治疗及时，多在 4～10 天内逐渐好转，呼吸、吞咽困难和语言障碍首先恢复，随之肌肉麻痹消失，但视力恢复较慢。重者可死于中枢性呼吸衰竭；本病 A 型毒素引起者的病死率为 60％～70％，E 型者为 30％～50％，B 型者为 10％～20％。

本病预后无任何后遗症。抗毒素治疗是唯一的特效疗法，日本报道使用抗毒素治疗已将本病死亡率由原来的 30% 降为 4% 以下。

④ 预防措施

a. 不进食被肉毒杆菌污染后未经加热处理的食品，如放置时间过长的豆、谷类的发酵食品，如臭豆腐、豆瓣酱、豆豉及面酱等。

b. 不要将上述食品在肉毒梭菌最适生长及产生毒素的温度（25～37℃）下长期放置，以免细菌在适宜的条件下在被污染的食品中大量繁殖、产生毒素。可放置在温度低于 15℃ 的环境中，此时肉毒杆菌不繁殖、不产生毒素。

c. 烹调食品时，加热要彻底，温度和时间要达到杀灭细菌繁殖体或破坏毒素的条件（80℃ 30min 以上）。

d. 已制成的熟食品不要存放时间过久，以免被再次污染。

e. 食品存放时间较长后，食前要彻底加热处理。

f. 对罐头食品要彻底灭菌，食品罐头的金属部位出现鼓起，说明已被病菌污染不能食用。家庭自制罐头食品时要对原料进行蒸煮，一般加热温度为 100℃，10～20min 可使各型毒素破坏。

g. 对婴儿辅助食品如水果、蔬菜、蜂蜜等应严格控制肉毒梭菌的污染。

2. 真菌毒素食物中毒

真菌在谷物或其他食品中生长繁殖所产生的有毒代谢产物称为真菌毒素。人和动物食入这种毒性物质发生的中毒称为真菌毒素食物中毒。

真菌食物中毒是由于真菌毒素污染了食物（大多数真菌毒素不容易被烹煮的高温所破坏）而引起。

急性真菌毒素食物中毒潜伏期短，常引起胃肠症状如恶心、呕吐、腹胀、腹痛、偶有腹泻，之后出现体内各器官系统（肝、肾、神经、血液）的损害。真菌毒素食物中毒常见有以下类型。

（1）黄曲霉毒素中毒。黄曲霉毒素由黄曲霉菌产生，多寄生于玉米、花生、大米、小麦等粮食及食用油中。急性中毒可引起肝肿大、压痛、黄疸、肝功能异常及肾的损害，1 周左右死亡。慢性中毒可引起肝的癌变。

（2）黄变米中毒。大米、小麦、玉米被青霉菌等污染变黄，其毒素食入后引起神经麻痹、惊厥或呼吸麻痹而死亡。

（3）灰变米中毒。半裸镰刀霉菌污染大米，使之变为灰褐色，食后引起胃肠道症状。

（4）赤霉毒素中毒。小麦污染赤霉菌后，小麦变红色，食后 10min～36h 出现恶心、呕吐、眩晕。

（5）霉变玉米中毒。是因镰刀霉菌及青霉菌污染玉米引起的中毒，主要为胃肠道症状。

（6）霉变甘蔗中毒。甘蔗收获后由于存放不当，易孳生节菱孢霉菌，节菱孢霉菌的毒素是一种强烈的嗜神经毒素，主要损害中枢神经系统。食用霉变甘蔗后发病快，约 15min 出现头晕、头痛、恶心、呕吐、腹痛及腹泻。部分病人出现神经系统症状如眩晕、阵发性痉挛、瞳孔散大。3 天后体温升高，可持续 1～9 天，严重者出现肝、肾损害。

3. 有毒动植物食物中毒

（1）发芽马铃薯中毒

① 致病因子。马铃薯又称土豆，含有丰富的淀粉，营养价值较高，是人们喜食的食

品之一。马铃薯中原含有龙葵素，但在新收获和未发芽的马铃薯中龙葵素含量很低，每100g含2～10mg，在春季保存不当时容易发芽，部分马铃薯表皮发黑绿色，在幼芽和芽根部中龙葵素含量明显升高，严重的达400～730mg。人食入龙葵素200～400mg即可引起中毒。

龙葵素对胃肠道黏膜有较强的刺激作用，对呼吸中枢有麻痹作用，能引起脑水肿、充血，并对红细胞有溶解作用。

② 中毒机制。龙葵素进入人体后，对胃肠道黏膜有较强的刺激性和腐蚀性，对中枢神经系统特别是呼吸及运动中枢有麻痹作用。死亡病人的病理检查主要表现为脑充血、水肿，还有口腔炎和胃肠炎性症状，肺、肝、心肌和肾皮质的水肿，胰头部分有坏死等。

③ 临床表现。潜伏期一般为数10min至数小时。消化系统可出现咽喉部及口腔烧灼感和痒感、恶心呕吐、腹痛、腹泻症状；或有口腔干燥、喉部紧缩感的症状。剧烈呕吐者可致脱水、电解质失衡、血压下降等。随着病情的加深，患者继而可出现神经系统症状，如耳鸣、畏光、头痛、眩晕、发热、瞳孔散大、呼吸困难、颜面青紫、口唇及四肢末端呈黑色。严重者可有昏迷、抽搐症状，患者最后可因呼吸中枢麻痹而死亡。

④ 中毒的救助与治疗

a. 院前救助。进食发芽或皮质发绿的马铃薯后，出现咽喉瘙痒、烧灼感时，应立即催吐，密切观察，呕吐严重者迅速护送到医院治疗。

b. 医院治疗。清除毒物，如催吐、洗胃、导泻，并对症治疗。

⑤ 预防措施

a. 加强对马铃薯的严格保管，储藏马铃薯处宜凉爽、干燥、避免日光照射，防止其发芽。

b. 向群众宣传勿食皮肉变紫、未成熟的及发芽过多的马铃薯，以免发生中毒事件。

c. 对生芽较少的马铃薯，可将生芽部分及其附近变紫部分彻底切除掉，洗净并用冷水浸泡约40min，煮熟煮透后，去汤食用；煮时放醋少许可加速毒素的破坏。

（2）豆浆中毒

① 致病因子。生大豆内含一种有毒的胰蛋白酶抑制物，可抑制体内蛋白酶的活性，并对胃肠道产生刺激作用。此毒性物质比较耐热，需高温方可破坏。故进食大量未煮熟的豆浆、未炒熟的黄豆粉或生食大豆，均可引起中毒。

② 临床表现。中毒的潜伏期很短，可在食后数分钟到1h内出现中毒症状。主要为胃肠道症状，如恶心、呕吐、腹痛、腹胀与腹泻，一般在3～5h即可自愈，也有的要持续1天左右。部分病人有头痛、头晕等症状。

③ 预防措施。豆浆必须充分烧开煮熟，当豆浆煮至初步出现泡沫样沸腾（发泡期）时，温度其实只有65～80℃，豆内毒性物质尚未破坏，故需减小火力，继续烧透为止，并中途不可加入生豆浆。黄豆粉不易炒熟，需加倍注意。

（3）扁豆中毒

① 致病因子。菜豆角又称梅豆角、四季豆、芸扁豆、芸豆、刀豆、架豆、肉豆、泥鳅豆和豆角等，各地皆有生长，为普通食用的蔬菜，味美可口。中毒事件大多发生在秋季，由烧煮不透的菜豆角所致。

② 中毒机制。菜豆角内所含毒性物质有两种，即豆素和皂素。豆素为一种毒蛋白，具有凝血细胞作用，含于各种食用豆类中，需经长时间煮沸才能被破坏。皂素对消化道有强烈

的刺激作用，并含有能破坏红细胞的溶血素。豆粒中含豆素高，豆荚中含皂素多。

菜豆角所含的皂素需在 100℃ 以上的温度中加热 30min 才能破坏，故在食前未经充分烧煮，进入胃肠道后，即对黏膜产生刺激作用；由于呕吐及腹泻，减少了毒物吸收机会，故中毒表现为发病急骤、病程较短、预后良好，很少出现溶血或凝血症状。菜豆小鼠灌胃急性半数致死量约为 19g/kg。菜豆角若放置 24h 或更久，其亚硝酸盐含量大为增加，食入后还会引起变性血红蛋白症，导致机体全身缺氧、紫绀等。

③ 临床表现。发病快，潜伏期短，可在进食后数分钟发病，多数在 2～4h 中发病。

主要临床表现为急性胃肠炎症状，上腹部不适或胃部烧灼感、腹胀、恶心、呕吐、腹痛、腹泻，多为水样便，重者可呕血。神经系统表现有头晕、头痛、四肢麻木，可有胸闷、心慌、体温多正常或伴有低热症状，病程短，多在 1～3 天内恢复健康。少数重症患者可发生溶血性贫血。

④ 预防措施

a. 加工菜豆角要彻底煮熟，方可食用。在集体用餐中，由于大锅炒的扁豆，一次烹炒数量大，很难搅拌均匀，往往出现夹生的情况。尤其焯过的扁豆，焯的厨师认为一会儿还要炒，未焯透无所谓，而炒的厨师认为扁豆已焯过，急火、快炒放一些调料即可，容易导致扁豆未烧熟煮透。

b. 勿吃储存过久、霉烂的菜豆角。

（4）鲜黄花菜中毒

① 致病因子。黄花菜又名金针菜，新鲜黄花菜中含微量的秋水仙碱，该生物碱多溶于水，如鲜食时未充分浸泡、加热煮熟、大量进食即可引起中毒。秋水仙碱有剧毒，成人致死量力 6～7mg。

② 中毒机制。新鲜黄花菜中含有秋水仙碱，秋水仙碱进入体内经氧化为二秋水仙碱发挥毒性。后者可兴奋迷走神经，抑制呼吸中枢，经肾脏及消化道排泄的可引起严重刺激症状，因消化道对其吸收缓慢，且需经体内转化后才出现毒性。

③ 临床表现。潜伏期一般较长。急性中毒后常见症状为剧烈腹痛、腹泻、恶心、呕吐，严重者可致呼吸中枢麻痹而死亡。慢性中毒的主要表现为对骨髓造血的直接抑制作用，易引起粒细胞缺乏、再生障碍性贫血等。

④ 中毒的诊断识别要求。患者有食用鲜黄花菜病史。中毒常发生于七八月黄花菜生长成熟季节。临床表现符合本症特点。中毒后以催吐、洗胃、补液方式处理。

⑤ 预防措施

a. 加工新鲜黄花菜要焯洗后充分浸泡、加热煮熟方可食用。

b. 宣传教育如何正确食用新鲜黄花菜。

（5）河豚中毒

① 致病因子。河豚，又名气泡鱼。为近海底层杂鱼，我国沿海及长江中下游均有河豚的分布。河豚品种很多，有 40 余种。河豚的体形特征为：身体圆滑，头、胸部大，尾部小，背上有鲜艳的斑纹或色彩，体表无鳞、光滑或有细刺，河豚有明显的门牙，上下各两枚，河豚在不利的环境下腹部能膨气。

河豚肉质鲜美，但具有很强的毒性，其皮、肌肉、内脏、血液、卵都含有毒素，尤其是肝、肠、性腺及皮肤为主要的有毒器官。毒素主要为河豚毒素（TTX）等。TTX 为小分子非蛋白质神经毒素，有剧毒，毒性为氰化钠的 1250 倍，推断 50kg 体重的人最小致死量（经口）约为 2mg。特别是每年 2~5 月河豚的生殖产卵期含毒素最多。河豚毒素对热稳定。曾有以为烹调能去其毒误食而发生食物中毒事件。

② 中毒机制。人食用了河豚不仅有胃肠道刺激作用，而且毒素被吸收后迅速作用于神经系统，阻断神经传导，导致神经麻痹。最初是感觉神经麻痹，继之运动神经麻痹，严重者脑干麻痹，导致呼吸衰竭。此外，还能引起心律失常。中毒多发生于冒险食用或误食河豚者。

③ 临床表现。潜伏期 30min 至数小时。唇、舌、口腔及面部发麻，胃部不适，恶心，呕吐，腹痛，腹泻，便血；继之肢端乃至全身发麻，四肢无力，眼睑下垂，言语障碍，运动不协调，行走不稳；甚至肢体瘫痪，呼吸困难，心律不齐，血压下降，嗜睡，惊厥和昏迷。

④ 中毒的救助与治疗

a. 院前救助。发现进食河豚立即饮浓茶 300ml 后催吐出现唇、舌发麻，胃部不适，恶心，呕吐者迅速护送到医院治疗。

b. 医院治疗。清除毒物，解毒治疗，对症支持治疗。

⑤ 预防措施

a. 加强卫生宣传，向群众说明河豚有毒，了解河豚的毒性，不要随便食用河豚。河豚毒素相当稳定。盐腌、日晒及一般烧煮方法均不能去毒，必须由专业厨师烹调。

b. 渔业单位、各类鱼产品市场在出售海杂鱼类前，应严格检查，将河豚挑出交有关部门集中处理，严防河豚流入市场。

c. 处理河豚时必须彻底去头、皮、内脏、血液、鱼子，反复清洗鱼肉，然后加碱煮熟或制成罐头方可食用。去掉的河豚鱼头、皮、内脏、血液及漂洗的水要统一处理，以免误食中毒，也不可用其喂饲牲畜。

（6）含高组胺鱼类中毒

① 致病因子。组胺是鱼体中的游离组氨酸，在组氨酸脱羧酶作用下，发生脱羧反应而形成的一种胺类。它是一种生物碱，在鱼体新鲜时，一般不会产生组胺，但在放置过程中如受到微生物污染，如被莫根变形杆菌、组胺无色杆菌、大肠埃希菌等富含组氨酸脱羧酶细菌的污染，在适宜的条件下，鱼体内的组氨酸可被分解脱羧而产生大量组胺，当组胺积蓄到一定量，人食用后便有中毒危险。含高组胺的鱼类主要有淡水鲤鱼、海产鲐鱼、金枪鱼和沙丁鱼等。因这类鱼活动力强，皮下血管系统发达，血红蛋白含量较高，故有青皮红肉鱼的特点。

因组胺中毒与个人的过敏体质有关，中毒量有个体差异，有资料报道，一次摄入 100mg 以上的组胺即可能发生中毒；我国《食品安全国家标准　鲜、冻动物性水产品》（GB 2733—2015）对海水鱼类规定，鲐鱼中的组胺≤100mg/100g，其他鱼类的组胺≤30mg/100g。

② 中毒机理。组胺的毒理作用主要是刺激心血管系统和神经系统，促使人体的毛细血管扩张充血，使其通透性增强，导致人体的血浆进入组织，从而导致人体血液浓缩，血压下降，引起反射性心率加快，刺激平滑肌痉挛。

③ 临床表现。组胺中毒的潜伏期为 0.5~1h，潜伏期短者有 5min，潜伏期长者达 4h。临床的主要表现有脸红、头晕、头痛、心慌、脉搏快、胸闷和呼吸急迫等，部分病人出现眼结膜充血、瞳孔散大、视力模糊、脸发胀、唇水肿、口和舌及四肢发麻、恶心、呕吐、腹痛、荨麻疹、全身潮红、血压下降等症状。临床救治以催吐、脱敏、对症处理为主。

④ 预防措施

a. 鲜鲐鱼等青皮红肉鱼应保存在冷藏或冷冻环境中，食用这些鱼类时，其组胺含量应符合卫生标准规定。

b. 选购鲐鱼等时，要选购新鲜的鲐鱼；如发现鲐鱼的鱼眼变红、色泽不新鲜、鱼体无弹性时，不宜购买和食用，购买新鲜青皮红肉鱼后要及时烹调。

c. 食用新鲜的或腌制的鲐鱼时，烹调前应去除鲐鱼的内脏并洗净，切段后用水浸泡几小时，然后红烧、清蒸、酥焖而食，不宜油煎或油炸食用。

d. 有过敏性疾病的人，不宜吃鲐鱼。

(7) 麻痹性贝类中毒

① 致病因子。某些贝类如贻贝、蛤类、螺类、牡蛎等含有一种神经毒，人类食用后出现麻痹，所以称麻痹性贝类中毒，国外许多沿海国家都有报道。引起麻痹性贝类中毒的有毒成分为石房蛤毒素，从不同的甲藻类中也提取到有类似作用的毒素。贝类含石房蛤毒素的多少取决于海水中有毒藻类的数量，贝类中毒的发生往往与水域中藻类大量繁殖、集结形成所谓"赤潮"有关。赤潮是指海水中某些单细胞藻类迅速繁殖，大量集结引起海水出现变色、红斑。赤潮形成的同时有大批海洋动物死亡。贝类摄食大量有毒藻类（如膝沟藻类），有毒物质进入其体内，因毒素在贝体内呈结合状态，对其无害，但可在其体内富集，当人食用贝类后，毒素释放引起食用者中毒。主要毒作用为阻断神经和肌肉的神经冲动的传导，作用机制与河豚毒素相似，对人的经口致死量为 0.54～0.9mg。

② 中毒表现。潜伏期数分钟至 20min。初期症状为唇、舌和指尖麻木，继而腿、臂和颈部麻木，然后运动失调，站立和步态不稳，伴有头痛、头晕、恶心、呕吐。随着病情发展，呼吸困难逐渐加重，严重者在 12h 内因呼吸麻痹死亡，病死率约为 5%～18%，如病程超过 24h 者预后良好。

治疗上目前无特效解毒剂，应及时采取催吐、导泻、洗胃等措施，并给予对症治疗，以及早排出体内毒素。

③ 预防。主要是定期进行预防性监测，预报海藻生长情况；当发现海水中有大量有毒的藻类时，即有发生中毒的危险，应同时监测当时捕捞的贝类中毒素的含量。美国食品药品监督管理局规定新鲜、冷冻和生产罐头食品的贝类，石房蛤毒素最高容许量不应超过 $80\mu g/100g$。因该毒素耐热，116℃加热的罐头中亦只能除去 50%，因此，一般的烹调方法不能使之破坏。我国目前尚未制定该类毒素在食品中的限量标准。

(8) 猪甲状腺中毒

① 致病因子。猪甲状腺一般长 4～5cm、宽 2～2.5cm、厚 1～1.5cm，呈暗红色，位于猪气管上端，接近喉头甲状软骨附近腹侧。引起中毒的物质为甲状腺素，猪甲状腺的效应结构在 670℃以上才完全被破坏，故经一般烹调处理，仍能保持激素的有效成分，宰杀时如摘除不净，被人食用后可引起中毒。据报道，人在食入 1.8g 猪甲状腺即可发生食物中毒。

② 中毒机理。甲状腺素的毒理作用主要是使细胞的氧化率突然提高，分解代谢加速，产热量增高，交感神经过度兴奋，并影响下丘脑的神经分泌功能，扰乱了机体正常的内分泌活动，使各系统、器官内的平衡失调。剂量超过 0.3mg/kg 时，可发生休克症状。进入体内的甲状腺素大部分经粪便排出，部分由乳汁排泄，可以通过胎盘传给胎儿，故母亲中毒也可以导致胎儿或乳儿中毒。

③ 中毒表现。潜伏期一般短至 1h，长的达 10 天以上，大多在 1 天之内发病。

主要中毒症状表现为代谢增高，神经系统、内分泌系统功能紊乱，甚至可以发生多器官衰竭等症状。病人出现头痛、头晕、乏力、四肢酸痛（以腓肠肌为著）、口干、恶心、呕吐、腹痛、腹泻等症状。代谢增高表现有皮肤潮红、温暖、多汗、食欲亢进、心率增快等症状。

神经系统症状为病人有烦躁、失眠、视物不清、耳鸣等症状。部分病人有舌及四肢震颤、感觉异常的症状，如有感觉过敏、四肢发麻、发痒等症状。危重病人可有瞳孔散大、抽搐、昏迷等严重症状。女性病人症状更为显著，如幻觉、幻视、狂躁、易受刺激、情绪抑郁及癔病样表现。

其他临床表现还有脉速、心悸、胸闷、血压升高、脉压增大等症状；女性病人可有经少、经闭、提前来经、经量增多等症状；男性病人可有阳痿症状。部分病人在发病后10余日有脱发，2周后全身或局部出现皮疹、发痒、水疱及手足掌侧对称性脱皮，少数病人可发生全身脱皮症状。

④ 预防措施。屠宰时，应将猪的甲状腺及其他内分泌腺摘除干净。不要进食或误食猪的甲状腺。

（9）动物肾上腺中毒

① 致病因子。猪的肾上腺或称副肾，左、右肾的前上端各有1个，大部分包在腹腔脂肪之内。引起中毒的主要物质为肾上腺素。

② 中毒机理。由于在屠宰动物的过程中，未将肾上腺摘除干净，被人误食，会导致中毒。动物的肾上腺内含有肾上腺素、去甲肾上腺素及肾上腺皮质激素等，中毒主要由前两者所致。大量肾上腺素、去甲肾上腺素进入人体后会导致心脏耗氧量增加，血管收缩，致使重要脏器缺血、缺氧，因而产生交感神经兴奋的症状。

③ 临床表现。中毒潜伏期短，病人常在进食肾上腺后15～30min内发病，轻度中毒者出现头晕、头痛、恶心、呕吐、腹泻、腹痛、血压轻度升高等症状；重度中毒者出现血压急剧上升、心动过速、面色苍白、呼吸急促、瞳孔散大等症状；晚期病者出现血压下降、脉搏细弱症状，患者可因心脏骤停及呼吸中枢麻痹而死。

④ 预防措施。在屠宰动物时要严格摘除肾上腺，在摘除时还应慎防髓质流失。特别是不要进食或误食猪的肾上腺。

（10）毒蕈中毒

① 致病因子。蕈类亦称蘑菇，属真菌植物。我国蕈类种类繁多，资源丰富。蕈类又分为可食蕈、条件可食蕈和毒蕈三类。可食蕈有300余种，其味道鲜美，具有一定的营养价值；条件可食蕈是指经过加工、水洗或晒干后方可安全食用的蕈类；毒蕈则是食用后能引起中毒的蕈类。我国有100余种毒蕈，其中含有剧毒能使人致死的不到10种。

毒蕈中毒常发生在气温高而多雨的夏秋季节，主要是个人采集野生鲜蕈误食引起，因此，具有散在性和家庭性的特点。

② 中毒表现。由于毒蕈种类多、有毒成分复杂，毒蕈中毒常根据有毒成分和中毒表现，分为以下几种类型。

a. 胃肠炎型。此型中毒发病快，潜伏期较短，一般为0.5～6h，主要为胃肠炎症状，恶心、呕吐、剧烈腹泻、每日可达十余次，多为水样便，上腹部或脐部阵发性疼痛，体温不高。病程较短，一般持续2～3天，预后良好，死亡率低。

b. 神经、精神型。此型中毒的特点是出现神经精神症状。潜伏期短，一般为10min～4h，主要表现为副交感神经兴奋的症状，如流涎、大汗、流泪、瞳孔缩小、对光反射消失、脉缓、呼吸急促等，有部分病人出现胃肠道症状。重症患者表现出谵妄、幻视、幻听、狂笑、行动不稳、意识障碍、精神错乱。亦可有体温升高、瞳孔散大、心跳过速、血压上升等交感神经兴奋的症状。病程一般 1～2 天，死亡率低。此型中毒潜伏期短，有人将此型称为速发型毒蕈中毒。

c. 溶血型。伏期一般为 6～12h，最短 2h，长者达 24h；开始表现为胃肠道症状，恶心、呕吐、腹泻、腹痛。发病 3～4 天后出现溶血性黄疸、血红蛋白尿、急性贫血、肝脾肿大等。严重者可昏迷、肾功能衰竭。一般病程 2～6 天，死亡率不高。

d. 脏器损害型。该型中毒临床表现严重而且复杂，按病情发展分六期。

ⅰ. 潜伏期。一般 10～24h，短者食后 6h 发病，长者可达数日。潜伏期越短，预后越差。由于潜伏期较长，又将此型称为迟发型毒蕈中毒。

ⅱ. 胃肠炎期。潜伏期后，患者出现恶心、呕吐、腹痛、腹泻，腹泻为水样便，一天可达十余次。一般持续 1～2 天，有少数严重病例出现剧烈呕吐和腹泻等类霍乱症状，迅速死亡。

ⅲ. 假愈期。胃肠炎症状消失后，病人无明显症状，或仅有轻微乏力、不思饮食。精神状态骤然好转，但此时毒素已侵入肝肾等实质性器官。轻度中毒病人肝损害不严重，即由此进入恢复期。

ⅳ. 内脏损害期。经过 1～3 天的假愈期后，突然出现肝、肾、心、脑等实质性器官的损害；以急性中毒性肝炎为主要症状，肝肿大、黄疸、肝功能异常、血清转氨酶活力增高，严重者出现肝坏死。肾脏受损时，发生少尿、无尿、尿中出现大量蛋白、管型和红细胞、肾脏水肿、变性、坏死。

ⅴ. 精神症状期。患者烦躁不安、抽搐、淡漠思睡、惊厥、昏迷、休克。重症病人可因肝昏迷或肾功能衰竭死亡。死亡率高达 60%～80%。也有的病人出现中毒性脑病。

ⅵ. 恢复期。经过治疗，所有症状消退后，即可进入恢复期。

e. 过敏性皮炎型。食用胶陀螺（猪嘴蘑）可出现类似日光性皮炎的症状。在身体暴露部位出现肿胀、疼痛，特别是嘴唇肿胀外翻，形似猪嘴唇。

③ 中毒的救助与治疗。首先应及时采用催吐、洗胃和灌肠等方法，迅速排出未吸收的毒素。催吐可用 1% 硫酸铜溶液或口服吐根糖浆；洗胃用 0.05% 高锰酸钾溶液或 0.5% 活性炭悬液反复地洗；灌肠可用温肥皂水。洗胃尤为重要，特别是毒伞属蕈中毒，毒素作用较慢，潜伏期长，因此，凡食毒蕈后 10h 内均应彻底洗胃，即使已经摄入下一餐后，也不应放弃。洗胃后可给予活性炭吸附可能残留于胃内的毒素，洗胃后根据不同症状，及时应用特效解毒剂和对症治疗。

④ 预防措施。广泛宣传有关毒蕈的知识，提高群众对毒蕈的鉴别能力，防止误食中毒。采集蕈类时，最好是在有关技术人员的指导下，有组织地采集，毫无识别毒蕈经验的人千万不可自采蕈类。切勿采集自己不认识的或未曾用过的蘑菇。对于可食蕈和毒蕈的鉴别，目前尚无简单可靠的方法。民间有一些识别毒蕈的实际经验，但并不是十分可靠的，用这些经验来鉴别种类繁多、形态多变、毒素成分复杂的蕈类，极为危险。

4. 化学性食物中毒

（1）有机磷中毒

① 致病因子。有机磷农药是当前使用最广、品种最多的农药之一。国内每年因有机磷农药中毒和死亡者居各种化学物中毒之首。常用的品种有对硫磷（1605）、内吸磷（1059）、

甲基对硫磷（甲基1605）、甲拌磷（3911）、甲胺磷（多灭磷）、马拉硫磷（4049）、敌敌畏（DDVP）、敌百虫、乐果、氧化乐果、杀螟硫磷（杀螟松）、倍硫磷（百治图）、硫特普（苏化203）、谷硫磷（保棉磷）、久效磷、保棉丰（3911亚砜）、稻瘟净等。此类化合物多数品种为油状液体，具有类似大蒜样特殊臭味，遇碱性物质能迅速分解破坏，较易通过皮肤、呼吸道和消化道吸收进入人体。

有机磷农药是一种用于农作物虫害防治的广谱杀虫剂，对人、畜均有毒性，因具有杀虫效率高、在植物体内残留时间短、残留量较少的优点，使用广泛。常见的食物中毒情况为进食了超量使用有机磷农药的粮食、蔬菜、水果等食物；或食用了在加工、运输、储藏过程中被有机磷农药污染了的食物；或食用了误把有机磷农药当作食用油制作的食物；或食用了因食用化学品中毒的病死牲畜肉而造成食源性急性有机磷农药中毒。

② 临床表现。进食了被有机磷农药污染的食品后，在短时间内可引起全血胆碱酯酶活性下降出现的毒蕈碱样、烟碱样和中枢神经系统症状为主的全身性疾病。例如，恶心、呕吐、多汗、流涎、食欲减退、视物模糊、瞳孔缩小症状；烟碱样如肌束震颤、肌肉痉挛、肌力减退、头痛、头晕、乏力、失眠或嗜睡、多梦、烦躁不安、神志恍惚、言语不清为主的全身性疾病。

③ 中毒的诊断识别要点

a. 病史。有接触有机磷农药或误服有机磷农药的历史。

b. 主要中毒表现。潜伏期10min～2h，典型症状有头晕、头痛、视力模糊、恶心、呕吐、多汗、流涎，呼吸有大蒜气味，肌束震颤、瞳孔缩小、血压升高、心跳加快、肺水肿、昏迷。

根据有机磷中毒的程度，通常将有机磷急性中毒分为3级，以便于急救治疗。

ⅰ. 轻度中毒。有头晕、头痛、恶心、呕吐、多汗、视力模糊、无力等症状，瞳孔可能缩小；全血胆碱酯酶活性一般在50%～70%。

ⅱ. 中度中毒。除上述中毒表现加重外，还有肌肉跳动、瞳孔缩小、大汗、流涎、腹痛、轻度呼吸困难、步态蹒跚、意识清楚或模糊。全血胆碱酯酶活性一般在30%～50%。

ⅲ. 重度中毒。除上述中毒表现外，并出现下列情况之一，即诊断为中毒：肺水肿、脑水肿、昏迷、呼吸麻痹、全血胆碱酯酶活性在30%以下。

c. 实验室检查

ⅰ. 血液胆碱酯酶活性测定。血液胆碱酯酶活性降低，轻度中毒一般为正常的50%～70%，中度中毒30%～50%，重度中毒<30%。

ⅱ. 毒物检测。在呕吐物、洗胃液、血、尿中检测是否含有有机磷农药。

④ 中毒的救助与治疗

a. 院前救助。接触农药过程中，出现中毒症状（瞳孔缩小、视物模糊、大汗、流涎、恶心呕吐）时，迅速脱离染毒环境，脱去污染衣物，用肥皂和清水洗手、洗脸、洗头，立即到医院治疗；对口服有机磷农药者，立即予以催吐，并护送到医院治疗。

b. 医院治疗

ⅰ. 清除毒物。对喷洒农药中毒者，用肥皂及清水彻底清洗染毒的皮肤、甲床及头发；对口服中毒者，未呕吐时立即予以催吐。以1:5000高锰酸钾溶液或3%～5%碳酸氢钠溶液或清水洗胃（对硫磷和马拉硫磷中毒禁用高锰酸钾，敌百虫中毒禁用碳酸氢钠），灌服50～100g活性炭悬浮液，以50%硫酸镁50ml导泻。

ⅱ．解毒治疗。可用抗胆碱药阿托品、氯解磷定、碘解磷定、解磷注射液等。

c．进行对症治疗。

⑤ 预防措施

a．凡供应、搬运、保管和使用农药的人员必须严格遵守安全使用规程。

ⅰ．严格遵守有机磷农药的使用范围（适用农作物的种类和时间）。

ⅱ．保管剧毒农药应有专用库房、由专人管理，严禁同食物、饲料及日用品混放在一起。

ⅲ．配药或拌种由专人负责；使用定量容器保证配制浓度，不得任意提高浓度；搅拌时必须使用专用工具，严禁徒手搅拌；在露天进行，操作地点远离住宅、畜圈、食用水源和瓜菜地。

ⅳ．喷药要顺风隔行喷，几个喷雾器同时作业时要分散开；喷过药和播过毒种的地要竖立标志，7 天内禁止放牧、割草、挖野菜；操作结束后，剩余的药液、毒种和洗刷工具的污水，应深埋地下，不准随意倾倒；涂茎时要使用专门长柄涂茎工具，不得以碗、盆、毛刷代替。

Ⅴ．做好个人防护。挑选专人担任操作人员；使用剧毒农药时必须穿长袖衣、长腿裤、鞋、鞋盖，戴口罩；配药和拌种人员还要戴手套；操作时如发现药液污染，应即用肥皂洗净；工作时禁止吸烟、喝水、进食，工间休息时，用肥皂洗净手、脸后，才能吸烟、喝水、进食；每天工作完毕后，用肥皂洗澡或擦澡，换干净衣服；污染的衣服和口罩及时洗净。

ⅵ．工具和容器的处理。用完原液的空瓶送交保管员集中保管处理，绝对不准用来盛油、酒、水及其他食品；在喷药之前检修工具。操作中如发现漏水、堵塞，应用清水冲洗后再修理，不准用嘴吹喷头；每天用过的工具集中保管，严禁带回家里；装药、配药、拌种和喷药所用的工具、容器，应为专用。用完后以碱水洗泡消毒，不得改作盛放食品、饲料、饮水等其他用途。

b．严禁食用用过有机磷拌过的谷物。

c．严禁采摘和食用刚喷洒有机磷农药的瓜果、蔬菜。

d．严禁食用不明原因死亡的家禽、家畜等动物制作的食品。

（2）毒鼠强中毒

① 致病因子。毒鼠强即四亚甲基二砜四胺，又名没鼠命、四二四。该产品为白色粉末，无味，不溶于水。其化学性质稳定，不能经皮肤吸收，但可经口腔和咽部黏膜迅速吸收。

毒鼠强对所有温血动物都有剧毒，没有选择性毒力，且可滞留体内，易造成二次药害。此外其还有内吸作用，可长期滞留在植物体内。据报道，用毒鼠强处理土壤生长的冷杉 4 年后结的树籽仍可以毒死野兔。本品为中枢神经系统刺激剂，具有作用快，因其对人、畜毒性大，又可造成二次中毒，国内外已严禁用作杀鼠剂，但近年来由于不法商贩违禁生产、销售和应用，国内已有多起毒鼠强恶性中毒事件发生，引起了有关方面的高度重视。

② 中毒机制。误食被毒鼠强污染的食物后经消化道很快吸收，毒鼠强对中枢神经系统，尤其是脑干有强烈刺激作用，主要引起抽搐。本品对 γ-氨基丁酸有拮抗作用，主要是由于阻断 γ-氨基丁酸受体所致。由于毒鼠强进人体内后会产生强烈的脑子刺激作用。动物中毒后出现兴奋跳动、惊叫、痉挛，四肢僵直，直至死亡。该药属剧毒类；对哺乳动物的毒性较氰化钠高 80 倍。对哺乳动物口服 LD_{50} 为 $100\mu g/kg$。

③ 临床表现。急性中毒潜伏期短，误食后数分钟即可发病。主要症状为：进食后即感上腹不适，轻者头晕、恶心、呕吐、四肢无力、全身不适；重者在数分钟内出现阵发性强直

性抽搐、双目上吊、口吐白沫、颈项强直、四肢抽动、意识障碍、小便失禁（癫痫样大发作）。发作持续数分钟后自然缓解，意识可完全恢复，但可反复发作。

④ 预防措施。严禁生产、销售和使用毒鼠强；坚决取缔无资质销售灭鼠药的商贩。

（3）亚硝酸盐中毒

① 致病因子。常见的亚硝酸盐有亚硝酸钠和亚硝酸钾，为白色或微黄色结晶或颗粒状粉末，无臭、味微咸涩，易潮解，易溶于水。亚硝酸盐主要用于染料工业和某些有机合成、金属表面热处理，亦用作食品显色剂和防腐剂，医疗上用于血管扩张药和急性氰化物中毒的解救药。一般摄入亚硝酸盐中毒量为 0.2～0.5g，致死量为 3g。

② 中毒机制。亚硝酸盐对血管运动中枢和血液呈现毒性作用。它使血液中正常的低铁（二价）血红蛋白氧化成高铁（三价）血红蛋白，使血液内的高铁血红蛋白增加，形成高铁血红蛋白症。这种高铁血红蛋白不仅失去了携带氧的作用，还能阻止正常血红蛋白释放氧的功能，因而出现组织缺氧现象。对缺氧最敏感的中枢神经系统首先受到损害，可引起呼吸困难、循环衰竭、昏迷等。正常人体内高铁血红蛋白仅占血红蛋白总量的 0.5%～1%。高铁血红蛋白占血红蛋白总量 30% 以下时，通常不出现症状，达 30%～40% 仅有轻微症状，超过 60% 时明显缺氧，对人的致死浓度估计为 70% 以上。此外，亚硝酸盐有松弛平滑肌的作用，特别是对小血管的平滑肌的松弛作用更强，致使血管扩张，血压下降。

引起中毒的原因有：误服亚硝酸盐（国内有多起误将亚硝酸钠作食盐用，发生急性中毒事件的报道）；进食大量含硝酸盐、亚硝酸盐较多的食物；饮用含硝酸盐或亚硝酸盐量多的水，如"苦井水"、蒸锅水；食用加工时过多添加亚硝酸盐的肉制品。

③ 临床表现。亚硝酸盐中毒的特征性表现是高铁血红蛋白血症引起的紫绀。

a. 潜伏期。纯亚硝酸盐中毒一般为 10～15min。大量食入含亚硝酸盐的蔬菜中毒者，一般为 1～3h。

b. 症状体征。有头痛、头晕、无力、胸闷、气短、心悸、恶心、呕吐、腹痛、腹泻、口唇、指甲及全身皮肤、黏膜紫绀等。严重者意识丧失、烦躁不安、昏迷、呼吸衰竭、死亡。

c. 实验室检查。中毒者血中高铁血红蛋白含量增高，血、尿中亚硝酸盐阳性。

④ 预防措施

a. 妥善保管好亚硝酸盐，包装应有醒目标志。

b. 禁食腐烂变质蔬菜。短时间不要进食大量含亚硝酸盐的蔬菜；如需吃时，应将蔬菜在开水中焯 5min，弃汤后再食用。

c. 腌菜至少腌 20 天以上再吃。禁止吃变质腌菜。

d. 不喝苦井水，不用苦井水煮饭。

（4）甲醇中毒

① 致病因子。甲醇又称木醇、木酒精，为无色、透明、易燃、高度挥发的液体，略有乙醇的气味。甲醇作为原料广泛用于工业、农业、医药等方面，还可以作为防冻剂、脱水剂等。

② 中毒机制。甲醇经消化道吸收后，很快分布到全身各组织，以脑脊液、血、胆汁和尿中含量最高。甲醇在体内氧化和排泄较慢，有明显的蓄积作用，大部分经肝脏在醇脱氢酶、过氧化酶、醛脱氢酶和过氧化氢酶作用下，氧化为甲醛、甲酸，最后转化为二氧化碳和水随尿和呼气排出，小部分以原形随尿和呼气排出。

甲醇为发酵酒酿制过程中所产生的一种有害物质，国家卫生标准对其有严格限制规定，甲醇含量不得超过 0.04g/100ml（薯干及代用品为原料者不得超过 0.12g/100ml），由于饮用了甲醇含量超标或工业甲醇兑制的假酒会引起急性中毒。甲醇对机体的毒性作用是由甲醇本身及其代谢产物甲醛和甲酸引起的。甲醇有明显的麻醉作用，对神经细胞有直接毒作用；眼房水和玻璃体内甲醇的代谢物甲醛，可抑制视网膜氧化磷酸化过程，使视网膜和视神经发生病变，导致视神经萎缩；甲醇对人体内某些氧化酶系统的抑制，影响了正常代谢，使乳酸和其他有机酸蓄积，加上甲醇代谢物甲酸的产生，导致代谢性酸中毒。

③ 临床表现。甲醇中毒是以中枢神经系统损伤、眼部损伤及代谢性酸中毒为主要特征的全身性疾病。

a. 潜伏期。一般于食用后 8～36h 发病。亦有短至几十分钟，长至 4 天后发病者；同时摄入乙醇，可使潜伏期延长。

b. 症状体征。神经系统损伤表现有头痛、头晕、乏力、步态不稳、嗜睡、意识混浊等，重者可有意识朦胧、谵妄、癫痫样抽搐、昏迷等，少数病人可出现精神症状，如幻听、幻视、狂躁等。眼损伤早期表现为视物模糊、畏光、眼前闪光感、黑影、视力减退、眼球疼痛，重者出现复视、双目失明；检查可见瞳孔扩大或缩小、视野缩小、视网膜充血、水肿、出血，严重者于 1～2 个月后可见视神经萎缩。其他可有消化系统、心脏和肾脏损伤，表现为恶心、呕吐、上腹痛，可并发急性胰腺炎、心律失常、转氨酶升高和肾功能减退等。

④ 中毒的救助与治疗

a. 阻止甲醇继续进入体内，采用催吐、洗胃。

b. 清除已进入体内的甲醇，血液透析或腹膜透析可有效地清除甲醇。血液透析可使甲醇排泄速度提高 5～10 倍；血液透析效率较腹膜透析高 8 倍以上。

c. 纠正酸中毒

⑤ 预防措施。强化白酒生产和市场监管，严禁用工业酒精及甲醇勾兑白酒销售；不饮用非正规厂家生产的白酒。

（5）瘦肉精中毒

① 中毒的诊断识别要点

a. 病史。近期有进食猪肉或猪内脏特别是肝脏的历史。

b. 主要临床表现。潜伏期 30min～2h。表现为头晕、头痛、烦躁不安、恶心、心悸、心动过速、面部和四肢肌肉震颤等，严重时可有呕吐、惊厥、血压升高及心动。典型症状为手画直线由于肌肉颤抖而画不直。

② 中毒的救助与治疗

a. 院前救助。进食猪肉特别是进食肝脏、肺脏、肾脏等脏器后，出现头晕、头痛、恶心、心悸、肌肉震颤等症状时，应高度警惕"瘦肉精"中毒，迅速到医院诊断治疗。

b. 医院治疗。清除毒物，进食后 6h 内未发生呕吐者给予催吐，1∶5000 高锰酸钾溶液洗胃，50%硫酸镁溶液 50ml 导泻；静脉输液，利尿，维生素 C 1～2g，静脉滴注，加速毒物清除及体内解毒。

③ 预防措施。预防"瘦肉精"中毒最好的办法就是禁止在畜牧生产上应用克伦特罗作为饲料的添加剂。

（6）砷化物中毒

① 流行病学特点。引起中毒的原因主要是误食，即把砒霜当成碱面、食盐或淀粉使用，或误食拌有含砷农药的种粮。水果、蔬菜中含砷农药残留量过高、食品原料及食品添加剂中

含砷较高等也可引起中毒。

② 砷的毒性及中毒机制。砒霜中的三价砷为细胞原浆毒。其毒性主要由于亚砷酸离子与细胞中含巯基的呼吸酶如丙酮酸氧化酶相结合，使其失去活性，从而导致细胞氧化代谢障碍。砷还可麻痹血管运动中枢并直接作用于毛细血管，造成全身性出血、组织缺血、血压下降。砷也可对消化道产生直接的腐蚀作用。

③ 中毒表现及治疗。初始表现为口干、流涎、口中金属味、咽喉部及上腹部烧灼感。随后出现恶心、呕吐，腹泻米泔样便，虚脱，意识消失。肝肾损伤者可出现黄疸、尿少、蛋白尿。重症患者出现头痛、狂躁、抽搐、昏迷等。抢救不及时可因呼吸中枢麻痹于发病 1～2 天内死亡。

特效解毒剂有二巯基丙磺酸钠和二巯基丙醇。

④ 预防措施。严格管理农药和拌过农药的粮种，防止误食。按照有关规定使用农药，以防水果、蔬菜中含砷农药残留量过高。使用含砷量符合国家标准的酸、碱、食品添加剂。

四、自然灾害后保证居民饮食卫生的措施

1. 提高卫生意识，做好灾后食品安全宣传教育

自然灾害后居民正常生活秩序和习惯被打乱、健康状况和体抗力下降，若不注意饮食卫生，不仅会引起食物中毒，还会传播肝炎、痢疾、霍乱等疾病。为了维护健康，要注意以下几点。

（1）不吃发霉变质的食品。生霉的米面含有毒素，吃了会引起疾病。粮食霉变在水灾地区很常见，食用霉变的大米或小麦易引起霉菌毒素食物中毒。

（2）不吃毒死、病死、淹死和死因不明的家禽或家畜，不吃死因不明的鱼虾。死因不明的禽畜可能受毒物或病菌污染，由于食用已死亡的畜禽肉和没有很好冷藏的食品，食用后易引起食物中毒等疾病。

（3）不吃包装破损或过期食品。在食用盒装、听装、袋装的定型包装食品时，要注意查看外包装是否破损、胀气和超过保质期。

（4）不吃存放时间过长或已变质的食品。饭菜存放时间过长或已变质的食品，即使经过重新蒸煮，毒素依然存留，食用后仍可能有害。

（5）不吃发芽的土豆、腐烂的瓜果和不明野生植物及未成熟的果实。发芽的土豆里含有一种叫"龙葵素"的有毒物质；腐烂的瓜果含有多种病菌；不明野生植物及未成熟的果实中含有致病的生物碱、毒甙，吃了会引起食物中毒。

（6）不要购买制作、销售不卫生的食品。

（7）不举办大型聚餐。灾区卫生条件差，食物易污染。参加聚餐的人中如果有病人或带菌者，还会把病传给别人。

2. 加强食品卫生检查，保障供给

（1）建立高效的卫生防疫检查网络和食品卫生监督巡查体系。

（2）加强对食品卫生现状监测和实验室检测。

（3）建立援救食品的登记检查制度。

3. 自然灾害后的食品安全注意事项

（1）严禁食用因水灾溺死、病死和不明原因死亡的家禽、家畜。

（2）饮用安全卫生水。

（3）防止食品容器和餐具对食品的污染，特别是共同使用的餐具。

（4）防止超保质期食品、变质食品、伪劣食品进入灾区。

（5）利用天晴，抓紧晾晒粮食，以防粮食发生霉变。

（6）保管好农药和有毒有害物品，避免误用、误食。

4．自然灾害后食物中毒的预防

（1）安全饮水。保证个人饮水消毒，不要喝生水，集体用餐应优先配备清洁用水。

（2）粮食和原料要在通风、干燥处保存，防止发霉和受虫、鼠侵害。

（3）预防有毒化学品（农药、亚硝酸盐、砷化物、鼠药等）对食品的污染和误用、误食。

（4）灾区水域内死亡的鱼类，应考虑水体受到污染，一般都有中毒的可能性。

5．不能食用的食物

（1）被水浸泡过的食物（罐头除外）。

（2）不明原因死亡的家禽、家畜。

（3）被水淹过已腐烂的蔬菜、水果。

（4）来源不明食品，非专用食品容器包装的食品，无明确食品标志的食品，类似食物的不明物。

（5）发霉的粮食和腐败变质的食物。

（6）野生的蘑菇。

6．首选的食品

（1）新鲜的食品，正规厂家生产的并且包装完好食品，未被污染过的食品。

（2）烧熟煮透、现场加工的食品。

（3）熟食在清洁卫生的条件下放置的时间不超过 4h。

（4）彻底清洗和消毒过的蔬菜、水果。

7．加工和制备食物时的注意事项

（1）现吃现做、烧熟煮透，特别是剩饭、剩菜更应在食用前彻底加热。

（2）注意个人卫生，防止交叉污染。

（3）注意照顾老人、病人和婴幼儿的饮食卫生。

第六节　自然灾害后的消毒、杀虫和灭鼠

一、消毒

自然灾害是一种大面积的灾害，由于生态环境大范围破坏，致使多种致病微生物对生活环境、饮水、食物造成污染。同时由于灾害改变了人们的生活环境，灾民长时间处于疲劳状态，饮食不规律、抗病能力下降，因此，消毒工作显得特别重要，尤其对于灾区及时合理消毒是一项极为紧迫的工作。要特别重视食物、饮水、居住环境和手的消毒。在消毒方法和消毒剂的选择方面，要求简便易行，价格便宜，供应充足。

1．常用消毒方法

（1）热力消毒。这种方法既经济又方便，消毒效果好，有干热消毒法和湿热消毒法两种。

① 干热消毒法。烧灼可用于金属等耐热物品消毒，焚烧用于废弃物消毒。

② 湿热消毒法。加热 65℃，30min，可杀灭细菌繁殖体，常用于牛奶消毒。煮沸 100℃，5min，可杀灭细菌繁殖体和病毒，常用于食具、奶瓶消毒。流动蒸汽 100℃，10min，常用于食具、食品消毒。

（2）化学消毒。化学消毒是将化学药物通过不同方式对自然界中的微生物进行灭活。常用的化学药物为含氯消毒剂。该类消毒剂中含有氯离子，氯离子溶于水产生次氯酸达到杀灭病原微生物的作用。常用的含氯消毒剂如下。

① 漂白粉（又称含氯石灰）。主要成分为次氯酸钙，白色粉末，能溶于水，但有大量沉渣，含有效氯 25%～32%（一般按 25% 计）。不稳定，易吸湿，遇光或热易分解，对物品有漂白作用，对金属有腐蚀作用。

② 漂粉精片。主要成分为次氯酸钙，白色粉末，溶于水混浊并有少量沉淀，易吸水潮解，含有效氯 80%～85%（一般按 80% 计）。

③ 二氯异氰尿酸钠。又称优氯净，白色晶粉，易溶于水呈弱酸性，溶于水中产生次氯酸，水溶液稳定性较差，含有效氯 60%～65%（一般按 60% 计）。

④ 三氯异氰尿酸。白色粉末，水中溶解度为 1.2%，有效氯含量 90%。

2. 消毒技术要求

（1）消毒原则

① 加强环境消毒。对受淹的室内地面、墙壁及物品应进行及时消毒，对临时灾民安置点应随时进行消毒，防止传染病的发生。

② 确保重点场所及时消毒。暴露的粪便、排泄物要及时处理、消毒，防止污染扩散。

③ 及时处理动物尸体。家畜、家禽和其他动物尸体应尽早处理。

④ 关注餐具及手部卫生。水灾过后，肠道传染病发病风险加大，应严格进行餐厨具消毒，正确洗手，预防肠道传染病的发生。

⑤ 地面、树木等外环境不需要进行消毒，防止过度消毒。

（2）不同物品消毒方法的选择

① 地面、墙壁、门窗、桌面等物体表面。受污水污染的环境及物品可用有效氯为 500～700mg/L 的含氯消毒剂或 0.2%～0.5% 过氧乙酸溶液喷洒消毒，作用 30min，喷洒剂量 100～300ml/m²，以喷湿为度（湿而不流）。不耐腐蚀的表面消毒后用清水擦拭。

② 衣物。用有效氯为 250～500mg/L 的含氯消毒剂浸泡 30min，含氯消毒剂对衣物有漂白的作用，消毒后用清水清洗。

③ 餐（饮）具。首选煮沸消毒 10～15min 或流通蒸汽消毒 10min。也可用有效氯为 250～500mg/L 的含氯消毒剂溶液浸泡 5min 或 0.2%～0.5% 过氧乙酸溶液浸泡 30min 后，再用清水洗净。

④ 排泄物、呕吐物。每 2L 可加漂白粉 50g 或有效氯为 20g/L 的含氯消毒剂溶液 2L，搅匀放置 2h。

⑤ 污水。可能受到粪便污染的小型污水，可用有效氯为 80mg/L 的含氯消毒剂，作用 2h，余氯 4～6mg/L。

⑥ 动物尸体处理。家畜、家禽和其他动物尸体处理首选焚烧方法。在无法焚烧情况下，可以深埋，深埋时坑深不低于 2m，动物尸体底部垫漂白粉干粉，上部用漂白粉覆盖，漂白粉干粉厚度应 3～5cm。

⑦ 手的消毒。接触污染物后，应使用免洗手消毒剂涂擦双手，消毒作用时间应不低

于 1min。

（3）消毒注意事项

① 根据消毒不同处理对象，合理选用消毒方法。

② 建议首选含氯消毒剂，也可以选择其他符合国家标准或规范的消毒剂，消毒方法应按说明书执行。

③ 实施现场消毒时应做好个人防护。无论是消毒工作人员还是现场的其他人员，都必须严格做好个人防护。根据消毒工作的要求，该穿戴防护服的必须穿戴齐全；不该留在现场的，应该一律退出现场，避免不必要的伤害。

④ 含氯消毒剂、过氧乙酸要现用现配。

⑤ 对不耐腐蚀的物品进行消毒时，应严格掌握消毒时间，消毒后及时将残余消毒剂清除。

3. 合理使用化学消毒剂

在自然灾害发生以后，人们迫切希望大灾之后不要出现大疫，因而特别重视消毒工作。但是，由于对消毒剂作用的认识不够全面，使得对消毒工作的要求往往不切实际，出现误区。所以专业人员在开展消毒工作的同时，对灾区人民反复宣讲消毒剂的合理使用是十分必要的。

（1）对消毒剂的某些错误认识。消毒剂是一类用来杀灭病原微生物从而达到控制感染、预防传染病传播的化学物质。这类化学物质对所有生命体都具有不同程度的杀灭力，但并不像我们常用的日用化学品那样可以在任何时候、任何场合随意使用。有些人误认为经常喷点消毒水就可以更加卫生了；有些人误认为消毒剂用量越多越好；有些人不掌握消毒剂的使用规则而随处乱用。这些错误的认识和做法不仅浪费了大量消毒剂，而且对于人群和生态系统都会造成很多危害。

（2）不规范使用消毒剂的危害

① 危害健康。许多消毒剂都具有刺激性。例如氯制剂、臭氧、过氧乙酸、福尔马林等的刺激性都很强，能刺激眼睛，引起流泪、眼睑水肿；刺激呼吸道，引起打喷嚏、咳嗽、气管炎、气喘、甚至喉头水肿；刺激皮肤，引起瘙痒、红肿、皮疹、皮炎等。有的人闻到刺激性气味而引起头晕、头痛、烦躁不安等。严重者可引起全身中毒。

② 破坏生态系统。自然界的微生物中，对人类有益的是绝大多数，它们在保护人类的生存环境和丰富人类的生活内容方面都起着积极的、有益的和不可缺少的作用。例如有许多种类的微生物能将人类和其他动物排出的各种代谢废弃物和生活废弃物（如粪、尿、污泥、皮屑、残体、各种垃圾等）进行分解，将这些污染物分解成简单的无机物（二氧化碳、水分、氮气等），使环境得到净化。病原微生物也会因此失去生存环境和营养来源而导致死亡。所以有益微生物对人类的贡献是非常大的，它们是生态系统中不可缺少的重要组成部分之一。如果人们滥用消毒剂，就会在消灭病原微生物的同时也杀死大量有益微生物，这样就破坏了生态系统的平衡，使得环境受到污染后难以净化，病原微生物也因此更加猖狂繁殖、扩散，造成更大危害。

③ 病原微生物产生抗药性。生命体受到外界某些因素的反复多次的少量作用后，能产生抵御这些因素的能力，这就是抗性。对药物的抗性就是抗药性。如果无必要地频繁地使用小剂量的消毒剂，那些没有杀死的病原微生物就会对这类消毒剂产生抗药性。至今已发现了许多抗性菌株。例如有抗氯消毒剂的肠球菌、伤寒杆菌；抗甲醛的绿脓杆菌；抗氯胺的绿脓

杆菌；抗洗必泰的绿脓杆菌等。具有抗药性的菌株更难杀灭，会给消毒工作带来更大的难度。

④ 微生物产生变异。生命体内的遗传物质受到外界某些因素的作用后能够产生突变，这种突变起初很微细、不易察觉，但经过数代甚至更多次的传代后，就可能出现新的变种。有些消毒剂小剂量、频繁使用，也会引起变异。这类新的变种往往危害更大，对原有消毒剂的抗药性更强。

（3）合理选用消毒剂。不同消毒剂的消毒范围、消毒对象都是不同的。例如有些刺激性很强的消毒剂不能消毒皮肤，有些适于消毒双手的但不宜消毒厕所。如果选用不当，有的可能影响健康，有的可能达不到消毒效果。

当选定所用消毒剂后，要掌握该消毒剂的适用范围、使用浓度、使用方法、作用条件、影响因素等内容，否则，非但达不到应有的消毒效果，反而可能使病原微生物在不致死的消毒环境中产生抗药性，诱发变异。

（4）消毒与清洁卫生工作配合使用。消毒不是万能的。消毒不应用来代替日常的清扫卫生工作。在灾区的生活区内，如果没有疫情，就不必频繁消毒，但必须每天清扫。室内勤开门窗、通风换气，勤清扫，勤清除垃圾，不积存污水，做好个人卫生。坚持做好清洁卫生工作比每天消毒更重要。因为不必要的每天消毒很容易出现上述的滥用危害。如果必须对餐具、用具、交通工具等进行消毒时，也应首先清洁或擦洗干净后再消毒。先清洗后消毒不但可以节省消毒剂，更重要的是可以提高消毒效果。

二、杀虫

地震等自然灾害发生后整个环境被破坏，人们的生活条件恶化，人畜多，杂物多，粪便、垃圾不能及时处理，造成蚊蝇密度大幅度上升，极易引发病媒昆虫传播的疾病和肠道传染病。为了控制疾病的发生，必须采取紧急措施杀灭蚊、蝇，降低其密度。

1. 病媒生物防制要点

（1）自然灾害后病媒生物防治原则

① 以环境防治为基本措施。水灾发生后，应及时处理人和动物尸体，集中清理粪便、垃圾和各类积水，有效清除蚊蝇孳生地。

② 以监测指导防制。灾区开展病媒生物控制应做好灭前灭后密度监测，及时掌握密度变化情况，为有效降低密度提供依据。

③ 以化学防治作为快速降低密度的主要手段。灾区一旦监测发现病媒生物密度较高时，应采取化学防治手段，迅速降低密度，以防止媒介生物性传染病的发生。同时要遵循科学合理用药和安全环保施药的原则。

（2）自然灾害后病媒生物的监测

① 蚊虫监测。幼虫和蛹的监测采用路径法，沿监测区域按一定路线行进，记录沿途发现的幼虫阳性容器数和小型积水处，以处（数）/km 作为密度；成蚊监测采用人诱停落法，在蚊虫活动高峰期（白纹伊蚊白天，淡色库蚊黄昏），选取蚊虫孳生场所，监测者暴露一侧小腿，记录 10min 内停落到腿上的蚊虫数量，以只/min 作为密度。

② 蝇类监测。成蝇采用目测法，观察成蝇孳生场所蝇类密度，以只/m² 作为密度。

③ 鼠类监测。鼠类监测采用鼠迹法，沿监测场所行走，记录行走距离内发现的鼠迹（活鼠、鼠尸、鼠粪、鼠洞、鼠咬痕、鼠道等）处数，以处/km 作为鼠密度。

2. 蚊虫防制措施

（1）环境治理。环境治理是灾后病媒生物预防控制的最有效的措施之一。灾害发生时，应及时处理人和动物尸体，搭建临时厕所，集中处理粪便，清理街道或居民区周围的淤泥和垃圾，填平或疏导地面积水，倾倒容器积水并倒置容器，生活垃圾集中堆放。对于无法清除的各类积水，可每周投放灭蚊剂 1 次杀灭蚊幼虫；当蚊虫密度较高时，对居民区、草丛等外环境可采用空间喷雾处理杀灭成蚊；对住所、垃圾站、地下室等蚊虫易孳生场所采用滞留喷洒处理墙面杀灭成蚊。首先要采取环境治理，将居住处附近杂草清除掉，杂物整理齐整，铲除蚊虫孳生地。

（2）减少与蚊虫接触。

① 有条件的灾区，在住处装上纱门、纱窗。

② 有条件时使用经药物浸泡过的蚊帐。

③ 睡觉前点燃蚊香（或电热蚊香）。

④ 用市售驱蚊剂涂在身体暴露部位。

（3）降低蚊虫密度

① 杀灭成蚊。室外速效喷洒时将 1％～2％敌敌畏乳剂或 2.5％马拉硫磷乳剂用压缩喷雾器喷雾。室内（帐篷内）壁周围使用喷奋斗呐（顺式氯氰菊酯，$10～20mg/m^2$）、凯素灵（溴氯菊酯，$10～20mg/m^2$）或三氯杀虫酯（$2.0g/m^2$），晚上可喷市售喷射剂和气雾剂。

② 杀灭幼虫措施。清除住区内外小型积水，翻盆倒罐，填平小坑，暂不能填平的有水有虫坑，坑内可撒马拉硫磷（$10～20mg/L$）、杀螟硫磷（$0.5～2mg/L$）。

灾害后，因洪水造成的坑、沟应尽量填平。对特殊场所，如存放旧轮胎等处，可用 20％杀螟硫磷超低容量喷雾器喷洒。

3. 防治蝇类措施

（1）清理环境，减少孳生场所，加强防护，减少蝇类与人等接触。

（2）杀灭苍蝇

① 室内（帐篷内）壁周围。可喷与杀灭成蚊相同药品（喷一次即可达到杀灭蚊、蝇目的）。同时也可喷气雾剂杀灭蝇虫。应用毒绳、毒饵、毒水杀蝇，亦可用粘蝇彩带粘蝇。毒饵用 0.05％倍硫磷，毒水用 0.2％敌百虫配制。

② 室外（帐篷外）。成蝇可用 5％杀螟硫磷喷杀成蝇。用诱蝇笼诱杀成蝇，处理蝇幼虫孳生场所可用：0.3％～0.5％敌百虫水剂，$300～500ml/m^2$；0.2％马拉硫磷，$300～500ml/m^2$；0.1％倍硫磷，$300～500ml/m^2$；0.1％杀螟硫磷，$300～500ml/m^2$。

三、灭鼠

1. 灾害期间鼠情的特点

自然灾害严酷地改变了鼠类生态因素，主要有以下表现。

（1）改变了栖息环境，使鼠类的活动规律有所改变，对人的依赖性加强，活动隐蔽性减弱。

（2）家野鼠混居机会大增。

（3）病原携带率上升。这不仅由于高处鼠密度上升，而且由于鼠类来自四方，家野混杂，食物缺乏引起活动性增强等，都增加了鼠间病原体的交换。

2. 自然灾害期间灭鼠的方法

自然灾害期间的临时聚居地属于特殊环境，对各种灭鼠方法的选择顺序和平时有所不同。

（1）多用器械灭鼠。如鼠笼鼠夹等，但不能使用电子猫，更不能自拉电网捕鼠。此时鼠洞较浅，取水方便，还可用水或泥浆灌洞。

（2）慎用毒饵。当鼠密度很高或人群受到鼠源疾病严重威胁时，则应在严密组织、充分宣传的基础上，开展毒饵灭鼠。

（3）毒鼠只能用国家准用的鼠药，尽可能使用高效、安全的抗凝血灭鼠剂，如 0.025％敌鼠钠、0.0375％杀鼠迷、0.01％氯敌鼠、0.005％溴敌隆或大隆、杀它仗。如果情况紧急，必须使用急性药，应首选磷化锌，但它对人和禽畜有一定危险，尤其对鸡鸭毒性大，只应使用 0.5％～1.0％的低浓度。必须加强投药全过程的管理，绝对不能用毒鼠强、氟乙酰胺等禁药，不用未获国家登记的其它鼠药和集贸市场上私卖的毒饵。

四、杀虫灭鼠药物使用注意事项

（1）妥善保管杀虫灭鼠药物，专人保管，建立使用登记。

（2）科学规范使用杀虫灭鼠药物，操作人员做好自身防护。

（3）切记杀虫灭鼠容器、用具应单独使用和保管，药物的包装容器、剩余药物要集中销毁。

（4）杀虫灭鼠药物应与食物分开，不要用食品容器盛装药物，药物应有警示标记，防止儿童和老人误食中毒。

主要参考文献

[1] 黄韶清主编．常见中毒防与治．北京：人民军医出版社，2005.
[2] 姜培珍主编．食源性疾病与健康．北京：化学工业出版社，2006.
[3] 金培刚，丁刚强．顾振华主编．食源性疾病防制与应急处置．上海：复旦大学出版社，2006.
[4] 左群，杨英主编．突发公共卫生事件防控与救助．北京：人民军医出版社，2005.
[5] 牛桥主编．突发公共卫生事件的防护．北京：中国协和医科大学出版社，2005.
[6] 滕仁明．公共卫生突发事件的现状与警备．科学中国人，2004（2）.
[7] 张永慧，吴永宁主编．食品安全事故应急处置与案例分析．北京：中国标准出版社，2012.

（滕仁明）